Ellenbogengelenk

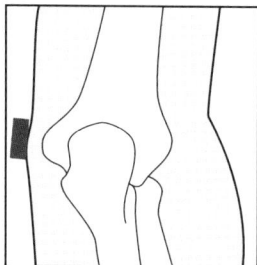

dorsaler Längsschnitt

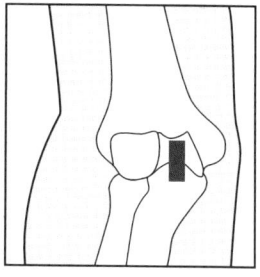

ventraler Längsschnitt

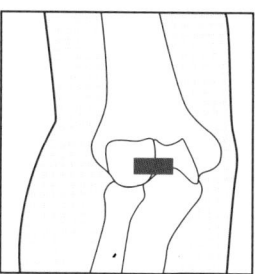

ventraler Querschnitt

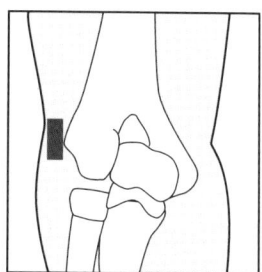

Längsschnitt über dem
Epicondylus radialis humeri

Fingergelenk

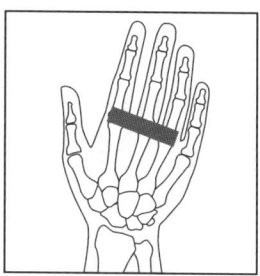

dorsaler Querschnitt der
Fingergrundgelenke

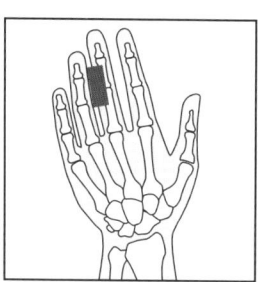

ulnarer Längsschnitt über
dem Fingermittelgelenk D III

Kellner/Reimers
Sonographie der Bewegungsorgane

Sonographie der Bewegungsorgane

Herausgegeben von H. Kellner und C. D. Reimers

unter Mitarbeit von

R. Ackermann, K. Axhausen, R. Bosch, H. Gaulrapp, I. Kamilli, H. Kellner,
S. Lüftl, H. Merk, A. Rademacher, C. D. Reimers, H. Saxe, S. Späthling

Mit 196 Abbildungen und 39 Tabellen

Urban & Schwarzenberg · München – Wien – Baltimore

Anschriften der Herausgeber

Dr. med. Herbert Kellner
Medizinische Poliklinik der
Ludwig-Maximilians-Universität
Pettenkoferstraße 8a
80336 München

Priv.-Doz. Dr. med. Carl Detlev Reimers
Abteilung für klinische Neurophysiologie
Georg-August-Universität
Robert-Koch-Straße 40
37075 Göttingen

Die Deutsche Bibliothek – CIP-Einheitsaufnahme

Sonographie der Bewegungsorgane : mit Tabellen / hrsg. von
H. Kellner und C. D. Reimers. Unter Mitarb. von R.
Ackermann ... [Zeichn.: Esther Schenk-Panic]. – München ;
Wien ; Baltimore : Urban und Schwarzenberg, 1996
   ISBN 3-541-18801-4
NE: Kellner, Herbert [Hrsg.]

Planung: Dr. med. Thomas Hopfe, München
Lektorat: Dr. med. Sabine Tatò, München
Herstellung: Christine Zschorn, München
Zeichnungen: Esther Schenk-Panic, München
Einbandgestaltung: Dieter Vollendorf, München

Gebrauchsnamen, Handelsnamen, Warenbezeichnungen und dergleichen, die in diesem Buch ohne besondere Kennzeichnung aufgeführt sind, berechtigen nicht zu der Annahme, daß solche Namen ohne weiteres von jedem benützt werden dürfen. Vielmehr kann es sich auch dann um gesetzlich geschützte Warenzeichen handeln.

Alle Rechte, auch die des Nachdrucks, der Wiedergabe in jeder Form und der Übersetzung in andere Sprachen, behalten sich Urheber und Verleger vor. Es ist ohne schriftliche Genehmigung des Verlages nicht erlaubt, das Buch oder Teile daraus auf fotomechanischem Weg (Fotokopie, Mikrokopie) zu vervielfältigen oder unter Verwendung elektronischer bzw. mechanischer Systeme zu speichern, systematisch auszuwerten oder zu verbreiten (mit Ausnahme der in den §§ 53, 54 URG ausdrücklich genannten Sonderfälle).

Satz: Kösel, Kempten
Druck: Appl, Wemding
© Urban & Schwarzenberg 1996

ISBN 3-541-18801-4

Zum Geleit

Ultraschalluntersuchungen des Knochens, der Gelenke, Bänder, Muskeln, Sehnen und Bursen gehören heute zum diagnostischen Standard. Für die Gebiete Orthopädie und Rheumatologie schreibt die Weiterbildungsordnung deshalb eine Weiterbildung in der Ultraschalldiagnostik vor. Aber auch für andere Fachgebiete wie die diagnostische Radiologie, Unfallchirurgie, Sportmedizin, Pädiatrie, Neurologie und Allgemeinmedizin erweist sich die Ultraschalldiagnostik des Bewegungsapparats in der Hand des Kundigen als eine sehr aufschlußreiche und dabei völlig unbelastende, rasch durchführbare und kostengünstige Methode zur Erfassung struktureller Läsionen. Sie steht dabei oftmals der Computer- und Kernspintomographie in ihrer Aussagefähigkeit kaum nach und ermöglicht vor allem im Gegensatz zu diesen dynamische Untersuchungen.

Das vorliegende, von Herbert Kellner und Carl Detlev Reimers herausgegebene Buch wendet sich besonders an den Anfänger in der Ultraschalldiagnostik des Bewegungsapparats, wobei alle obengenannten Fachdisziplinen angesprochen werden. Es eignet sich daher auch insbesondere als Begleitlektüre für die Teilnehmer des Ultraschallkurses „Bewegungsapparat", die ihre Fähigkeiten in der Ultraschalldiagnostik nicht im Rahmen der fachärztlichen Weiterbildung erwerben. Der Band faßt die jahrelange klinische und wissenschaftliche Erfahrung der beiden Herausgeber sowie der Koautoren zusammen.

Im Vordergrund stehen eine praxisrelevante Einführung in die Untersuchungstechnik und die Darstellung der häufigsten pathologischen Befunde. Die im Text genau beschriebenen und durch Abbildungen illustrierten Untersuchungstechniken sind gut nachvollziehbar und ermöglichen ein rasches Erlernen der Methode. Die topographischen Schnittebenen sollen dabei das für den Anfänger schwierige Erkennen der anatomischen Strukturen erleichtern. Auf eine eingehende Darstellung noch nicht etablierter oder in ihrer Wertigkeit zumindest für den Nicht-Spezialisten umstrittener Untersuchungstechniken (z. B. Meniskussonographie) und eine ausführliche Diskussion der entsprechenden Literatur wird bewußt verzichtet. Besonders erfreulich ist, daß in diesem Buch auch die Skelettmuskulatur, die – obwohl gemeinsam mit dem Skelettsystem größtes Organsystem des menschlichen Körpers – bisher sonographisch stiefmütterlich behandelt wurde, in angemessenem Umfang dargestellt wird. Man kann nur hoffen, daß auch die Neurologen und Neuropädiater sich der Methode in der Diagnostik neuromuskulärer Erkrankungen in Zukunft ähnlich bemächtigen werden, wie es die Orthopäden und Rheumatologen schon länger tun.

München, im Juli 1995
Prof. Dr. med. D. E. Pongratz
Prof. Dr. med. M. Schattenkirchner

Vorwort

Die Ultraschalldiagnostik des Bewegungsapparats, vor allem der Gelenke, hat einen gleichberechtigten Platz neben der röntgenologischen und kernspintomographischen Untersuchung eingenommen. Dementsprechend gehört die Unterweisung in der Ultraschalluntersuchung inzwischen zum Pflichtprogramm in der Weiterbildung zum Arzt für Orthopädie. Auch der Rheumatologe muß sich gemäß der Weiterbildungsordnung eingehende Kenntnisse in der Arthrosonographie aneignen. Zudem sind zahlreiche Kollegen der Gebiete diagnostische Radiologie, Chirurgie und Allgemeinmedizin aber auch Pädiatrie und Neurologie, die nicht im Rahmen ihrer fachärztlichen Weiterbildung in die Ultraschalldiagnostik des Bewegungsapparats eingewiesen wurden, bemüht, sich in Ultraschallkursen die entsprechenden Kenntnisse anzueignen. Das vorliegende Buch wendet sich an die genannten Interessenten, die eine Einführung in die Ultraschalluntersuchung der Gelenke, Muskeln, Sehnen, Bänder und Bursen wünschen. Es basiert auf den langjährigen eigenen Erfahrungen der Referenten mit der Ultraschalldiagnostik sowie als Referenten in den genannten Ultraschallkursen. Es ist vor allem als ausbildungs- und kursbegleitendes Buch gedacht. Die dargestellten Untersuchungsmethoden und Befunde sollen möglichst leicht nachvollzogen werden können. Sehr seltene Befunde und nicht etablierte Untersuchungstechniken sind daher bewußt außer acht gelassen worden. Zum vertieften Studium wird auf weiterführende Literatur verwiesen.

Die Herren Professor Dr. med. D. E. Pongratz (Leiter des Friedrich-Baur-Instituts, München) sowie Professor Dr. med. M. Schattenkirchner (Leiter der Rheuma-Einheit der Medizinischen Poliklinik der Ludwig-Maximilians-Universität München) haben die Ultraschalldiagnostik der Muskeln und Gelenke als eine nebenwirkungsfreie und daher für die Patienten besonders angenehme Untersuchungstechnik stets sehr unterstützt und damit den Grundstein für dieses Buch geschaffen. Die Koautoren der Medizinischen Poliklinik sowie Orthopädischen Klinik und Poliklinik der Ludwig-Maximilians-Universität München sowie die Herren Dr. med. R. Ackermann, Ludwigshafen, Priv.-Doz. Dr. med. H. Merk, Magdeburg, und Dr. med. H. Saxe, Essen, haben durch ihre Beiträge dafür gesorgt, daß alle praxisrelevanten Aspekte der Sonographie des Bewegungsapparats durch besonders kompetente Untersucher dargestellt wurden. Dafür vielen Dank!

Unser besonderer Dank gilt zudem dem Verlag Urban & Schwarzenberg, München, und seinen Mitarbeitern, vor allem Frau Dr. med. S. Tatò und Herrn Dr. med. T. Hopfe, die unsere Arbeit mit Erfahrung, großem Verständnis, Fleiß und konstruktiver Kritik sehr gefördert und das Vorhaben rasch verwirklicht haben.

München/Göttingen, im September 1995
H. Kellner
C. D. Reimers

Inhalt

Zur Einleitung 1

1 Grundlagen 3

1.1 Physikalische Grundlagen der Ultraschalluntersuchung . 3
Carl Detlev Reimers und Herbert Kellner

1.1.1 Grundprinzipien des Ultraschalls 3
1.1.2 Das Ultraschallgerät 4
1.1.3 Gerätestandards 6

1.2 Artefakte 6
Susanna Späthling und Stefan Lüftl

1.2.1 Dorsale Schallauslöschung 7
1.2.2 Dorsale Schallverstärkung 7
1.2.3 Wiederholungsartefakte 7
1.2.4 Bogenartefakte 8
1.2.5 Schichtdickenartefakte 8
1.2.6 Verstärkerrauschen 10
1.2.7 Beugephänomene 10

1.3 Voraussetzungen zur Sonographie am Stütz- und Bewegungsapparat 12
Herbert Kellner und Carl Detlev Reimers

1.3.1 Untersuchungstechnik 12
1.3.2 Befund und Dokumentation 13
1.3.3 Sicherheit der Ultraschalluntersuchung 14
1.3.4 Bestimmungen der Kassenärztlichen Bundesvereinigung (KV) zur Durchführung der Gelenk- und Weichteilsonographie . . 14
1.3.5 Sonographisch geführte Punktionen 16

2 Sonographie der Gelenke 23

2.1 Gelenksonographie – allgemein 23
Herbert Kellner

2.2 Gelenksonographie – speziell 33
2.2.1 Das Schultergelenk 33
Klaus Axhausen

2.2.2	Das Ellenbogengelenk	62
	Antje Rademacher	
2.2.3	Das Handgelenk	76
	Stefan Lüftl	
2.2.4	Das Hüftgelenk	90
	Susanna Späthling; mit Beiträgen zum Hüftgelenk im Wachstumsalter von Robert Bosch	
2.2.5	Das Kniegelenk	113
	Irmingard Kamilli	
2.2.6	Das Sprunggelenk	135
	Hartmut Gaulrapp	
2.2.7	Die Finger- und Zehengelenke	144
	Irmingard Kamilli	

3 Sonographie der Sehnen ... 159

3.1 Sehnensonographie – allgemein ... 159
Harry Merk

3.2 Sehnensonographie – speziell ... 162
Harry Merk

4 Sonographie der Muskeln ... 173

4.1 Myosonographie – allgemein ... 173
Carl Detlev Reimers und Helmut Saxe

4.2 Myosonographie – speziell ... 181
Carl Detlev Reimers und Reiner Ackermann

5 Neue Entwicklungen ... 199

5.1 3-D-Sonographie ... 199
Herbert Kellner

5.2 Hochfrequente Sonographie ... 204
Herbert Kellner

Multiple-choice-Fragen ... 207

Register ... 215

Abkürzungsverzeichnis ... 222

Autorenverzeichnis

Dr. med. Reiner Ackermann
Unfallchirurgische Abteilung
Kreiskrankenhaus Merzig
Torstraße 28
66663 Merzig

Dr. med. Klaus Axhausen
Orthopädische Poliklinik der
Ludwig-Maximilians-Universität
Pettenkoferstraße 8a
80336 München

Dr. med. Robert Bosch
Orthopädische Poliklinik der
Ludwig-Maximilians-Universität
Pettenkoferstraße 8a
80336 München

Dr. med. Hartmut Gaulrapp
Orthopädische Poliklinik der
Ludwig-Maximilians-Universität
Pettenkoferstraße 8a
80336 München

Dr. med. Irmingard Kamilli
Medizinische Poliklinik der
Ludwig-Maximilians-Universität
Pettenkoferstraße 8a
80336 München

Dr. med. Herbert Kellner
Medizinische Poliklinik der
Ludwig-Maximilians-Universität
Pettenkoferstraße 8a
80336 München

Dr. med. Stefan Lüftl
Medizinische Poliklinik der
Ludwig-Maximilians-Universität
Pettenkoferstraße 8a
80336 München

Priv.-Doz. Dr. med. Harry Merk
Orthopädische Klinik
Medizinische Fakultät
Otto v. Guericke-Universität
Leipziger Straße 44
39120 Magdeburg

Dr. med. Antje Rademacher
Medizinische Poliklinik der
Ludwig-Maximilians-Universität
Pettenkoferstraße 8a
80336 München

Priv.-Doz. Dr. med. Carl Detlev Reimers
Abteilung für klinische Neurophysiologie
Georg-August-Universität
Robert-Koch-Straße 40
37075 Göttingen

Dr. med. Helmut Saxe
Arzt für Allgemeinmedizin
Frintroper Knappen 1
45359 Essen

Dr. med. Susanna Späthling
Medizinische Poliklinik der
Ludwig-Maximilians-Universität
Pettenkoferstraße 8a
80336 München

Zur Einleitung

Carl Detlev Reimers und Herbert Kellner

Die Grundpfeiler der Diagnostik bei Erkrankungen des Bewegungsapparats sind die Anamnese und die klinische Untersuchung. Wichtig sind weiterhin Laboruntersuchungen und im Falle von Muskelerkrankungen neurophysiologische Untersuchungen, z. B. die Elektromyographie. In der Diagnostik von Knochen- und Gelenkerkrankungen kann auf bildgebende Untersuchungen nahezu nie verzichtet werden, aber auch bei der Untersuchung der Weichteile (Sehnen, Bänder, Muskeln, Bursen) leisten bildgebende Verfahren wertvolle Dienste. Oft erlauben sie, gemeinsam mit der Anamnese und der klinischen Untersuchung, bereits eine exakte diagnostische Zuordnung, etwa bei Bursitiden und Muskeltraumata. Erst am Schluß der diagnostischen Bemühungen stehen manchmal invasive Methoden (Gelenkpunktionen, Biopsien).

Die Gelenk- und Weichteilsonographie hat sich in den vergangenen Jahren zu einem etablierten diagnostischen Verfahren bei Erkrankungen des Stütz- und Bewegungsapparats entwickelt. Durch ihre Nicht-Invasivität, ihre niedrigen Kosten und ubiquitäre Verfügbarkeit hat sie als verlängerter klinischer Arm ihren Platz unmittelbar nach der klinischen Untersuchung gefunden. Wenngleich in den seltensten Fällen durch die Sonographie definitive Diagnosen (z. B. Baker-Zyste) gestellt werden können, eignet sich die Sonographie dennoch zur differentialdiagnostischen Einordnung von klinischen Befunden. Sie ermöglicht es, Differentialdiagnosen zu erhärten oder auszuschließen. Auf diese Weise können weitergehende bildgebende Verfahren, die mit einem größeren Aufwand an Kosten und Invasivität verbunden sind (Computertomographie, Kernspintomographie), gezielter und somit auch selektiver eingesetzt werden. Dies ist im Hinblick auf die gegenwärtig geführte Kostendiskussion und die Nebenwirkungsarmut diagnostischer Verfahren von erheblicher Aktualität.

Die Sonographie hat sich in den vergangenen Jahren als diagnostisches Instrumentarium bei orthopädischen, rheumatologischen, myologischen und neurologischen Erkrankungen bewährt. Dies wurde ermöglicht durch die Entwicklung hochauflösender Schallköpfe, die eine gute Detailauflösung bei der Darstellung oberflächlicher Körperabschnitte gewährleisten. Die Gelenk- und Weichteilsonographie hat zwischenzeitlich bei einigen Indikationen einen gesicherten Stellenwert. Nicht außer acht gelassen werden soll, daß bei einer Reihe von möglichen Indikationen der endgültige Stellenwert der Sonographie noch nicht gesichert ist.

Ein Nachteil der Sonographie ist die Abhängigkeit von der Qualifikation des Untersuchers, dessen Subjektivität in Bildgewinnung und Bildbeurteilung einfließt. Um weiterhin einen hohen Stellenwert der sonographischen Untersuchungsbefunde zu gewährleisten, ist deshalb zu fordern, daß ein verantwortlicher Untersucher über eine entsprechende Ausbildung und Erfahrung verfügt und somit die Fähigkeit besitzt, die von ihm erhobenen Befunde sicher zu beschreiben und differentialdiagnostisch einzuordnen. Ferner ist zu fordern, daß Ultraschallgeräte mit einer ausreichenden technischen Ausstattung (5- und 7,5-MHz-Schallköpfe) zur Untersuchung verwendet werden.

Zur Einleitung

Der gezielte und sinnvolle Einsatz der Gelenk- und Weichteilsonographie bei entzündlichen, degenerativen oder traumatischen Erkrankungen des Stütz- und Bewegungsapparats kann die Bedeutung der Sonographie in der Zukunft eher noch steigern. Zunehmende Erfahrung der Untersucher und eine Fortentwicklung der Ultraschallgeräte sollte den Indikationsbereich der Gelenk- und Weichteilsonographie zukünftig eher vergrößern.

Zu vermeiden ist ein ungezielter und unkritischer Einsatz der Gelenk- und Weichteilsonographie bei solchen Erkrankungen, die durch andere diagnostische Verfahren sicher zu diagnostizieren sind bzw. bei denen das pathologische Korrelat durch Sonographie nicht abgebildet werden kann. Bei dem heutigen Kostendruck führt ein ungezielter und breitflächiger Einsatz von diagnostischen Verfahren zu gesetzlichen Einschränkungsmaßnahmen, die sich häufig auch auf sinnvolle Indikationen erstrecken.

Die Sonographie wird sich auch in Zukunft an anderen modernen Bildschnittverfahren messen lassen müssen. Ihr Vorteil liegt neben der Kostengünstigkeit und der Nicht-Invasivität besonders in der beliebigen Wiederholbarkeit und der Möglichkeit einer dynamischen Untersuchung.

Das vorliegende Buch möchte Anfänger in die Ultraschalldiagnostik des Bewegungsapparats einführen, wobei alle an der Betreuung von Patienten mit Erkrankungen der Knochen, Gelenke, Bänder, Muskeln und Sehnen beteiligten Fachdisziplinen (Orthopädie, Unfallchirurgie, Innere Medizin, Rheumatologie, Pädiatrie, Neurologie, Allgemeinmedizin) angesprochen werden sollen. Ausgeklammert sind lediglich die Säuglingshüfte, die ein Spezialthema der Pädiatrie und der pädiatrischen Orthopädie ist, die Wirbelsäule und das Kiefergelenk, deren sonographische Untersuchung sich noch nicht allgemein durchgesetzt hat. Das Buch soll auch begleitende Lektüre für Teilnehmer an Ultraschallkursen des Stütz- und Bewegungsapparats sein. Es ist nicht das Ziel des Buches, eine vollständige Darstellung aller sonographischen Befunde der beschriebenen Organsysteme zu liefern. Vielmehr haben die einzelnen Autoren versucht, aus ihrer eigenen, mehrjährigen Erfahrung die wichtigsten Einsatzmöglichkeiten, aber auch die Grenzen der Methode darzulegen. Zum vertieften Literaturstudium wird auf die angegebenen Literaturstellen verwiesen.

1 Grundlagen

1.1 Physikalische Grundlagen der Ultraschalluntersuchung

Carl Detlev Reimers und Herbert Kellner

Ultraschall ist eine Form mechanischer Energie, bestehend aus longitudinalen Wellen mit einer Frequenz oberhalb des hörbaren Bereichs, also oberhalb von 15000–20000 Hertz (Hz; 1 Hz = 1 Schwingung/sec). Für diagnostische Zwecke werden in der Medizin üblicherweise Frequenzen zwischen 2 und 12 MHz benutzt.

1.1.1 Grundprinzipien des Ultraschalls

Die physikalischen Grundprinzipien des Ultraschalls sollen im folgenden kurz erläutert werden. Für das eingehendere Studium wird auf die weiterführende Literatur verwiesen [1].
Für die Fortleitung von (Ultra-)Schallwellen ist ein Medium erforderlich. Im All gibt es daher praktisch keine Schallfortleitung. Die Schallwellen sind durch die Wellenlänge, -Frequenz und -Amplitude gekennzeichnet. Die Geschwindigkeit, das Produkt aus Wellenlänge und -Frequenz, hängt vom Medium ab (Tab. 1-1). Die Schallintensität ist definiert als die Energie, die pro Zeiteinheit und Fläche durch die Schallwellen weitergegeben wird (mW/cm^2; 1 W = 1 Watt). Die Ultraschallenergie ist extrem gering. Piezoelektrische Kristalle in den Ultraschallköpfen transformieren lediglich wenige Milliwatt elektrischer in mechanische Energie.

Die (Ultra-)Schallwellen interferieren mit dem von ihnen durchströmten Medium. Die Schallintensität wird während der Fortbewegung in Wärme umgeformt (Schallabschwächung). Der Begriff Bel (B) (oder Dezibel = dB = 1/10 B) gibt den Grad der Schallabschwächung oder auch -verstärkung an. Dabei wird ein Dezibel definiert durch den Vergleich zweier Schallintensitäten: dB = 10 log I/I$_0$ (I = aktuelle Intensität; I$_0$ = Vergleichsintensität des Ultraschalls).

Der Grad der Ultraschallabschwächung hängt vom durchströmten Medium ab (Tab. 1-2). Darüber hinaus ist die Schallabschwächung proportional zur Länge des durchlaufenen Mediums und zur Schallfrequenz. Das bedeutet, daß mit hochfrequenten Schallköpfen tiefliegende Strukturen wegen starker Schallabschwächung nicht gut dargestellt werden

Tab. 1-1 Schallgeschwindigkeiten in verschiedenen biologischen Geweben (nach [1]).

biologische Gewebeart	Schallgeschwindigkeit (m/sec)
Luft	330
Fett	1450
Wasser	1540
Weichteile	1540
Blut	1570
Muskel	1585
Knochen	4080

Tab. 1-2 Schallabschwächungskoeffizienten in verschiedenen biologischen Geweben (nach [1]).

biologische Gewebeart	Schallabschwächungskoeffizient (10^{-2} dB/m)
Knochen	20
Luft	12
Weichteile (Mittelwert)	1,0
Fett	0,63
Blut	0,18
Wasser	0,0022

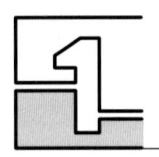

können. Die Schallabschwächung ist durch sechs verschiedene physikalische Interaktionen zwischen den Schallwellen und dem durchströmten Medium bedingt: Absorption, Brechung, Streuung, Diffraktion, Interferenz und Reflexion (Tab. 1-3). Für die Bilddarstellung ist vor allem die Reflexion bedeutsam. Zwei Faktoren beeinflussen die Reflexion: der akustische Gewebswiderstand (Impedanz) zweier Medien, die von den Ultraschallwellen durchlaufen werden, und der Winkel, in dem die Ultraschallwellen auf die Grenzfläche zwischen den beiden Medien stoßen. Die akustische Impedanz ist das Produkt aus der Dichte des Mediums und der Geschwindigkeit der Schallwellen in diesem Medium (Tab. 1-4).

1.1.2 Das Ultraschallgerät

Im Ultraschallkopf wird, basierend auf dem piezoelektrischen Effekt, elektrische in mechanische Energie umgewandelt. Wesentliches Element des Schallkopfes sind piezoelektrische Kristalle, z.B. Quarz, Lithiumniobat und -sulfat, Bariumtitanat und andere, die elektrisch zur Vibration in einer spezifischen Resonanzfrequenz angeregt werden. Andererseits wird mechanische Energie, die auf diese Kristalle trifft, in elektrische Spannung überführt. Man kann zwei Arten von Ultraschallwellen unterscheiden: die kontinuierlichen Ultraschallwellen für Flußgeschwindigkeitsmessungen und die gepulsten Ultraschallwellen für die 2-dimensionale Bildgebung.

Die Schallköpfe werden entsprechend ihrer Form als Linear-, Curved-array- oder Sektorscanner bezeichnet. Die Sektorscanner beinhalten einen oder mehrere oszillierende oder rotierende Schallköpfe. Sektorscanner sind von geringerer Bedeutung für die Diagnostik des Bewegungsapparats, da sie oft einen schlechten Hautkontakt bieten. Die elektronischen Curved-array- oder Linearscanner enthalten bis zu 256 einzelne Schallelemente, die nacheinander Schallwellen aussenden. Sie bieten einen guten Hautkontakt.

Die vom Schallkopf ausgesandten und in diesen zurückkehrenden Ultraschallwellen können in einem Kathodenstrahloszillographen und heute auf einem Bildschirm als eine Serie von kurzen Auslenkungen aus der Nullinie dargestellt werden. Die Amplitude hängt von der Intensität der reflektierten Schallwellen ab (sog. A-Modus oder Amplituden-Modus). Der Abstand zwischen den einzelnen kurzen Auslenkungen ist proportional zum Abstand zwischen den reflektierenden Schallgrenzflächen. Für die Diagnostik des Bewegungsapparats ist der A-Modus unbedeutend. Wenn man die vertikale Achse des A-Modus auf einem 2-dimensionalen Bildschirm als einen Streifen

Tab. 1-3 Interaktionen zwischen den (Ultra-)Schallwellen und den Medien (nach [1]).

Absorption:	Umwandlung der mechanischen Energie der Schallwellen in Wärme als Folge des Gewebewiderstands gegen Vibrationen der Moleküle. Der Widerstand nimmt zu mit der Viskosität des Gewebes, dessen Relaxationszeit, Temperatur und der Schallfrequenz.
Brechung:	Änderung der Schallausbreitungsrichtung beim Durchtritt von einem Gewebe in ein anderes.
Streuung:	Ausbreitung der Schallwellen in alle Richtungen durch Interaktion mit Schallgrenzen, die kleiner sind als die Wellenlänge (rauhe Oberflächen). Die Streuung nimmt mit steigender Frequenz zu.
Diffraktion:	Divergenz der Schallwellen mit Entfernung von der Schallquelle.
Interferenz:	Überlagerung von Schallwellen mit den Folgen einer Amplitudenerhöhung (konstruktive Interferenz) oder -verringerung (destruktive Interferenz).
Reflexion:	Rückkehr der Schallwellen beim Auftreffen auf die Grenze zwischen zwei Medien unterschiedlicher akustischer Impedanz.

Tab. 1-4 Akustische Impedanz in verschiedenen biologischen Geweben (nach [1]).

biologische Gewebeart	akustische Impedanz (10^{-6} kg/m^2 × sec)
Luft	0,0004
Fett	1,38
Wasser	1,48
Blut	1,61
Muskel	1,70
Knochen	7,80

1.1.2 Das Ultraschallgerät

durchlaufen läßt, können Bewegungen der reflektierenden Schallgrenzflächen dargestellt werden. Diese Darstellungsart nennt man M-Modus (engl. motion mode). Diese Darstellungsart eignet sich in der Diagnostik des Bewegungsapparats zur Dokumentation von Faszikulationen (s. Abb. 4-6). Die für die Diagnostik mit Abstand bedeutsamste Wiedergabeart gepulster (s. u.) Schallwellen ist der B-Modus (engl. brightness mode). Es handelt sich dabei um Grauwertbilder aus zahlreichen Bildpunkten, sog. Pixel, deren Lokalisation durch die Anordnung der einzelnen piezoelektrischen Elemente im Schallkopf und durch den Beginn und die Rückkehrzeit der Schallwellen bestimmt ist. Heute werden nur noch Echtzeit- oder Real-time-Schallköpfe benutzt, die das beschallte Gewebe als bewegtes B-Bild abbilden.

Die Qualität des Ultraschallbildes nimmt mit der Zahl der piezoelektrischen Elemente zu. Für bewegte Schallobjekte ist zudem die Bildfrequenz, d. h. die Zahl der dargestellten Bilder pro Sekunde, bedeutsam. Im Nahfeld (Fresnel-Zone) sind die Schallwellen stark gebündelt, im Fernfeld (Fraunhofer-Zone) hingegen divergieren sie stark. Die beste Bildqualität entsteht dann, wenn sich das untersuchte Gewebe im Übergang vom Nah- zum Fernfeld befindet. Die Länge des Nahfelds wächst proportional zur Wellenlänge der Schallwellen und mit dem Quadrat des Radius des piezoelektrischen Elements (Abb. 1-1). Bedeutsam für die Bildqualität sind zudem das örtliche Auflösungsvermögen, das ist die Fähigkeit, zwei eng benachbarte Strukturen noch getrennt darzustellen, und die Kontrastauflösung, das ist die Fähigkeit, anatomische Strukturen von anderen mit ähnlichen Gewebscharakteristiken zu unterscheiden. Es können zwei Typen örtlichen Auflösungsvermögens unterschieden werden: das zur Ausbreitungsrichtung der Schallwellen seitliche (laterale) und das axiale (longitudinale) Auflösungsvermögen. Das axiale Auflösungsvermögen hängt von der Länge der einzelnen Ultraschallpulse, meist drei bis fünf, der Schallfrequenz und der Dämpfung der Pulse ab. Das seitliche Auflösungsvermögen wird

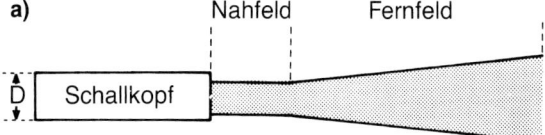

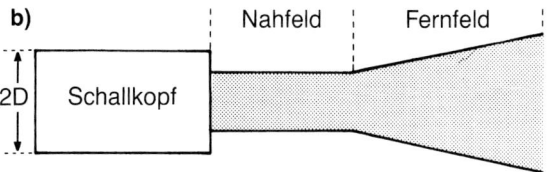

Abb. 1-1 Darstellung des Nah- und Fernfelds.
Einfluß des Schallkopfdurchmessers auf die Ausbreitungseigenschaften des Ultraschallbündels. Die Vergrößerung des Schallkopfdurchmessers führt zu einer Verlängerung des Nahfelds (Abb. aus [4]).

durch die Breite des Ultraschallpulses, die von der Größe des piezoelektrischen Elements abhängt, die Fokussierung und die Schallfrequenz bestimmt.

Die Ultraschallwellen können durch akustische Linsen oder elektronisch durch Verzögerung der Echopulse einzelner Schallelemente gebündelt werden. Gewöhnlich ist die axiale Auflösung besser als die laterale. Ein axiales Auflösungsvermögen von 1 mm und ein laterales von 2 mm gelten als eine gute Darstellungsqualität.

Die reflektierten Echos werden vom Empfänger verarbeitet. Die Relation der Intensität der kleinsten durch die der größten Schallsignale, die unverändert wiedergegeben werden, nennt man dynamischen Bereich, gemessen in Dezibel. Der dynamische Bereich gibt die Empfindlichkeit des Empfängers wieder. Große dynamische Bereiche können nicht auf dem Bildschirm dargestellt werden. Daher werden die Echos logarithmisch gestaucht. Zusätzlich werden die Schallwellen proportional zur Zeit, die sie zur Rückkehr in den Schallkopf benötigen, d. h. entsprechend der Gewebstiefe, in der sie reflektiert wurden, verstärkt, um die Schallabschwächung auszugleichen. Man spricht von einem Tiefenausgleich.

1 Grundlagen

1.1.3 Gerätestandards

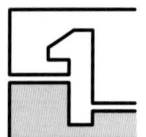 Die Kassenärztliche Vereinigung stellt gewisse Mindestanforderungen an die Ultraschallgeräte: mindestens 16 Amplitudenstufen (Graustufen), Geometriefehler höchstens ± 3% der Prüfdistanz (Geometriefehler von 1 mm zulässig), Bildinformation mit Maßstabinformation, einstellbare, kalibrierte Senderleistung und/oder Empfängerverstärkung, einstellbarer Tiefenausgleich, Anzeige ggf. zugeschalteter Signalverarbeitungen, Ultraschallfrequenz mindestens 5 MHz, beste Auflösung im Bereich von 0,5–6 cm (Fokusbereich) [2].

Es wird empfohlen, daß eine Schallintensität von 100 mW/cm^2 während der Untersuchung nicht überschritten wird.

Die genannten Geräteanforderungen entsprechen jedoch nicht denen an ein hochwertiges B-Bild-Ultraschallsystem [3]. Wünschenswert wären 256 digitale Grauwerte, ein dynamischer Bereich von 100 dB (Faktor 100 000) und 6-dB-Bandbreite von etwa 70% der Mittenfrequenz eines Ultraschallpulses. Empfangsbandbreite und Empfangsmittenfrequenz sollten variabel sein. So sollten im Nahbereich nur die hochfrequenten Anteile des Ultraschallsignals verarbeitet werden, weil dadurch die Orts- und die Kontrastauflösung verbessert werden, wohingegen im Fernfeld die niederfrequenten Anteile des Empfangssignals schmalbandig akzeptiert werden sollen. Die hochfrequenten Signalanteile stellen sich im Fernbereich nur noch als akustisches Rauschen dar. Die kontinuierliche dynamische Frequenzanpassung erfolgt bei hochwertigen Grauwertsystemen automatisch parallel zur Laufzeit des Ultraschallpulses. Eine größere Zahl an einzeln ansteuerbaren Piezoelementen im Schallkopf führt nur im Nahfeld zu einer höheren Bildqualität. Die Herstellungskosten wachsen quadratisch mit der Anzahl der Piezoelemente. Wichtig ist eine hohe Dichte der einzeln ansteuerbaren Elemente pro Zentimeter. Die Frequenz der Ansteuerung der Piezoelemente erreicht in guten Geräten 20 Nanosekunden (entsprechend einer Frequenz von 50 MHz). Sehr nützlich ist ein Autofokus.

Literatur

1. Bushong, S. C., B. R. Archert: Diagnostic ultrasound. Physics, biology, and instrumentation. Mosby Year Book, St. Louis–Baltimore–Boston–Chicago–London–Philadelphia–Sydney–Toronto 1991.
2. Kassenärztliche Vereinigung Bayerns (1993). Richtlinien der Kassenärztlichen Bundesvereinigung für Ultraschalluntersuchungen in der Fassung vom 10. Februar 1993.
3. Klews, P.-M.: Beurteilungskriterien für hochwertige B-Bild-Ultraschallsysteme. Kontraste 7 (1995) 36–42.
4. Struve, C. (Hrsg.): Sonographie des Abdomens, 5. Aufl., S. 9. Urban & Schwarzenberg, München–Wien–Baltimore 1994.

1.2 Artefakte

Susanna Späthling und Stefan Lüftl

Bei Artefakten handelt es sich, wie das Wort schon sagt, um Kunstprodukte, die auf dem Ultraschallmonitor zu sehen sind, ohne daß sie wirklichen anatomischen Strukturen entsprechen. Artefakte sind nicht zu vermeiden, allerdings sollte dem Untersucher ihre Entstehung bekannt sein, denn nur dann kann er sie auch als solche erkennen.

Ein Großteil der Artefakte entsteht aus der Diskrepanz, die zwischen unserer idealisierten, aber in Wirklichkeit unvollkommenen Vorstellung von Schallausbreitung und Signalverarbeitung und den tatsächlichen physikalischen Gesetzen, denen die Schallwellen folgen, besteht. Ein weiterer Teil beruht auf technischen Problemen des Verfahrens oder auf einer falschen Anwendung durch den Untersucher (z. B. schlechte Ankopplung des Schallkopfes, ungünstige Geräteeinstellung).

Die Täuschungen durch Artefakte können ganz unterschiedlicher Art sein. Ganz prinzipiell kann man zwei Typen unterscheiden: Die einen können Befunde verschleiern („falsch negative Artefakte", z. B. dorsale

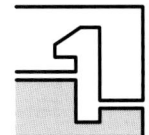

1.2.3 Wiederholungsartefakte

Schallauslöschung), die anderen dagegen täuschen Befunde vor, für die es in Wirklichkeit kein anatomisches Korrelat gibt („falsch positive Artefakte", z. B. Wiederholungsartefakte). Im folgenden sind die wesentlichsten Artefakte, die für die Gelenk- und Weichteilsonographie relevant sind, kurz dargestellt.

1.2.1 Dorsale Schallauslöschung

An der Grenze zweier Medien mit unterschiedlicher Schallausbreitungsgeschwindigkeit wird ein Teil des Ultraschallimpulses reflektiert. Dieser liefert dann die Information für das Ultraschallbild. Der andere Teil dringt weiter in die Tiefe vor. Ganz allgemein gilt, je höher der Impedanzunterschied zweier benachbarter Medien oder, anders ausgedrückt, je größer der Unterschied der Schalleitungsgeschwindigkeiten, desto größer die Reflexion. Aufgrund des hohen Impedanzunterschieds von Knochen, Verkalkungen und Luft zu allen anderen benachbarten Medien kommt es an diesen Grenzflächen zur Totalreflexion der Ultraschallwellen, so daß darunterliegende Strukturen nicht mehr zur Darstellung gelangen. Ergebnisse sind ein sog. Schallschatten bzw. eine dorsale Schallauslöschung hinter den schallgebenden Strukturen.

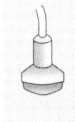
Für die Arthrosonographie bedeutet dies, daß die Knochenoberfläche in der Regel die untere Grenze des sonographisch verwertbaren Bildes darstellt.

Schallschatten sind allerdings nicht immer störend. In einigen Fällen können sie auch diagnostisch genutzt werden, z. B. zur Identifizierung von kleinen Verkalkungen (s. Abb. 4-18).

1.2.2 Dorsale Schallverstärkung

Das Gegenteil der dorsalen Schallauslöschung ist die dorsale Schallverstärkung. Auch hier ist die idealisierte Vorstellung der gleichmäßig über das Gewebe verteilten Schallabschwächung durch wiederholte Teilreflexion an akustischen Grenzflächen nicht erfüllt.

In Zysten und Flüssigkeiten, also homogenen Medien ohne akustische Grenzflächen, werden Schallwellen bei ihrem Durchtritt kaum abgeschwächt. So werden die Strukturen hinter diesen Medien im Vergleich zum Nachbargewebe viel echoreicher dargestellt, weil ein sog. Tiefenausgleich dennoch erfolgt (s. Abschn. 1.1.2). In der Sonographie des Bewegungsapparats tritt dieses Phänomen typischerweise hinter Baker-Zysten und Ergüssen auf (Abb. 1-2), eine dorsale Schallverstärkung ist aber auch z. B. hinter Abszessen oder Hämatomen möglich.

1.2.3 Wiederholungsartefakte

Ein insbesondere in der Sonographie des Bewegungsapparats bedeutsames Phänomen sind die Wiederholungsartefakte. Sie entstehen dadurch, daß Schallwellen zwischen zwei horizontal parallel verlaufenden Grenzflächen von Medien, die einen hohen Impedanzunterschied aufweisen, förmlich eingefangen werden. Damit kommt es zu einer wiederholten Reflexion an diesen Grenzflächen, und ein zunehmend abgeschwächtes Echo kehrt zum Applikator zurück. Es entstehen sog. Wiederholungsechos, weil der Ort der Abbildung vom zeitlichen Abstand zwischen der Aussendung der Schallwellen und dem Empfang des Echos abhängig ist und das Ultraschallgerät nicht erkennen kann, daß die zeitliche Verzögerung Folge mehrerer Reflexionen ist. Auf dem Bildschirm zu sehen sind jeweils unterhalb der tieferen Grenzfläche mit zunehmender Tiefe schwächerwerdende Echos in regelmäßigen Abständen, die jeweils der Entfernung zwischen den beiden Grenzflächen entsprechen.

> Prädilektionsstellen dieser Artefakte sind Grenzflächen von Medien mit hohen Impedanzunterschieden, wie z. B. zwischen Knochen und Muskulatur, Zysten und umgebenden Weichteilen oder auch zwischen Vorlaufstrecke und Haut bei schlechter Ankopplung (s. Abb. 2-8 und Abb. 2-10).

1.2.4 Bogenartefakte

Ultraschallimpulse breiten sich in Form von sog. Schallkeulen aus und bilden somit ein inhomogenes Schallfeld, bestehend aus Haupt- und Nebenkeulen. Liegt beispielsweise neben einer in der Hauptkeule befindlichen Baker-Zyste ein relativ starker Reflektor wie echoreiches Bindegewebe, so kann die in der Nebenkeule erfaßte reflektierte Energie ausreichend sein, um zugehörige feine, meist bogenförmige Konturen in die Hauptkeule zu projizieren. Praktisch bedeutet dies, daß durch diese feinen Strukturen, die Bogenartefakte nämlich, ein Zysteninhalt vorgetäuscht werden kann.

1.2.5 Schichtdickenartefakte

Schichtdickenartefakte beruhen ebenfalls auf der Tatsache, daß sich Schallwellen in Form von Schallkeulen ausbreiten. Durch die Breite der Hauptkeule ist die räumliche Auflösung bestimmt. Wird z. B. eine Baker-Zyste beschallt, können sich in der Hauptkeule sowohl Anteile des Zystenlumens als auch Anteile der stark reflektierenden Zystenwand befinden. Da das Ultraschallgerät aus allen Echos, die innerhalb einer Schallkeule auftreten, den Mittelwert bildet, ist es möglich, daß zystenwandnahe Echos abgebildet werden, die eigentlich aus der Wand selbst oder aus benachbarten Organen, wie z. B. Bindegewebe, stammen. Es entsteht eine scheinbare Binnenstruktur der Baker-Zyste (Abb. 1-3).

1.2.5 Schichtdickenartefakte

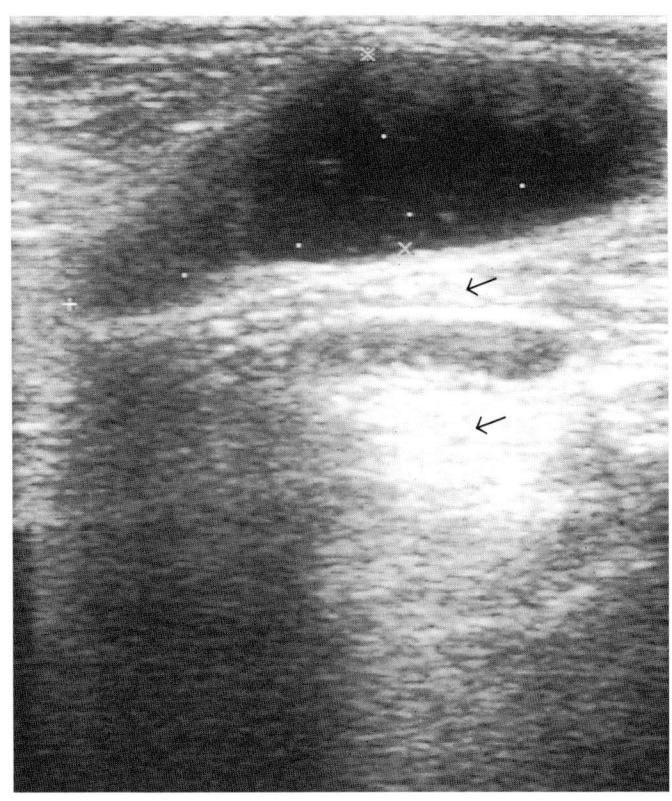

Abb. 1-2 Dorsale Schallverstärkung.
Baker-Zyste, dahinter (→) deutliche dorsale Schallverstärkung.

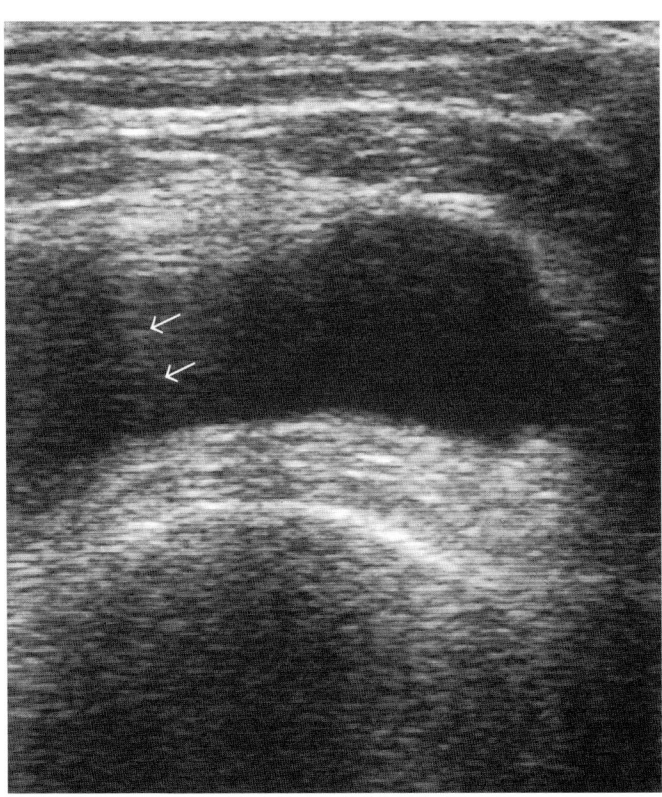

Abb. 1-3 Schichtdickenartefakte.
Darstellung eines Kniegelenkergusses im suprapatellaren Querschnitt. Scheinbarer Ergußinhalt durch Schichtdickenartefakte (→) hervorgerufen.

1 Grundlagen

1.2.6 Verstärkerrauschen

Mit zunehmender Dicke und Tiefe eines Gewebes nimmt auch die Absorption von Schallwellen zu, und die Informationen aus diesem Bereich werden immer spärlicher. Um diesen Mechanismus auszugleichen, versucht man mit einem sog. Tiefenausgleichregler, der sich an jedem Gerät befindet, die Schallreflexionen, insbesondere die aus der Tiefe, zu verstärken (s. Abschn. 1.1.2). Gerade in oberflächlich gelegenen zystischen Strukturen, wie z. B. Baker-Zysten, kann durch die Verstärkung ein Zysteninhalt in Form von vielen kleinen Echos vorgetäuscht werden, die aber in Wirklichkeit gar nicht vorhanden sind.

Durch Verringerung der Verstärkung kann das Rauschen unterdrückt oder abgeschwächt werden, allerdings wird das Bild dann insgesamt dunkler.

1.2.7 Beugephänomene

Parallel laufende Strukturen, wie Sehnen oder auch Muskulatur, reflektieren Schallwellen besonders gut, wenn sie senkrecht getroffen werden. Sie stellen sich dann sehr echoreich dar. Werden diese Strukturen dagegen schräg beschallt, ist es möglich, daß die reflektierten Schallwellen nicht mehr zum Schallkopf zurückkehren, sondern diesen verfehlen. Die Folge davon sind scheinbar echoarme Strukturen.

Dies hat für die Sonographie des Bewegungsapparats erhebliche Konsequenzen. So erscheint eine Sehne, die schräg angeschallt wird, echoarm. Wird sie senkrecht beschallt, erscheint sie dagegen echoreich. Bei der Untersuchung mit einem Sektorscanner wird sie aufgrund der physikalischen Eigenschaften dieses Schallkopfes direkt unter dem Schallkopf echoreich abgebildet, daneben hingegen echoarm (Abb. 1-4).

Ein ähnliches Phänomen entsteht bei der schrägen Beschallung von knöchernen Grenzflächen. Treffen Ultraschallwellen tangential auf eine knöcherne Oberfläche auf, so erscheint der Knochen an dieser Stelle unterbrochen (sog. Pseudousur). Im Gegensatz zu einer echten Usur fehlt jedoch die Usurbasis. Bei korrekter Beschallung verschwindet die scheinbare Usur wieder (Abb. 1-5).

Zusammenfassung

Artefakte sind in der Sonographie des Bewegungsapparats aus physikalischen Gründen nicht völlig vermeidbar. In seltenen Fällen sind sie diagnostisch verwertbar, meistens allerdings nur störend. An akustischen Grenzflächen mit einem großen Impedanzunterschied (z. B. Knochen) sowie in zystischen Strukturen (z. B. Baker-Zysten) treten sie vermehrt auf. Die häufigsten für die Sonographie des Bewegungsapparats relevanten Artefakte sind dorsale Schallauslöschung und Schallverstärkung, Wiederholungsartefakte, Bogenartefakte, Schichtdickenartefakte, Verstärkerrauschen und Beugephänomene.

Eine Fehlinterpretation kann durch eine entsprechende Kenntnis, den Versuch, die vermeintlich pathologischen Veränderungen auch in anderen Ebenen darzustellen, und eine korrekte Geräteeinstellung vermieden werden.

1.2.7 Beugephänomene

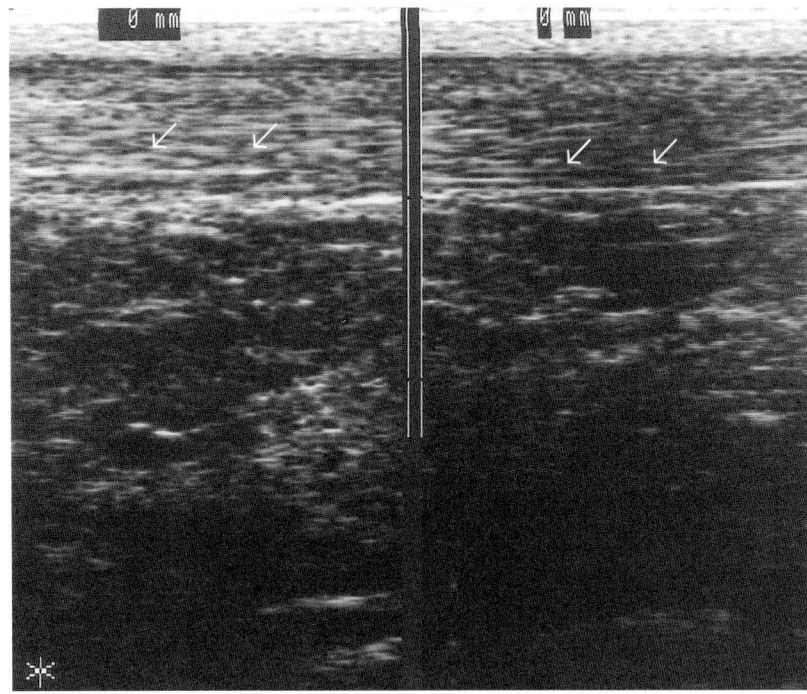

Abb. 1-4 Unterschiedlicher Anschallwinkel bei der sonographischen Darstellung einer Sehne.
Darstellung der Achillessehne im Längsschnitt.
Links: senkrecht beschallt und damit homogen echoreich (→).
Rechts: schräg angeschallt und damit echoarm (→).

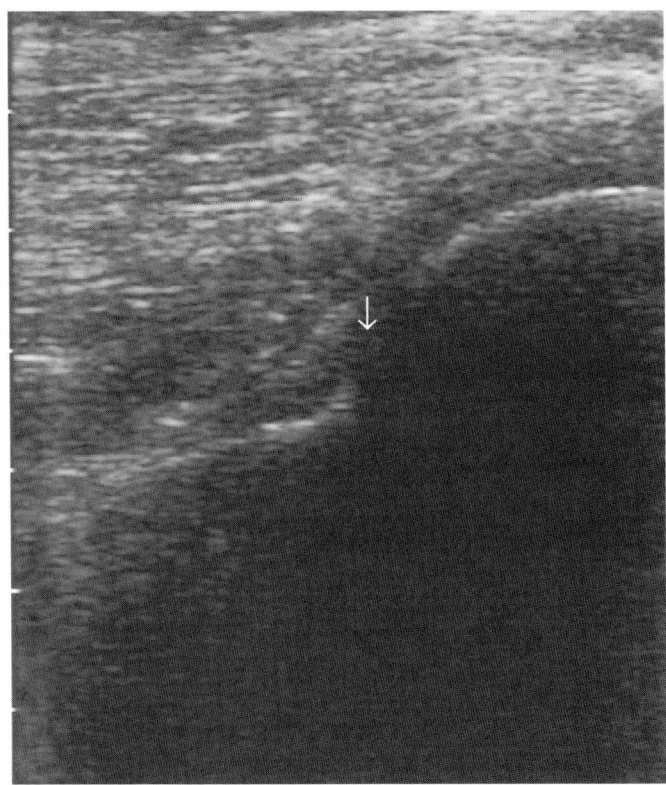

Abb. 1-5 Pseudousur.
Darstellung des Femurkondylus im Längsschnitt. An der Stelle, an der die Schallwellen tangential auf die Knochenoberfläche auftreffen, ist sie scheinbar durchbrochen (sog. Pseudousur →). Die für eine tatsächliche Usur typische Usurbasis fehlt.

1 Grundlagen

1.3 Voraussetzungen zur Sonographie am Stütz- und Bewegungsapparat

Herbert Kellner und Carl Detlev Reimers

1.3.1 Untersuchungstechnik

Die Sonographie am Stütz- und Bewegungsapparat wird ausschließlich im Real-time-Verfahren durchgeführt. Dies ermöglicht eine dynamische, zeitgleiche Betrachtung der untersuchten Gelenk- und Weichteilstrukturen. Die sonographische Untersuchung schließt sich in der Regel der Erhebung des klinischen Untersuchungsbefunds an. Vor Beginn der Untersuchung sollte der Patient auf bereits klinisch faßbare Befunde (Gelenkfehlstellungen, Muskelatrophien etc.) hin inspiziert werden und Fragen zu möglichen vorausgegangenen operativen Eingriffen am Stütz- und Bewegungsapparat gestellt werden. Zur Durchführung der Gelenk- und Weichteilsonographie bedarf der Patient keiner speziellen Vorbereitung, es sollte jedoch dafür Sorge getragen werden, daß der Patient schmerzfrei gelagert wird und die zu untersuchenden Gelenk- und Weichteilstrukturen der sonographischen Untersuchung (einschließlich der Funktionsuntersuchungen) frei zugänglich sind. Für die Untersuchung der einzelnen Gelenke wurden Standardschnittebenen definiert, die vor allem dem Anfänger die Orientierung bei der Befunderhebung erleichtern. Nach der neuesten Empfehlung (1996) des Arbeitskreises Stütz- und Bewegungsorgane der Deutschen Gesellschaft für Ultraschall in der Medizin (DEGUM) sollen diese in Zukunft einheitlich mit Longitudinal- bzw. Transversalschnitt bezeichnet werden (s. Tab. auf der Umschlagseite 3). Die einzeln untersuchten Gelenkabschnitte werden künftig als Region tituliert. Abhängig vom jeweiligen Lokalbefund können die Standardschnittebenen jedoch nach Bedarf ergänzt oder modifiziert werden.

 Die Lage des Schallkopfes sollte sich an anatomischen Bezugspunkten (Akromion, Patella etc.) orientieren.

Um eine Standardisierung der Untersuchungsbefunde zu erreichen, wurde einheitlich festgelegt, daß die proximalen, medialen und ulnaren Strukturen in der Regel jeweils am Bildmonitor links abgebildet werden, während die distalen, lateralen und radialseitigen rechtsseitig zur Abbildung kommen (Tab. 1-5). In einzelnen Fällen muß aus technischen oder anatomischen Gründen jedoch davon abgewichen werden. Am oberen Bildschirmrand werden die schallkopfnahen, d. h. oberflächlich gelegenen Strukturen abgebildet, während die tiefer gelegenen Befunde am unteren Bildrand zur Abbildung kommen. Hiervon abweichende Abbildungen müssen entsprechend markiert werden, so daß auch bei späterer Bildbetrachtung eine Zuordnung von Befunden möglich ist.

 Gerade für den Anfänger ist es von Vorteil, einen jeweils im Ablauf gleichen Untersuchungsgang durchzuführen. Dies erleichtert die Orientierung und vermeidet, daß einzelne Schnittebenen bei der Untersuchung vergessen werden. Generell sind jede Struktur und jeder Befund in zwei Ebenen darzustellen; hierdurch werden die Möglichkeiten der Fehlinterpretation und Artefaktdarstellung vermindert.

Gelenk- und Weichteilstrukturen werden in der Regel mit 5- oder 7,5-MHz-Schallköpfen untersucht (Tab. 1-6). Diese Schallfrequenzen

Tab. 1-5 Zuordnung Ultraschallbild – Bildmonitor.

linke Bildseite	rechte Bildseite
proximal	distal
medial	lateral
ulnar	radial
obere Bildseite	untere Bildseite
oberflächlich	tief gelegen

1.3.2 Befund und Dokumentation

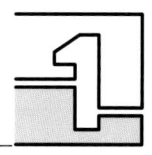

stellen einen optimalen Kompromiß zwischen der Forderung nach einer möglichst guten Detailauflösung, also hohen Frequenzen, und einer für die Untersuchung ausreichenden Eindringtiefe der Schallwellen dar. Größere Gelenke (Schulter, Hüfte) sind dabei besonders gut einer Untersuchung mit 5 MHz zugänglich, während mittlere und kleine Gelenke mit 7,5 MHz untersucht werden. Für die Untersuchung kleiner Gelenke (Finger, Zehen) und oberflächlicher Weichteilstrukturen (Kutis, Subkutis) müssen zusätzlich eine Wasservorlaufstrecke bzw. Schallköpfe mit einer noch höheren Frequenz (10 MHz) verwendet werden. Bei besonders adipösen Patienten oder tiefer gelegenen Weichteilprozessen ist im Einzelfall auch ein Schallkopf mit 3,5 MHz erforderlich.

1.3.2 Befund und Dokumentation

Die bei einer Ultraschalluntersuchung erzielten bildlichen Informationen müssen prinzipiell als Befund, schriftlich und durch geeignetes Bildmaterial belegt, niedergelegt werden. Der sonographische Befund setzt sich aus der (objektiven) deskriptiven Befundbeschreibung und der (subjektiven) Befundinterpretation zusammen. Zur Befundbeschreibung wird die sonographische Nomenklatur benützt (Tab. 1-7). Dabei werden die Echogenität (echofrei, echoarm, echogleich und echoreich), die Verteilung der Echos (homogen/inhomogen) und die Abgrenzbarkeit (scharf/unscharf) beschrieben. Darüber hinaus werden umschriebene Strukturen bezüglich ihrer Größe, Form und Lage definiert. Bei von der Norm abweichenden Befunden werden Änderungen des Reflexmusters und der Form festgehalten. Eine fachfremde Nomenklatur, z. B. hypodens/hyperdens (CT) oder hypointens/ hyperintens (MRT), ist in jedem Fall zu vermeiden. Bei der subjektiven Befundinterpretation wird beurteilt, ob der erhobene Befund als der Norm entsprechender oder pathologischer Befund eingestuft werden muß. Bei pathologischen Befunden wird ferner versucht, den erhobenen Befund einer Diagnose zuzuordnen. Dabei kann nur in wenigen Fällen eine definitive Diagnose (z. B. Baker-Zyste) gestellt werden. In den meisten Fällen kann durch die sonographische Untersuchung eine Verdachtsdiagnose geäußert oder die Anzahl der denkbaren Differentialdiagnosen eingeengt werden.

Die Bilddokumentation der Ultraschalluntersuchung ist aus verschiedenen Gründen zwingend notwendig. Zum einen dient sie der zusätzlichen Informationsübermittlung an den nicht an der Untersuchung beteiligten Kollegen, zum anderen auch zur Verlaufsbeurteilung von Befunden (Tumorgröße etc.). Ferner ist die bildliche Dokumentation für die Abrechnung mit der Kassenärztlichen Vereinigung (KV) und aus forensischen Gründen

Tab. 1-6 Verwendete Schallfrequenzen bei der Gelenk- und Weichteilsonographie.

	5 MHz	7,5 MHz	10 MHz (oder 7,5 MHz mit Wasservorlaufstrecke)
Schultergelenk	+	+	
Ellenbogengelenk		+	
Handgelenk		+	+
Fingergelenk			+
Hüftgelenk	+ (3,5)		
Kniegelenk	+	+	
Sprunggelenk		+	
Zehengelenk			+
Muskulatur	+ (3,5)	+	+
Sehnen		+	+
Subkutis		+	+
Kutis			+

Tab. 1-7 Nomenklatur der Gelenk- und Weichteilsonographie.

Echogenität:	– echofrei
	– echoarm
	– echogleich
	– echoreich
Reflexmuster:	– homogen
	– inhomogen
Abgrenzbarkeit:	– scharf
	– unscharf

1 Grundlagen

erforderlich. Nicht zuletzt dienen Bildbeispiele der Wissenschaft und Fortbildung. Zur Dokumentation eignen sich verschiedene von der Industrie angebotene Verfahren. Im allgemeinen wird eine Dokumentation in Form von Polaroid®-Bildern (sehr kostspielig), auf Röntgenfilmen mittels Multiformatkamera (ebenfalls sehr teuer und umständlich) oder – heute meist üblich – Videoprinter-Bildern (gute Qualität, preisgünstig) vorgenommen. In Zukunft wird eine digitale Speicherung der Bilder eine zusätzliche Rolle spielen. Dadurch sind die Bilder jederzeit abrufbar. Sie können erneut ausgedruckt werden. Die Dokumentation ist platz- und kostensparend. In jedem Fall ist eine Dokumentation des Befundes in zwei Ebenen erforderlich.

Vom Arbeitskreis Stütz- und Bewegungsapparat der DEGUM wird in den neuesten Richtlinien empfohlen, bei unauffälligem Befund zwei Standardschnittebenen des entsprechenden Organs zu dokumentieren. Bei einem pathologischen Befund sollte die Dokumentation den Befund in zwei Ebenen und ggf. im Seitenvergleich umfassen.

Bei dynamischen Untersuchungen bietet sich zusätzlich eine Videoaufzeichnung an.

Dazu ist aber eine sehr exakte Dokumentation erforderlich, da sonst das Aufsuchen bestimmter Untersuchungsbefunde schwierig und sehr zeitaufwendig ist.

1.3.3 Sicherheit der Ultraschalluntersuchung

Besonderes Interesse fand naturgemäß die Frage, ob die Anwendung diagnostischer Ultraschallwellen für das sehr empfindliche embryonale Gewebe gefährlich sei. Nachfolgend finden sich einige Ergebnisse neuester Studien. Die sog. Watchdog-Gruppe der European Federation of the Societies on Ultrasound in Medicine and Biology (EFSUMB) kommentiert in regelmäßigen Abständen sicherheitsrelevante Publikationen.

Teratogene Wirkung: Tierexperimentelle Befunde ergeben keine Hinweise darauf, daß Ultraschallwellen einer Frequenz von 5,0 MHz und einer Intensität bis zu 1500 W/cm^2 eine Störung der embryonalen Entwicklung sowie des postnatalen Wachstums verursachen [2].

Schädigende Wirkungen für das medizinische Personal: Russische Studien weisen daraufhin, daß medizinisches Personal, welches über längere Zeit Ultraschallwellen exponiert ist, dosisabhängige neurovaskuläre Störungen des peripheren Nervensystems an den Händen entwickelt. In mehreren skandinavischen Studien wird berichtet, daß weibliche Physiotherapeuten, die Ultraschall und Kurzwellen exponiert wurden, eine erhöhte Rate von Spontanaborten bzw. Kinder mit vermehrten kongenitalen Fehlbildungen aufweisen. Eine abschließende Beurteilung ist aufgrund der vorliegenden Ergebnisse jedoch noch nicht möglich [3].

Rott [7] resümiert die Berichte des European Committee for Radiation Safety der EFSUMB dahingehend, daß es zur Zeit aufgrund tierexperimenteller und epidemiologischer Untersuchungen sowie Überlegungen zur Plausibilität keinerlei Hinweise dafür gebe, daß medizinischer Ultraschall in Säugergewebe in vivo Mutationen mit teratogener oder karzinogener Wirkung auslöst, wenn Kavitationen ausgeschlossen sind. Keine Studie habe bisher zeigen können, daß Ultraschall diagnostischer Intensitäten, wie er zur Zeit benutzt wird, den Feten oder die Mutter schädige. Dennoch könne zur Zeit noch keine hinreichend sichere Schlußfolgerung über die Harmlosigkeit des Ultraschalls gezogen werden.

1.3.4 Bestimmungen der Kassenärztlichen Bundesvereinigung (KV) zur Durchführung der Gelenk- und Weichteilsonographie

Gemäß der Ultraschall-Vereinbarung vom 10.2.1993 wurden von der KV gemäß § 135, Abs. 2 SGB V zur Durchführung von Ultraschalluntersuchungen Qualitätsvoraussetzungen festgelegt [9]. Voraussetzungen zur Aus-

1.3.4 Bestimmungen der KV

führung und Abrechnung von Leistungen der Ultraschalldiagnostik im Rahmen der vertragsärztlichen Versorgung sind die fachliche Befähigung des durchführenden Arztes und die entsprechende apparative Ausstattung.

Fachliche Befähigung und deren Erwerb (Abb. 1-6)

Die fachliche Befähigung für die Ultraschalldiagnostik der Bewegungsorgane (ohne Säuglingshüfte) kann im Rahmen der Weiterbildung in Allgemeinmedizin, Chirurgie, Innerer Medizin, Kinderheilkunde, Neurologie, Orthopädie und radiologischer Diagnostik erworben werden, wenn die Weiterbildungsordnung den Erwerb eingehender Kenntnisse, Erfahrungen und Fertigkeiten vorschreibt (§ 4, Abs. 12) und die Facharztanerkennung erteilt ist. Dabei ist nachzuweisen, daß mindestens 400 Patienten untersucht wurden. Daneben kann die fachliche Befähigung in einer ständigen oder begleitenden Tätigkeit erworben werden (§ 5, Abs. 12). Voraussetzungen hierfür sind der Nachweis einer mindestens 18monatigen ständigen klinischen oder vergleichbaren praktischen Tätigkeit im Fachgebiet Orthopädie sowie eine mindestens 4monatige ständige oder 24monatige begleitende Tätigkeit in der Ultraschalldiagnostik unter Anleitung. Die Anleitung muß dabei von einem zur Weiterbildung ermächtigten

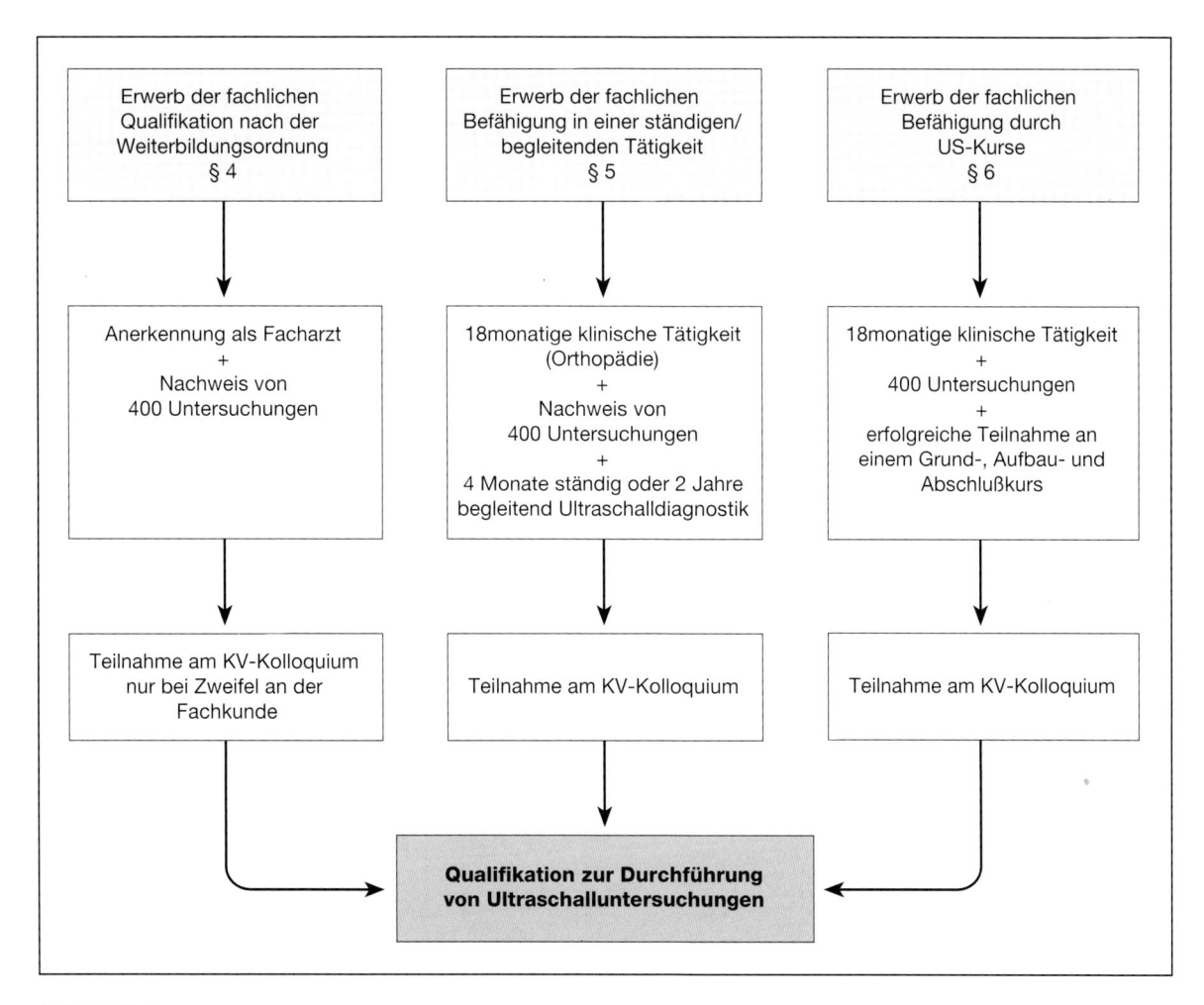

Abb. 1-6 Richtlinien der KV zum Erwerb der fachlichen Befähigung zur Durchführung von Untersuchungen in der Ultraschalldiagnostik.

1 Grundlagen

oder einem qualifizierten Arzt (§ 7) erfolgen. Es müssen ebenfalls 400 Untersuchungen durchgeführt und die fachliche Qualifikation in einem KV-Kolloquium nachgewiesen werden. Soweit eine Weiterbildung nach § 4 oder § 5 nicht nachgewiesen wird, kann die fachliche Befähigung auch durch Ultraschallkurse erworben werden (§ 6). Neben 400 unter Anleitung erhobenen Befunden sind ferner die erfolgreiche Teilnahme an einem Grund-, Aufbau- und Abschlußkurs (Tab. 1-8) sowie die Teilnahme an einem KV-Kolloquium erforderlich. Bei der Anmeldung zu KV-Kolloquien ist die Vorlage weiterer 40 Befunde, davon 10 pathologische, erforderlich. Die Anforderungen an die apparative Ausstattung werden im Kapitel 1.1 abgehandelt.

DEGUM-Richtlinien zum Erwerb der Ausbilder- bzw. Seminarleiterqualifikation

Der Arbeitskreis Stütz- und Bewegungsorgane der Deutschen Gesellschaft für Ultraschall in der Medizin (DEGUM) hat Richtlinien zum Erwerb der Qualifikationen Seminar- bzw. Ausbildungsleiter (Tab. 1-9 und Tab. 1-10) erlassen [8]. Seminarleiter erfüllen die von der KV gestellten Voraussetzungen für die Qualifikation eines Ausbilders und sind berechtigt, eigenverantwortlich Ultraschallkurse durchzuführen. Ausbildungsleiter sind berechtigt, in ihrem Gebiet die Weiterbildung in ihrer Klinik durchzuführen und Mitarbeiter/-innen bis zur eigenverantwortlichen Ultraschalldiagnostik auszubilden.

1.3.5 Sonographisch geführte Punktionen

Durch die bildgebenden Verfahren, insbesondere Sonographie, CT und MRT, sind sowohl umschriebene Weichteilprozesse als auch intraartikuläre Flüssigkeitsansammlungen darstellbar. Zur differentialdiagnostischen Zuordnung ist in vielen Fällen eine gezielte Probengewinnung für Zytologie, Histologie oder

Tab. 1-8 Ultraschallkurse zum Erwerb der fachlichen Befähigung, Sonographie am Stütz- und Bewegungsapparat durchzuführen.

Grundkurs:
- *Inhalt:* Vermittlung von Indikationsbereichen und physikalisch-technischen Basiskenntnissen unter Einschluß praktischer Übungen
- *Dauer:* 16 Stunden/2 Tage

Aufbaukurs
(kann durch eine 4wöchige Hospitation ersetzt werden):
- *Inhalt:* Korrektur und Verbesserung der Untersuchungstechnik unter Einschluß praktischer Übungen
- *Dauer:* 16 Stunden/2 Tage

Abschlußkurs:
- *Inhalt:* Vervollständigung der Kenntnisse und Fähigkeiten
- *Dauer:* 12 Stunden/2 Tage

Tab. 1-9 Richtlinien für die Qualifikation eines Seminarleiters (DEGUM).

1. Facharztanerkennung
2. mindestens 5jährige aktive Zeit in der Ultraschalldiagnostik der Stütz- und Bewegungsorgane incl. Säuglingshüfte (Nachweis gemäß Teilnahmebescheinigung des 1. Ultraschallkurses)
3. mindestens 2jährige Mitgliedschaft in der DEGUM
4. mindestens 5000 eigenverantwortliche sonographische Untersuchungen
5. mindestens 500 eigenverantwortliche sonographische Untersuchungen jährlich
6. Tätigkeit in einer Klinik mit eigenen Ultraschallkapazitäten von mindestens 1000 Untersuchungen pro Jahr. Aktueller Geräte- und Dokumentationsstand wird vorausgesetzt
7. die Seminarleiterin/der Seminarleiter soll mindestens 15 Vorträge zu unterschiedlichen Themen der Sonographie der Stütz- und Bewegungsorgane auf wissenschaftlichen Kongressen gehalten haben sowie mindestens 5 Publikationen auf diesem Gebiet nachweisen. Für die Bewerbung als Seminarleiter benötigt sie/er die Bürgschaft von drei anerkannten DEGUM-Seminarleitern, davon eine aus einem anderen Fachgebiet
8. die Empfehlungsschreiben der Bürgen müssen der Bewerberin/dem Bewerber bescheinigen, daß sie/er fachlich wie auch didaktisch geeignet ist, die Gestaltung eines Kurses zu gewährleisten. Damit sich die Bürgen ein realistisches Bild von der Anwärterin/dem Anwärter machen können, muß die Kandidatin/der Kandidat zwei unterschiedliche Kursserien als Tutor aktiv mitgestalten, wobei die Kurse bei zwei unterschiedlichen Seminarleitern und Kursveranstaltungen absolviert werden müssen. In diesem Kurs muß die Seminarleiter-Anwärterin/der Seminarleiter-Anwärter jeweils einen Vortrag übernehmen

1.3.5 Sonographisch geführte Punktionen

Synoviaanalyse notwendig. Die ultraschallgezielte oder -geführte Punktion kann dabei aber nicht nur für diagnostische, sondern auch für therapeutische Zwecke eingesetzt werden.

Indikation

Prinzipiell sind alle sonographisch darstellbaren Strukturen des Stütz- und Bewegungsapparats einer ultraschallgezielten oder -geführten Punktion zugänglich [1]. Aufgrund der meist oberflächlichen Lage der Zielstrukturen ist die Erfolgsrate der Punktionen hoch, bei gleichzeitig relativ niedriger Komplikationsrate. Am häufigsten wird die Sonographie bei Gelenkpunktionen als bildgebendes Hilfsmittel herangezogen (Tab. 1-11). Die Notwendigkeit, eine ultraschallunterstützte Punktion durchzuführen, hängt sowohl vom zu punktierenden Gelenk als auch von der Menge der intraartikulären Flüssigkeitsansammlung ab. Am Hüft-, Sprung- oder auch Ellenbogengelenk ermöglicht die Sonographie oft erst einen Ergußnachweis, der sich der klinischen Untersuchung entzieht [4]. Auch zum Nachweis besonders kleiner Ergußmengen oder Flüssigkeitsansammlungen in einzelnen Gelenkkompartimenten ist eine Punktion unter Ultraschallkontrolle durchzuführen. Bei klinisch hochgradigem Verdacht auf eine intraartikuläre Volumenzunahme kann sonographisch vor der Punktion nachgewiesen werden, ob es sich dabei wirklich um Flüssigkeit und nicht um semiliquide oder solide Strukturen (Pannus) handelt. Darüber hinaus kann aufgrund der Sonomorphologie der intraartikulären Flüssigkeit entschieden werden, ob es sich um einen blanden Erguß (mit niedriger Viskosität) oder einen komplizierten, eventuell z.T. organisierten Erguß (mit höherer Viskosität) handelt. Aufgrund dieser Informationen können entsprechende Punktionsnadeln gewählt oder auch auf eine Punktion verzichtet werden. Die Sonographie führt damit zu einer deutlich niedrigeren Rate unergiebiger Gelenkpunktionen (Punctio sicca). Diagnostische Gelenkpunktionen werden in der Orthopädie und Rheumatologie sehr häufig zur Synoviagewinnung durchgeführt [5]. Im Bereich der Traumatologie kann u.a. durch gezielte Punktion ein Hämarthros nachgewiesen oder ausgeschlossen werden. Therapeutisch können unter Ultraschallsicht intraartikuläre Injektionen erfolgen oder eine Entlastung bei massiver intraartikulärer Flüssigkeitsansammlung (Hydrops) erzielt werden

Tab. 1-10 Richtlinien für die Qualifikation eines Ausbildungsleiters (DEGUM).

1. abgeschlossene Weiterbildung im Fachgebiet Orthopädie, Teilgebiet Rheumatologie in der Inneren Medizin oder Teilgebiet Unfallchirurgie
2. mindestens 4jährige aktive Zeit in der Ultraschalldiagnostik der Stütz- und Bewegungsorgane incl. Säuglingshüfte (Nachweis gemäß Teilnahmebescheinigung des 1. Ultraschallkurses), zusätzlich Ausbildung bei einem DEGUM-Seminarleiter
3. 4000 eigenverantwortlich durchgeführte Sonographien
4. eigene Untersuchungsfrequenz von mindestens 500 Untersuchungen/Jahr
5. aktueller Geräte- und Dokumentationsstandard
6. Verpflichtung zur regelmäßigen Teilnahme an wissenschaftlichen Tagungen
7. aktuelle und regelmäßige Ultraschallbesprechungen sind Voraussetzungen für die Anerkennung
8. Antrag mit Bürgschaft durch 2 DEGUM-Seminarleiter
9. die Kandidatin/der Kandidat soll mindestens 5 Vorträge zu unterschiedlichen Themen der Sonographie der Stütz- und Bewegungsorgane auf wissenschaftlichen Kongressen gehalten haben sowie mindestens 2 Publikationen auf diesem Gebiet nachweisen
10. DEGUM-Mitglied

Tab. 1-11 Indikationen zur ultraschallgezielten und -geführten Punktion.

Gelenke:	Gewinnung von Synovia oder Synovialmembran intraartikuläre Injektionen Entlastung bei Gelenkhydrops
Muskulatur:	Biopsie bei umschriebenen/diffusen Muskelerkrankungen Biopsiematerial für – Histologie – Zytologie – Bakteriologie
Sehnen/Subkutis:	Biopsie bei umschriebenen Raumforderungen Biopsiematerial für – Histologie – Bakteriologie – Biochemie

1 Grundlagen

[6]. Nur in wenigen Fällen ist eine gezielte Entnahme einer Synovialmembran indiziert. Besonders in diesen Fällen ist die exakte Auswahl und Lokalisierung des Biopsieortes mittels Ultraschall erforderlich. Eine gezielte Probenentnahme aus anderen Weichteilgeweben ist meist nur bei umschriebenen Prozessen notwendig. Der ultraschallunterstützten Punktion sind dabei sowohl muskuläre, subkutane als auch sehnige Strukturen zugänglich. Indikationen hierfür können liquide, semiliquide, aber auch solide Raumforderungen sein. Abhängig von der Punktionsnadel und -technik können dabei Proben für die zytologische, histologische oder bakteriologische Untersuchung gewonnen werden. Bei Punktionen diffuser Prozesse kann die Sonographie bei der Auswahl des Punktionsortes behilflich sein, insbesondere kann dadurch die iatrogene Verletzung von Blutgefäßen oder Nerven vermieden werden.

Voraussetzung für die Untersuchung

Grundsätze, die für invasive diagnostische Eingriffe an anderen Organen gelten, sind auch bei Gelenk- und Weichteilpunktionen einzuhalten. Prinzipiell ist auf absolute Sterilität zu achten. Falls möglich, sollten Punktionen in speziell dafür vorgesehenen und ausgerüsteten Funktionsräumen stattfinden. Patienten sollten nur nach entsprechender Aufklärung und Einwilligung sowie in kreislaufstabiler Verfassung punktiert werden.

> **In der Regel ist es nicht notwendig, daß der Patient nüchtern ist.**
> **Die Bestimmung der Gerinnungsparameter gehört ebenso zu den Voraussetzungen einer Punktion wie auch die sorgfältige sonographische Untersuchung der zu punktierenden Struktur, ggf. auch die Hinzuziehung von Befunden anderer bildgebender Verfahren.**

Bei der Punktionsplanung sind sowohl die anatomischen Gegebenheiten zu berücksichtigen als auch krankheitsbedingte Funktionseinschränkungen in Betracht zu ziehen. Vor intraartikulären Injektionen ist eine gezielte Anamnese auf Arzneimittelunverträglichkeiten unerläßlich. Der Patient sollte zur Punktion so gelagert werden, daß zum einen er selbst schmerzfrei ist, zum anderen die Punktionsstelle optimal zu erreichen ist. In der Regel erfolgt die Punktion im Liegen. Bei Punktionen der oberen Extremität, besonders Schulter- und Ellenbogengelenkpunktionen, kann der Patient auch eine sitzende Position einnehmen. Eine Lokalanästhesie ist nicht regelhaft vor Punktionen erforderlich. Auf Wunsch des Patienten, bei Punktion schmerzempfindlicher Gelenke (z. B. Handgelenk) oder bei schwer zugänglichen Punktionsstellen sollte ein Lokalanästhetikum eingesetzt werden (Tab. 1-12 und Abb. 1-7).

> **Kontraindikationen für Gelenk- und Weichteilpunktionen sind in erster Linie Gerinnungsstörungen sowie infektiöse Weichteilprozesse an der Punktionsstelle.**

Tab. 1-12 Standardausstattung für ultraschallgezielte/-geführte Gelenk- und Weichteilpunktionen.

steriler Tisch mit:
- 10 Kompressen à 10 × 10 cm
- 1 Lochtuch, selbstklebend
- 1 Wundverband (evtl. Cutiplast steril)
- 1 Punktionskanüle
- 1 Spritze (10 ml)

    für intraartikuläre Injektionen
- 1 Spritze (5 ml)
- 1 Punktionskanüle

unsteriler Tisch mit:
- Desinfektionsmittel (gefärbt)
- Röhrchen für Synovia oder Biopsate
- sterile Handschuhe
- 1 steriler Kittel
- Mundschutz

    für intraartikuläre Injektionen
- z. B. Steroide
- Lokalanästhetika
- Radionuklide

Ultraschallgerät mit:
- passendem Schallkopf (5–10 MHz)
- ggf. Punktionsschallkopf mit Zubehör
- Markierungsstift
- Maßband

1.3.5 Sonographisch geführte Punktionen

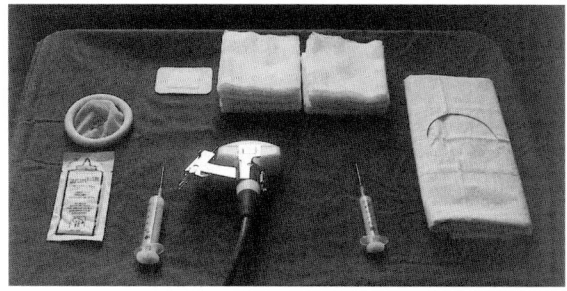

Abb. 1-7 Technische Voraussetzungen für eine ultraschallgezielte/-geführte Punktion (s. Tab. 1-12).

Technik der Punktion

 Generell ist zwischen einer ultraschallgezielten und einer ultraschallgeführten Punktion zu unterscheiden.

Bei der ultraschallgezielten Punktion sind ein spezieller Schallkopf oder eine Zusatzausrüstung eines konventionellen Schallkopfes erforderlich. Der zur Punktion verwendete Schallkopf verfügt dabei über eine festverbundene Punktionseinrichtung. Diese kann durch entsprechendes (Einmal-)Zubehör unter sterilen Kautelen eingesetzt werden. Bei diesem Verfahren ist eine Punktion unter ständiger Ultraschallkontrolle möglich; die Lage der Punktionsnadel, insbesondere der Nadelspitze, zur Zielstruktur kann ständig überprüft werden.

Bei der ultraschallgeführten Punktion dient die Sonographie zur exakten Lokalisierung der zu punktierenden Struktur. Vor der Punktion wird unter Verwendung konventioneller Ultraschallköpfe die exakte Punktionsstelle, nach Darstellung der Zielstruktur in zwei Ebenen, an der Hautoberfläche markiert. Ferner wird der Abstand von der Hautoberfläche zum gewünschten Punktionsort vermessen. Der Neigungswinkel der Nadel und verletzbare Nachbarstrukturen werden ebenfalls vor der Punktion sonographisch festgehalten. Der Vorteil der ultraschallgezielten Punktion ist die ständig (real time) mögliche Kontrolle der Punktionsnadel und der damit sichere Nachweis, daß das gewonnene Biopsiematerial aus der gewünschten Stelle stammt. Nachteil ist die meist teure Zusatzausstattung für den Schallkopf; ein eigener Punktionsschallkopf dürfte sich für die meisten Untersucher bei den hohen Anschaffungskosten als nicht rentabel erweisen. Der Vorteil der ultraschallgeführten Punktion ist, daß man ohne Zusatzausstattung gezielt punktieren kann. Nachteil ist, daß während der Punktion die Lage der Nadel, insbesondere der Nadelspitze, nur schwer kontrolliert werden kann und somit nicht dokumentiert wird, ob daß gewonnene Biopsat tatsächlich aus der Zielstruktur stammt.

 Ultraschallgeführte Punktionen sind deshalb zur Punktion kleinerer oder tiefer gelegener Prozesse nur eingeschränkt einsetzbar.

Die Auswahl der geeigneten Punktionskanüle hängt vom zu erwartenden Biopsat und der Lage der Punktionsstelle ab. Bei Gelenkpunktionen werden zur Synoviagewinnung in der Regel spezielle Gelenkpunktionskanülen verwendet. Die Länge der Kanüle richtet sich nach der Größe und Zugänglichkeit des Gelenks; so werden vor allem am Hüft- und Schultergelenk längere Punktionskanülen eingesetzt.

 Das Kaliber der Punktionskanüle sollte in Erwartung hochvisköser Gelenkflüssigkeit größer gewählt werden. Kleinlumigere Kanülen kommen dagegen eher bei kleinen, peripheren Gelenken oder tiefer gelegenen Prozessen, die das Passieren mehrerer Weichteilschichten voraussetzen, zum Einsatz.

Generell steigt mit dem Lumendurchmesser das Blutungsrisiko. Bei der Punktion von soliden Weichteilstrukturen kann mit Hilfe herkömmlicher Punktionskanülen Material für zytologische Untersuchungen gewonnen werden. Zur Gewinnung von Biopsaten, die einer histologischen Untersuchung zugeführt werden, sind in der Regel spezielle Schneidebiop-

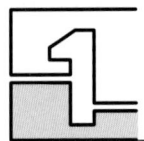

1 Grundlagen

siekanülen erforderlich. Kommen diese zum Einsatz, muß zuvor das Blutungsrisiko sorgfältig abgewogen werden.

Vergleich mit Punktionstechniken unter Zuhilfenahme anderer bildgebender Verfahren

Bis zur Einführung der modernen Schnittbildverfahren wurden intraartikuläre Punktionen und Injektionen (z. B. bei der Synoviorthese) unter Zuhilfenahme von Röntgenbildwandlern durchgeführt. Umschriebene Weichteilprozesse konnten mittels der konventionellen Röntgentechnik meist nur indirekt dargestellt werden, und nicht selten mußte in Ermangelung eines adäquaten bildgebenden Verfahrens eine chirurgische Probeexzision unter Sicht durchgeführt werden. Die Sonographie hat die Indikationen für eine röntgengezielte Punktion deutlich verringert; im Bereich der Gelenkpunktionen kann praktisch gänzlich darauf verzichtet werden. Zur gezielten Punktion der meisten peripheren Gelenke und Weichteilprozesse ist die sonographisch geführte Punktion die Methode der Wahl. Nur bei einigen speziellen Punktionen, z. B. im Bereich der Iliosakralgelenke oder bei Psoasabszessen, kommt die Computertomographie in Frage. Die gezielte Punktion unter kernspintomographischer Kontrolle gestaltet sich z. Z. technisch noch aufwendig und stellt in den meisten Fällen keine Alternative zur ultraschallgeführten oder -gezielten Punktion dar.

Zusammenfassung

Die sonographische Untersuchung des Stütz- und Bewegungsapparats erfolgt mit 5- bzw. 7,5-MHz-Schallköpfen. Voraussetzung für einen aussagekräftigen sonographischen Befund ist die Darstellung der Gelenk- bzw. Weichteilstrukturen in Standardschnitten und in jeweils zwei senkrecht aufeinanderstehenden Bildebenen. Zur Standardisierung wurde die anatomische Orientierung auf dem Bildmonitor festgelegt. Eine schriftliche wie bildliche Dokumentation des Untersuchungsbefunds ist obligat. Zur Befundbeschreibung ist eine einheitliche sonographische Nomenklatur wünschenswert. Für die Berechtigung zur Durchführung der Sonographie am Stütz- und Bewegungsapparat wurden von der KV Mindestanforderungen an die fachliche Qualifikation und die apparative Ausstattung festgelegt. DEGUM-Richtlinien regeln die Qualifikationsvoraussetzungen für zur Ausbildung berechtigte Seminar- und Ausbildungsleiter.

Für die gezielte Punktion von Gelenken und Weichteilen ist die Sonographie meist das bildgebende Hilfsmittel der Wahl. Sowohl ultraschallgezielte als auch ultraschallgeführte Punktionen sind mit großer Zuverlässigkeit in der Lage, Untersuchungsmaterial aus Zielstrukturen zu gewinnen. Unter therapeutischen Gesichtspunkten können gezielt ein medikamentöses Therapeutikum verabreicht oder ein Gelenk- bzw. entzündlicher Weichteilprozeß (Abszeß) entlastet werden. Auch ultraschallunterstützte Punktionen müssen unter sterilen Bedingungen ausgeführt werden. Die exakte sonographische Punktionsplanung, der Ausschluß von Kontraindikationen und die sorgfältige Ausführung der Punktion unter Ultraschallkontrolle sind Voraussetzungen für eine erfolgreiche Intervention.

1.3.5 Sonographisch geführte Punktionen

Literatur

1. Gunter, E.: Welche klinische Bedeutung hat die ultraschallgezielte Feinnadelpunktion? Krankenpfl. J. 32 (1994) 26–33.
2. Fisher, J. E. Jr., K. D. Acuff-Smith, M. A. Schilling, C. V. Vorhees, R. A. Meyer, N. B. Smith, W. D. O'Brien Jr.: Teratologic evaluation of rats prenatally exposed to pulsed-wave ultrasound. Teratology 49 (1994) 150–155.
3. Magnavita, N., A. Fileni: Il rischio professionale da ultrasuoni in medicina. Radiol. Med. Torino 88 (1994) 107–111.
4. Milbradt, H., H. Thermann, R. Hoffmann, M. Galanski: Diagnostische Möglichkeiten der Sonographie: Sprunggelenk, Fuß und Achillessehne. Bildgebung 60 (1993) 256–260.
5. Krawzak, H. W., F. G. Scherf, J. Bong, G. Hohlbach: Baker-Zyste bei osteoartikularer Tuberkulose des Kniegelenks. Dtsch. med. Wschr. 119 (1994) 1579–1582.
6. Rauch, G., P. Schuler, T. Wirth, P. Griss, P. Dorner: Zur Diagnostik und Therapie der Coxitis fugax unter besonderer Berücksichtigung der Wertigkeit der sonographisch gestützten Diagnostik und Hüftgelenkspunktion. Z. Orthop. Grenzgeb. 131 (1993) 105–110.
7. Rott, H.-D.: Tutorial: Diagnostischer Ultraschall: genetische Aspekte. European Committee for Radiation Safety – Watchdog-Gruppe. Ultraschall in Med. 15 (1994) 143–144.
8. Satzung des Arbeitskreises „Stütz- und Bewegungsorgane" der DEGUM, Anlagen 2 und 3, 1995.
9. Ultraschall-Vereinbarung vom 10. Februar 1993 der Kassenärztlichen Bundesvereinigung.

2 Sonographie der Gelenke

2.1 Gelenksonographie – allgemein

Herbert Kellner

Normalbefund

Der sonographischen Untersuchung sind praktisch alle peripheren Gelenke zugänglich.

> **Leitstrukturen für das Auffinden und die richtige Schallkopfpositionierung stellen die knöchernen Gelenkanteile dar.**

Prinzipiell kann dabei aufgrund der Schalleigenschaften nur die Knochenoberfläche beurteilt werden, die sich in der Regel mit kräftigem Reflex darstellt. Daneben können sonographisch Gelenkhöhle, Bursen und andere Verschiebeschichten als Gelenkbinnenräume dargestellt werden. Die sonographische Gelenkuntersuchung sollte ferner die dem Gelenk benachbarten Weichteilstrukturen (Fettgewebe, Muskeln, Sehnen, Nerven und Blutgefäße) einschließen (Tab. 2-1). Gelenkanteile, die aufgrund der anatomischen Verhältnisse sonographisch nur schwer einsehbar sind, können durch modifizierte Standardschnitte, Veränderungen der Gelenkstellung oder dynamische Untersuchung oft besser eingesehen werden.

Knochen

Bei der Gelenksonographie ist meist der Knochen die hervorstechendste Struktur im Ultraschallbild.

Tab. 2-1 Typisches sonographisches Erscheinungsbild von Gelenkstrukturen bei senkrechter Beschallung.

Knochen	echoreich (mit dorsaler Schallauslöschung)
Knorpel:	
hyaliner Knorpel	echofrei/-arm
Faserknorpel	echoreich
Gelenkhöhle/Bursa	echofrei/-arm
Synovialmembran	echoarm
Muskulatur:	
Muskelfaser/-bündel	echoarm
Muskelsepten	echoreich
Sehne/Band	echoreich
Subkutis/Fettgewebe	echoreich bis echoarm
Arterie/Vene	echofrei
Nerv	echoreich

> **Bei orthograder Beschallung stellt sich die Knochenoberfläche im Normalfall als kräftige, echoreiche Struktur dar.**

Die überwiegende Anzahl der Schallwellen wird dabei an der Grenzfläche von Knochen zu Weichteilgeweben reflektiert und nur ein geringer Teil absorbiert. Dies führt zu einer fast völligen dorsalen Schallauslöschung; eine sonographische Beurteilung des Knocheninneren ist im Normalfall nicht möglich. Die Knochenoberfläche, vor allem im diaphysären Anteil, stellt sich glatt dar, während im epiphysären Bereich oder an Sehnen- und Muskelansätzen (z. B. Tuberositas tibiae) die Knochenoberfläche mitunter unregelmäßig und rauh erscheint. Bei schräger Beschallung oder nicht gerader Knochenoberfläche kann der Knochenreflex wegen der geringeren Anzahl an orthograd reflektierten Echos weniger echoreich sein. Im ungünstigsten Fall kann es bei steil schräg zur Schalleinfallsebene liegendem Knochen im Ultraschallbild zu einer Konturunterbrechung kommen. Diese kann vom unerfahrenen Untersucher fälschlicherweise als Usur („Pseudousur") fehlgedeutet werden (s. Abb. 1-5). Ein Kippen des Schallkopfes, welches ein orthograges Auftreffen der Schallwellen auf der Knochenoberfläche gewährleistet, bringt die artifizielle Konturunterbrechung zum Verschwinden. Für eine physiologische Konturunterbrechung kann eine im Wachstumsalter noch offene Epiphysenfuge ursächlich sein. Diese sollte nicht mit einer Fraktur verwechselt werden. Zu Fehlinterpretationen Anlaß geben kann auch der oftmals etwas stufige Übergang zwischen überknorpelten und nicht-überknorpelten Knochenanteilen. Eine Verwechslung mit osteophytären Knochenveränderungen bei degenerativen Gelenkerkrankungen sollte vermieden werden.

Knorpel

> **Der *hyaline Knorpel* stellt sich sonographisch echoarm bis echofrei dar.**

Er umkleidet die jeweils im Gelenk korrespondierenden distalen und proximalen Knochenanteile. Abhängig vom Alter des Patienten und der Gelenkgröße liegt die Knorpeldicke im Millimeterbereich. Sonographisch wird der Knorpel bei senkrechter Beschallung am besten dargestellt. Bei schräger Beschallung (gekrümmter Knorpelverlauf) stellt sich der Knorpelsaum fälschlicherweise verschmälert dar. Bei unauffälligem Gelenk läßt sich die physiologischerweise vorhandene Gelenkflüssigkeit, die sich sonographisch ebenfalls echofrei bis echoarm darstellt, nicht vom Knorpel abgrenzen. Die sonographische Beurteilung des Gelenkknorpels ist meist nur in den ventralen und dorsalen Gelenkabschnitten möglich. Die zentralen Knorpelanteile, auf denen die überwiegende Drückübertragung stattfindet, sind häufig der direkten sonographischen Darstellung nicht zugänglich.
Faserknorpel kommt im Bereich peripherer Gelenke in Form von Meniskus und Diskus in Knie-, Hand- und Kiefergelenk vor.

> **Er stellt sich sonographisch echoreich dar und läßt sich in der Regel gut von dem meist benachbarten echofreien hyalinen Knorpel und der Gelenkhöhle abgrenzen.**

Die Binnenstruktur ist homogen und eher grobkörnig, die Oberfläche erscheint mitunter unregelmäßig rauh. Die oberflächlich gelegenen Faserknorpelanteile (z. B. Meniskusbasis) sind der sonographischen Untersuchung zugänglich, während die mehr nach intraartikulär reichenden Anteile (z. B. Meniskusspitze) meist nicht sonographisch darstellbar sind.

Gelenkhöhle und Bursa

Bei einem Normalbefund lassen sich Gelenkbinnenraum und Bursen sonographisch nur schwer abgrenzen bzw. darstellen. Der Gelenkbinnenraum wird durch die echoreiche Gelenkkapsel begrenzt und weist ebenso wie die Bursen physiologischerweise nur eine geringe Menge an Gelenkflüssigkeit auf.

> **Er stellt sich sonographisch als echoarme bis echofreie schmale Verschiebeschicht zwischen ventralen und dorsalen Kapselanteilen dar.**

Durch Flüssigkeitszunahme (z. B. Erguß) wird der Gelenkbinnen-/Bursainnenraum aufgeweitet, und die intraartikulären Strukturen kommen sonographisch besser zur Darstellung („sonographisches Fenster").

Synovialmembran

Die im Normalfall nur 1–2 mm dicke Synovialmembran ist sonographisch in der Regel

2.1 Gelenksonographie – allgemein

nur bei günstigen Untersuchungsbedingungen als eine direkt der echoreichen Gelenkkapsel anliegende echoarme Schicht darzustellen.

> **Aufgrund einer annähernd gleichen Echogenität von Synovialmembran, Gelenkflüssigkeit und hyalinem Knorpel ist die sonographische Abgrenzung dieser Strukturen nicht sicher möglich.**

Eine sonographische Zuordnung gelingt noch am wahrscheinlichsten bei großen, der sonographischen Untersuchung gut zugänglichen Gelenken oder bei Benützung hochfrequenter Schallköpfe mit einer guten Detailauflösung.

Muskulatur

Die periartikulären Weichteilstrukturen werden überwiegend durch die Muskulatur gebildet.

> **Muskeln stellen sich sonographisch überwiegend echoarm dar.**

Die im Längsschnitt getroffene Muskulatur weist eine typische Fiederung mit parallel verlaufenden echoarmen Muskelfasern auf. Die intramuskulär vorhandenen Muskelsepten kommen sonographisch als echoreiche Linien ohne dorsale Schallauslöschung zur Abbildung. Quergetroffene Muskulatur hingegen stellt sich als ein Tüpfelbild aus echoarmen Muskelfasern und -bündeln und echoreichen Septen dar. Gegenüber der meist benachbarten Subkutis ist die Muskulatur ebenso durch eine echoreiche Faszie abgegrenzt wie gegenüber dem benachbarten Knochen. Die abgebildete Faszendicke und -echogenität ist zum einen abhängig von der Muskelgröße, aber auch vom Beschallungswinkel. Je nach Lebensalter und Trainingszustand stellt sich bei jüngeren, sportlich aktiven Patienten die Muskulatur insgesamt echoärmer mit kräftig hervortretender echoreicher Septierung und Faszien dar, während bei älteren, sportlich inaktiven die Muskulatur insgesamt echoreicher und schlechter von der Umgebung abgrenzbar zur Abbildung kommt (s. Kap. 4).

Sehnen und Bänder

Von der Muskulatur ausgehende Septen strahlen in die unmittelbar auf die Gelenkfunktion einwirkenden Sehnen ein, die ihrerseits wiederum am Knochen inserieren.

> **Bei senkrechter Beschallung kommen Sehnen echoreich zur Darstellung.**

Sie weisen eine eigene Echotextur auf. Trotzdem sind sie oft schlecht gegenüber dem ebenfalls echoreichen umgebenden Bindegewebe (subkutanes Fettgewebe, Faszien etc.) abgrenzbar. Durch Bewegung der Sehne im Rahmen der dynamischen Untersuchung ist sie jedoch normalerweise zu identifizieren. Sehnen verlaufen regelhaft in sog. Sehnenscheiden. Bei sorgfältiger Untersuchung ist im Einzelfall auch die meist echoarme Sehnenscheide sonographisch darstellbar.

> **Bei schräger Beschallung erscheint die Sehne echoarm.**

Im Querschnitt sind bei größeren Sehnen (z. B. Achillessehne) einzelne Sehnenbündel abgrenzbar. Die der Gelenkstabilisierung dienenden Bänder kommen ebenfalls bei orthograder Beschallung echoreich zur Darstellung und sind aufgrund der echoreichen bindegewebigen Umgebung (z. B. Kollateralbänder) oder der sonographisch nur schlecht zugänglichen Lage (z. B. Kreuzbänder) oft nur schwer abgrenzbar. Schräge Beschallung setzt auch hier die Echogenität herab (s. Kap. 3).

Subkutis und Fettgewebe

Unmittelbar der Muskel- und Sehnenschicht aufliegend, findet sich die Subkutis, die überwiegend aus Fettgewebe besteht.

2 Sonographie der Gelenke

> Fettgewebe kann sich, abhängig von der Dicke, den umgebenden Geweben und dem Beschallungswinkel, sehr unterschiedlich sonographisch darstellen.

Bei einigen Patienten erscheint das Fettgewebe daher echoreich, bei anderen eher echoärmer. Die Verteilung der Echos ist unregelmäßig und weist bizarre, gelegentlich bogenförmig anmutende echoreiche Septierungen auf. Die Subkutis wird durch echoreiche Faszien scharf von der dorsal gelegenen Muskulatur abgegrenzt.

Gefäße

Im Bereich aller peripheren Gelenke lassen sich extremitätenversorgende Arterien und Venen darstellen.

> Im Längsverlauf kommen sie sonographisch als tubuläre, echofreie Strukturen zur Darstellung.

Arterien lassen sich an der meist deutlichen Eigenpulsation und der etwas besser abgrenzbaren, echoreichen Gefäßwand erkennen. Venen sind in der Regel weniger stark blutgefüllt, können komprimiert werden und lassen sich in der Peripherie meist weniger gut darstellen. Im Querschnitt zeigen sich Gefäße als echofreie, rundliche oder ovale Strukturen, die bei Darstellung in nur einer Ebene die Möglichkeit einer Verwechslung mit z. B. Lymphknoten bieten. Im Rahmen der Gelenk- und Weichteilsonographie sollte eine Beurteilung der Gefäßwand (Verkalkungen etc.), der Gefäßmorphologie (Aneurysma etc.) sowie des Gefäßverlaufes erfolgen. Doppler- und duplexsonographische Untersuchungen des Blutstroms selbst sind Domäne der Angiologie.

Nerven

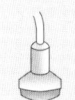

> Periphere Nerven kommen sonographisch in der Regel nicht zur Darstellung.

Bei sorgfältiger Untersuchung mit entsprechend hochauflösenden Schallköpfen können vereinzelt größere periphere Nerven (z. B. Nn. medianus, suralis und ischiadicus) abgebildet werden. Nerven stellen sich als echoreiche Strukturen dar, die nur schwer gegenüber der Subkutis und dem Bindegewebe abzugrenzen sind (s. Abb. 4-5).

Pathologische Befunde

Domäne der Sonographie bei Erkrankungen von Gelenken und periartikulären Strukturen ist die Beurteilung von nicht-knöchernen Gelenkanteilen. Dabei ist die Sonographie in den wenigsten Fällen in der Lage, definitive Diagnosen zu stellen und eine endgültige differentialdiagnostische Zuordnung von Befunden zu liefern. Gänzlich unterschiedliche Gelenkerkrankungen können beispielsweise zu einer Gelenkergußbildung oder zur Ausbildung einer Baker-Zyste führen. Die sonographischen Befunde müssen immer im Kontext der übrigen klinischen Ergebnisse und anderer bildgebender Befunde gesehen werden. Aufgrund der Nicht-Invasivität und der leichten Verfügbarkeit ist der Einsatz der Sonographie bei Gelenk- und Weichteilerkrankungen zu einem frühen Zeitpunkt der diagnostischen Abklärung einzuplanen. Der diagnostische Stellenwert der sonographischen Befunde richtet sich nach der sonographischen Darstellbarkeit und den Möglichkeiten alternativer diagnostischer Verfahren. So kann die Sonographie nur einen unwesentlichen Beitrag zur Knochenpathologie, dafür jedoch einen wesentlich wichtigeren Beitrag zur Beurteilung des Gelenkbinnenraums oder von Weichteilprozessen liefern.

2.1 Gelenksonographie – allgemein

Gelenkerguß

Ursachen eines Gelenkergusses können Entzündungen, Traumata oder degenerative Prozesse sein. Ein frischer, unkomplizierter Erguß stellt sich echofrei dar. Entzündliche Ergüsse mit hoher Zellzahl und Fibringerinnseln weisen kleine echoreiche Strukturen auf. Chronische und sich organisierende Ergüsse können echoarm bis echoreich sein. Die Binnenstruktur solcher Ergüsse ist eher inhomogen. Eine sichere sonographische Unterscheidung zwischen einem infektiösen Gelenkerguß und einem Gelenkempyem ist in der Regel nicht möglich. Traumatisch bedingte Gelenkeinblutungen stellen sich im frischen Stadium wie ein echofreier Erguß dar. Erst im Verlauf kommt es zur Organisation mit zunächst echoarmen und später echoreichen Flüssigkeitsanteilen. Von der Echogenität eines Ergusses läßt sich in der Regel nicht auf die Genese (entzündlich, degenerativ oder traumatisch) schließen.

> **Eine gleichzeitig darstellbare hypertrophierte Synovialmembran mit Pannusbildung läßt jedoch eher auf eine entzündliche Genese schließen, während gleichzeitig nachweisbare osteophytäre Knochenveränderungen eher an eine degenerative Gelenkerkrankung denken lassen.**

Während große Gelenkergüsse meist bereits klinisch diagnostiziert werden, sind kleinere intraartikuläre Flüssigkeitsansammlungen oft nur sonographisch faßbar. Dies gilt insbesondere für Gelenke, die einer direkten Palpation nicht zugänglich sind (z. B. Hüftgelenk). Die sonographische Beurteilung von Gelenkergüssen hinsichtlich Lage, Menge und Echogenität ist insbesondere vor diagnostischen oder therapeutischen Gelenkpunktionen von Bedeutung.

Synovialmembran

Die Synovialmembran, die im Normalfall nur 1–2 mm dick ist, kann bei entzündlichen Gelenkerkrankungen deutlich an Dicke zunehmen. Bei einer Synovialitis ist dabei zwischen einer mehr exsudativen Form mit deutlicher Ergußbildung und der vor allem bei der chronischen Polyarthritis anzutreffenden proliferativen Synovialitis zu unterscheiden. Während bei der exsudativen Form die Synovialmembran nur unwesentlich verdickt ist, kann bei der proliferativen Verlaufsform eine oft monströse Verbreiterung der Synovialmembran sonographisch dargestellt werden. Oftmals finden sich dabei deutlich hypertrophierte Synovialzotten mit großen Mengen von Pannus, die gelegentlich Schwierigkeiten bei der Abgrenzung zu intraartikulären Tumoren bereiten. Synovialzotten stellen sich in der Regel als in den gleichzeitig vorhandenen Erguß reichende echoarme bis echoreiche, bizarr geformte Strukturen dar (s. Abb. 2-60).

> **Sonographisch kann im Verlauf durch die Quantifizierung der Synovialmembranverbreiterung eine Kontrolle des Therapieerfolgs vorgenommen werden.**

Bursitis und synoviale Zysten

Entzündliche Gelenkerkrankungen (z. B. Arthritis urica) oder mechanische Überbeanspruchung können zu einer Bursitis mit Flüssigkeitsansammlung führen. Während eine frische Bursitis zu einem echofreien Bursainhalt führt, ist bei chronischer Bursitis oft eine sehr inhomogene, teils echoarme, aber meist echoreiche Binnenstruktur zu erwarten. Durch die intrabursale Flüssigkeitsansammlung ist die Bursa sonographisch oft erst darstellbar. Neben dem Bursainhalt sollten auch sonographische Aussagen zur Bursakapsel und der unmittelbaren Umgebung möglich sein. Oberflächlich gelegene Bursen, die bereits der klinischen Untersuchung zugänglich sind (Ellenbogengelenk), sind dabei meist leichter sonographisch lokalisierbar als tiefer angelegte Bursen (z. B. Bursa trochanterica). Bei einigen Gelenken (z. B. Schultergelenk) ist erst durch die Sonographie eine Unterscheidung zwischen Gelenkerguß und Bursitis möglich.

2 Sonographie der Gelenke

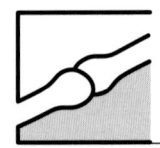

Synoviale Zysten kommen mit unterschiedlicher Häufigkeit an peripheren Gelenken vor. Ursache sind meist entzündliche und degenerative Gelenkerkrankungen, die in der Regel mit Ergußbildung einhergehen. Während kleine Synovialzysten im Bereich der Fingergelenke oft einfach klinisch diagnostiziert werden können, ist die Diagnose synovialer Ausstülpungen am Knie- (Baker-Zysten) und Ellenbogengelenk oft erst sonographisch möglich. Neu aufgetretene Synovialzysten stellen sich sonographisch echofrei, seltener echoarm dar. Die umkleidende Kapsel läßt sich als echoreicher Saum gut davon abgrenzen. Die Sonographie erlaubt meist die Darstellung des stumpfförmigen Zystenabgangs mit unmittelbarer Verbindung zur Gelenkhöhle im engeren Sinn. Ältere Synovialzysten weisen häufig einen organisierten, soliden Zysteninhalt auf, der echoarm bis echoreich ist.

Knorpeldegeneration

Im Rahmen denerativer, aber auch traumatischer Gelenkerkrankungen kann es zu Knorpelschäden kommen. Bei der klassischen Knorpeldegeneration, der Arthrose, findet sich sonographisch eine Verdünnung des hyalinen Knorpels. Diese kann den gesamten Knorpel eines Gelenk betreffen oder nur an mechanisch besonders beanspruchten Stellen nachweisbar sein. In sehr schweren Fällen ist sonographisch kein Knorpel mehr darstellbar. Dies geht mit einer sonographisch meßbaren Verschmälerung des Gelenkspalts einher. Bei Frakturen mit intraartikulärer Beteiligung kann sonographisch neben der ossären Frakturlinie im Einzelfall auch der korrespondierende Knorpelriß dargestellt werden. Kommt es durch Knorpeldegeneration oder Trauma zu einer Osteochondrosis dissecans, so ist sonographisch, abhängig von der Lokalisation, eine Abbildung des Knorpeldefekts und des freien Gelenkkörpers möglich. Bei der Degeneration von Faserknorpel, insbesondere der Menisci, ist die Echogenität oft vermehrt. Der Faserknorpel kommt dann unschärfer abgegrenzt mit auffallend inhomogener Binnenstruktur zur Darstellung. Kommt es durch die Degeneration oder aus anderen Ursachen (z. B. Kalzium-Pyrophosphat-Erkrankung) zu Verkalkungen, so weist der Faserknorpel eine hohe Echogenität mit dorsalem Schallschatten auf.

Kapselverdickung und -verkalkung

Eine chronische statische oder mechanische Gelenküberlastung kann zur Irritation des Kapselbandapparats führen, die meist mit einer Kapselverdickung einhergeht. Sonographisch läßt sich in solchen Fällen eine auffallend echoreiche und deshalb gut abgrenzbare Gelenkkapsel darstellen. Im Seitenvergleich mit der nicht-betroffenen Seite fällt häufig eine Zunahme der Kapseldicke um mehrere Millimeter auf. Bei fortgeschrittenen Krankheitsbildern können sonographisch die dann nicht selten auftretenden Kapselverkalkungen als echoreiche Abschnitte mit dorsalem Schallschatten abgebildet werden. Solche Verkalkungsfiguren finden sich ebenso am Sehnen- und Bandapparat, bevorzugt am ansatznahen Anteil. Eine Verwechslung mit osteophytären Knochenveränderungen kommt im Einzelfall vor.

Knochenveränderungen

Entzündliche und degenerative Gelenkerkrankungen können unmittelbar zu Knochenveränderungen führen. Bei destruierendem Verlauf einer Arthritis kommt es zur Ausbildung von zystisch-erosiven Knochenveränderungen. Sonographisch lassen sich dabei in erster Linie Erosionen mit Defekten oder Unregelmäßigkeiten der Knochenoberfläche nachweisen. Bereits kleine Läsionen sind sonographisch faßbar und im Verlauf, z. B. zur Überprüfung der Effektivität einer Basistherapie, kontrollierbar.

> **Im Gegensatz zur konventionellen Röntgendiagnostik ist sonographisch neben der ossären Läsion meist das benachbarte entzündliche Gewebe (Pannus) darstellbar.**

2.1 Gelenksonographie – allgemein

Bei Gelenkarthrosen kann es zur Bildung von Osteophyten oder zu osteophytären Randreaktionen kommen. Diese sind meist gelenknah lokalisiert und radiologisch gut darstellbar. Auch sonographisch ist eine Darstellung und Beurteilung osteophytärer Gelenkveränderungen möglich. Osteophyten kommen sonographisch als bizarr geformte, unregelmäßig begrenzte Strukturen an der Knochenoberfläche zur Abbildung.

> **Die röntgenmorphologische ist dabei der sonomorphologischen Beurteilung überlegen.**

Muskel-, Sehnen- und Bandveränderungen

Die periartikulären Muskel-, Sehnen- und Bandveränderungen sind in den jeweiligen Fachkapiteln abgehandelt.

Gefäß- und Nervenveränderungen

Bei arteriosklerotischen Arterienveränderungen finden sich sonographisch echoreiche Kalkeinlagerungen in der Gefäßwand. Daneben kann das Gefäßlumen ektatisch sein, oder es kann zur Ausbildung von Gefäßaneurysmen kommen. Sonographisch kann dabei der Gefäßdurchmesser ebenso bestimmt werden wie der Anteil thrombotischen Materials im Aneurysma. Gleiches gilt für Venektasien und Venenkonvolute. Umschriebene Läsionen peripherer Nerven lassen sich sonographisch nicht darstellen. Indirekte Hinweise auf den Ort einer Nervenläsion können benachbarte Muskel-, Sehnen- oder Knochenläsionen sein.

Lymphknoten

Lymphknoten sind sonographisch im nichtvergrößerten Zustand nicht darstellbar.

> **Vergrößerte Lymphknoten (>1,5 cm) lassen sich als echoarme bis echofreie, gut abgrenzbare rundliche Strukturen darstellen.**

Sie sind meist in Nachbarschaft zu den Gefäß- und Nervenscheiden lokalisiert. Aufgrund der Echogenität und der Größe der Lymphknoten kann nicht auf deren Pathogenese (entzündlich/metastatisch) geschlossen werden. Eine Verwechslungsmöglichkeit besteht mit im Querschnitt dargestellten Gefäßen und bei größeren Lymphknoten mit Weichteiltumoren.

Tumoren

Der Nachweis von Gelenk- und Weichteiltumoren gehört zu den Domänen der sonographischen Diagnostik. Lage- und größenabhängig können so nahezu alle intra- und extraartikulären Tumoren abgebildet werden. Auf einfache Weise kann dabei zwischen einer soliden und zystischen Raumforderung unterschieden werden.

> **Sonographische Kriterien für Malignität stellen eine unscharfe Tumorbegrenzung, eine inhomogene Binnenstruktur und Zeichen der Invasivität in benachbarte Gewebe dar. Regionäre Lymphknotenvergrößerungen und (maligne) Gelenkergüsse stellen daneben ebenso malignitätsverdächtige Befunde dar.**

Stellenwert der Sonographie im Vergleich zu anderen bildgebenden Verfahren

Der diagnostische Stellenwert eines jeden bildgebenden Verfahrens wird an den Ergebnissen anderer Methoden gemessen. Die Gelenk- und Weichteilsonographie konkurriert dabei in erster Linie mit der konventionellen Röntgentechnik, der Szintigraphie und den modernen Schnittbildverfahren Computertomographie (CT) und Kernspintomographie (KST) [1]. Bildgebende Verfahren sind integrierter Bestandteil der Diagnostik nahezu aller Erkrankungen des Stütz- und Bewegungsapparats. Das Rückgrat der bildgebenden Diagnostik bildet die konventionelle Röntgentechnik, deren unbestrittene Domäne vor allem die Skeletterkrankungen sind (Tab. 2-2).

2 Sonographie der Gelenke

Ihre Vorteile liegen in der ubiquitären Verfügbarkeit und der jahrzehntelangen Erfahrung. Nachteil der konventionellen Röntgentechnik ist die allenfalls indirekte Darstellung und Beurteilung von Knorpel, Synovialmembran und periartikulären Weichteilstrukturen. Nachteilig ist auch die mit dieser Methode verbundene Strahlenbelastung, die die Wiederholungsmöglichkeiten stark einschränkt. Die Szintigraphie (^{99m}Tc) ermöglicht eine sensitive Unterscheidung zwischen degenerativen und entzündlichen Gelenkaffektionen (früh- oder spätstatische Mehranreicherungen). Insbesondere der Nachweis einer frühstatischen Mehrbelegung kann eine Arthritis bereits erfassen, wenn der klinische Befund noch zweifelhaft ist. Die auch hier notwendige Verwendung von Radioaktivität limitiert ebenfalls die Akzeptanz von Wiederholungsuntersuchungen. In der Diagnostik von Weichteilerkrankungen konkurrieren die Sonographie und die KST um den ersten Rang. Auch die CT hat bei diesen Fragestellungen einen Stellenwert, der jedoch in den vergangenen Jahren durch die bessere Verfügbarkeit der KST und mit verbesserter Aussagekraft der Sonographie eher als rückläufig anzusehen ist. Neben der Bildqualität (s. Tab. 2-1) und den Einsatzmöglichkeiten (Tab. 2-3) spielen auch untersucherabhängige (Tab. 2-4) und organisatorische sowie ökonomische (Tab. 2-5) Aspekte eine wichtige Rolle. Das laterale und axiale Auflösungsvermögen der Ultraschalluntersuchung beträgt bei sehr guten Untersuchungsbedingungen für Schallfrequenzen

Tab. 2-3 Darstellungs- und Einsatzmöglichkeiten der verschiedenen bildgebenden Verfahren.

Kriterium	CT	KST	Sonographie
Real-time-Bildgebung	–	+	+++
multiplanare Bildgebung	(+)	+++	++
Extremitätenquerschnitte	+++	+++	–
Nadelbiopsie-Führung	++	(+)	+++
Gewebecharakterisierung	+	+++	+
Einsatz bei unruhigen Patienten	+	–	+++
Bed-side-Bildgebung	–	–	+++

– = nicht/schlecht möglich, (+) = nur unter Schwierigkeiten möglich, + = wenig geeignet, ++ = gut möglich, +++ = sehr gute Einsatzmöglichkeit.

Tab. 2-4 Untersucherabhängigkeit der verschiedenen bildgebenden Verfahren.

Kriterium	CT	KST	Sonographie
Standardisierbarkeit	+++	+++	++
Objektivität	+++	+++	+
Reproduzierbarkeit	+++	+++	++
Nachbefundung	+++	+++	+

+ = mäßig, ++ = gut, +++ = sehr gut.

Tab. 2-5 Organisatorische und ökonomische Aspekte der verschiedenen bildgebenden Verfahren.

Kriterium	CT	KST	Sonographie
Patientencompliance	++	+	+++
Verfügbarkeit	++	+	+++
Anschaffungs- und Untersuchungskosten	++	+	+++

+ = unbefriedigend/gering, ++ = gut, +++ = sehr gut.

Tab. 2-2 Abbildungsqualität von Geweben und Strukturen des Stütz- und Bewegungsapparats durch moderne bildgebende Verfahren.

	Knochen	Knorpel	Synovialis	Gelenkhöhle	Bursa	Sehne	Muskulatur	Subkutis
Sonographie	–/+*	++/+++	++/+++	+++	+++	+++	+++/++++	+++
konventionelles Röntgen	++++	–/+	–	–	–	–	–	–
^{99m}Tc-Szintigraphie	+	–	+	–	–	–	–	–
Arthrographie	+	++/+++	++/+++	+++	+++	–	–	–
CT	++	++	++	++/+++	++	++	++/+++	++
KST	+++	+++	++/+++	+++	++	+++	++++	+++

++++ = Methode der 1. Wahl, +++ = gute Beurteilbarkeit, ++ = ausreichende Beurteilbarkeit, + = nur indirekt beurteilbar, – = nicht beurteilbar, * = nur die Knochenoberfläche ist sonographisch beurteilbar.

2.1 Gelenksonographie – allgemein

von 5–7,5 MHz etwa 1 mm, für die CT etwa 1 mm und für die KST 0,3–0,6 mm. Das Auflösungsvermögen des Ultraschalls ist hochgradig frequenzabhängig (s. Kap. 1.1). So kann es durch Frequenzen von 100 MHz, die für die Diagnostik des Bewegungsapparats nicht bedeutsam sind, auf die mikroskopische Größenordnung von 20 µm gesteigert werden. Die Sonographie bietet als einziges modernes bildgebendes Verfahren die Möglichkeit einer dynamischen Untersuchung. Gelenke, Muskulatur und Sehnen können so in Bewegung, in Flexion/Extension und während Kontraktion/Nicht-Kontraktion untersucht werden. Dies kann bei entsprechender Fragestellung von ausschlaggebender Bedeutung sein.

Konventionelle Röntgendiagnostik

Die konventionelle Röntgendiagnostik erlaubt im Vergleich zur Sonographie eine detaillierte und hochauflösende Beurteilung der Knochenmorphologie. Sie kann wegweisende Befunde bei entzündlichen und degenerativen Gelenkerkrankungen erheben, aber auch in der Traumatologie Frakturen nachweisen oder ausschließen. Ihre Schwäche im Vergleich zur Sonographie liegt in der Abbildung von Weichteilstrukturen, wie Knorpel, Synovialmembran, Muskel etc. Die Sonographie hat die Röntgendiagnostik bei einigen Fragestellungen bereits ersetzt und kann bei anderen klinischen Problemen gemeinsam mit ihr nutzbringend eingesetzt werden; insbesondere in Hinblick darauf, daß die Sonographie nur die Knochenoberfläche abbilden kann. Die Röntgendiagnostik liefert einen statischen Untersuchungsbefund, verbunden mit einer, wenn auch kalkulierbaren Strahlenbelastung, und ist bei der Bildgewinnung nur wenig untersucherabhängig. Die Sonographie hingegen ist ein dynamisches Verfahren, das in großem Maße bei der Befundgewinnung und Befundinterpretation von den Fähigkeiten des Untersuchers abhängt.

Szintigraphie

Der unbestrittene Vorteil der (^{99m}Tc-)Szintigraphie liegt in der Möglichkeit, einen pathologischen Prozeß abzubilden, bevor an Knochen, Gelenk und Weichteilgewebe morphologische Veränderungen eingetreten sind. Sie wird deshalb insbesondere zur Frühdiagnostik von entzündlichen, degenerativen oder metastatischen Läsionen eingesetzt. Insofern stellt sie auch in diesem Fall kein konkurrierendes Verfahren zur Ultraschalldiagnostik im engeren Sinn dar. Inwieweit in Zukunft die (farb-)dopplersonographische Untersuchung mit z. T. hochauflösenden Schallköpfen vor allem bei der Frühdiagnostik von Arthritiden kleiner Gelenke die Szintigraphie ergänzen oder abzulösen vermag, bleibt dahingestellt.

Computertomographie (CT)

Indikationen zur Computertomographie stellen vor allem Fragestellungen dar, bei denen neben einer guten Weichteildarstellung eine ebenso gute Beurteilung des Knochens erforderlich ist. Die Detailauflösung von Weichteilstrukturen ist der der Sonographie ähnlich. Bei oberflächlich gelegenen Strukturen ist die Sonographie im Einzelfall aussagekräftiger. Nachteilig ist die nicht unerhebliche Strahlenbelastung bei Untersuchung größerer Körperabschnitte und der meist notwendige Gebrauch von Kontrastmittel mit dem damit verbundenen Allergierisiko.

Kernspintomographie (KST)

Goldstandard bildgebender Verfahren bei vielen Erkrankungen des Stütz- und Bewegungsapparats ist mittlerweile die KST geworden. Sie ermöglicht im Vorteil zur Sonographie die gleichzeitige Darstellung aller am Aufbau des Stütz- und Bewegungsapparats beteiligten Gewebe und Strukturen. Darüber hinaus verfügt sie über eine bessere Detailauflösbarkeit. Die diagnostische Aussagekraft kann durch die relativ nebenwirkungsarme Gabe von speziellem Kontrastmittel (Gadolinium) noch verbessert werden. Die Weichteildifferenzierungsmöglichkeiten der Kernspintomographie sind somit denjenigen der anderen Methoden weit überlegen. Dennoch muß einschränkend darauf hingewiesen werden, daß der diagnostische Stellenwert der KST, vor allem durch die weite Verbreitung im angloamerikanischen Raum und damit verbundene Studien und Publikationen, vielleicht etwas zu euphorisch gesehen wird und überbetont ist, während aufgrund der in diesem Raum weniger weit verbreiteten Ultraschalldiagnostik diese ein wahrscheinlich nicht berechtigtes „Stiefmütterchendasein" führt.

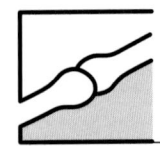

Die sehr gute Verfügbarkeit, die relativ niedrigen Untersucher- und Betriebskosten sowie die Nebenwirkungsfreiheit und die daraus resultierende Möglichkeit wiederholter Untersuchungen, z. B. in der Verlaufsdokumentation, sind wesentliche Vorteile der Sonographie. Der Kostenvorteil der Sonographie wird leider teilweise wieder zunichte gemacht, indem fraglich pathologische Befunde bei nicht ausreichend erfahrenen Untersuchern Anlaß zu teureren und evtl. sogar nebenwirkungsbehafteten Folgeuntersuchungen (z. B. Arthroskopie) geben. Außerdem ist sie die einzige Echtzeitmethode, die es erlaubt, dynamische Untersuchungen vorzunehmen. Der Vorteil der im Vergleich zur KST niedrigen Kosten der Sonographie könnte in der Zukunft durch preiswertere Kernspintomographien und immer raschere Untersuchungssequenzen verringert werden. Außerdem erlauben moderne KST-Geräte durch die zunehmende Bildfrequenz schon fast Real-time-Untersuchungen. Das für die optimale Einstellung der interessierenden Strukturen notwendige Bewegen der Gelenke durch den Untersucher wird auch in Zukunft für die KST ein Problem darstellen, welches allerdings durch die Möglichkeit multiplanarer Darstellungen weitgehend kompensiert werden kann. Die Sonographie ist die einzige Methode, die sich am Krankenbett und bei unruhigen Patienten durchführen läßt. Nicht unerwähnt bleiben darf die Exposition gegenüber potentiell ionisierenden Strahlen bei Röntgenuntersuchungen. Die Strahlenschutzverordnung (§ 28, Abs. 2) schreibt vor, daß die Strahlenexposition so gering wie möglich zu halten sei. Somit sind nach Möglichkeit weniger strahlenbelastende Untersuchungen vorzuziehen [2].

Die Sonographie erfordert zweifellos die größte persönliche Erfahrung des Untersuchers. Nur die exakte Kenntnis der Anatomie der zu untersuchenden Strukturen und der Sonomorphologie der pathologischen Befunde sowie eine Unterweisung durch einen erfahrenen Ausbilder gewährleisten reproduzierbare und zutreffende Befunde. Im Gegensatz zur konventionellen Röntgenuntersuchung, zu CT und KST, bei denen eine nachträgliche Befundung der angefertigten Aufnahmen üblich ist, kann dies in der Sonographie schwierig sein, da ein Teil der Information durch den dynamischen Anteil der Untersuchung gewonnen wird und auf den Abbildungen nicht darstellbar ist.

Literatur

1. Kellner, H., W. G. Zoller: Sonographische Diagnostik entzündlich-rheumatischer Erkrankungen. Z. Rheum. 52 (1993) 80–89.

2. Verordnung über den Strahlenschutz vor Schäden durch ionisierende Strahlen (Strahlenschutzverordnung – StrlSchV) vom 30. Juli 1989.

2.2.1 Das Schultergelenk

Zusammenfassung

Die Kenntnis sonographischer Normalbefunde von Strukturen des Stütz- und Bewegungsapparats ist Voraussetzung für die Beurteilung der Sonomorphologie bei Gelenk- bzw. Weichteilerkrankungen. Strukturen mit hoher Dichte (Knochen) werden echoreich, Gewebe mit niedriger Dichte (Knorpel) werden echoarm, Flüssigkeiten echofrei abgebildet. Domäne der Sonographie ist die Beurteilung der Gelenkhöhle sowie der periartikulären Weichteilstrukturen. Knöcherne Gelenkanteile können nur an der Oberfläche dargestellt werden und stören in der Regel die sonographische Befunderhebung. Die diagnostische Wertigkeit der Gelenk- und Weichteilsonographie wird vor allem an den konkurrierenden modernen Schnittbildverfahren Kernspintomographie und Computertomographie gemessen. Die Sonographie ergänzt in nahezu idealer Weise die Szintigraphie und die konventionelle Röntgendiagnostik. Vorteile der Sonographie liegen in der Nicht-Invasivität, der Vermeidung von Strahlenbelastung, der ubiquitären Verfügbarkeit und den verhältnismäßig niedrigen Kosten. Nachteilig ist vor allem das hohe Maß an Abhängigkeit von der subjektiven Untersuchermeinung.

2.2 Gelenksonographie – speziell

2.2.1 Das Schultergelenk

Klaus Axhausen

Die Sonographie hat als nicht-invasives bildgebendes Verfahren in den letzten Jahren einen hohen Stellenwert in der Diagnostik von Erkrankungen des Schultergelenks erlangt [3, 6, 7, 8, 12, 14, 15, 17].
Mit der Sonographie steht durch die gute Darstellung der periartikulären Strukturen einschließlich der langen Bizepssehne, mit Ausnahme des Bizepssehnenankers am oberen Glenoidrand und der sich daran anschließenden 2 cm, neben der Arthrographie ein weiteres wertvolles diagnostisches Instrument zur Verfügung. Es lassen sich intrabursale und intraartikuläre Ergußbildungen leicht nachweisen. Sonographisch gesteuerte Punktionen und Injektionen erweitern das Spektrum der diagnostischen und therapeutischen Möglichkeiten.
Grenzen bestehen entsprechend der Natur der Methode in der Darstellung von ossären Veränderungen, mit Ausnahme von Oberflächenveränderungen (Usuren, Stufenbildungen etc.), sowie in der Darstellung von Kapsel, Limbus und der glenohumeralen Ligamenta, ferner in der Darstellung des o. g. Anteils der langen Bizepssehne. Hier können im Fall der Instabilität lediglich vermehrte Translationsmöglichkeiten und evtl. vorhandene knöcherne Formänderungen im Sinne eines Broca-Hill-Sachs-Defekts an der dorsalen Humeruskopfzirkumferenz dokumentiert werden. Die sonographische Untersuchung der Schulter stellt an den Untersucher besonders hohe Anforderungen in bezug auf Kenntnis der topographischen Anatomie. Ein standardisierter Untersuchungsgang und das Wissen um vermeintliche „pitfalls" ist Grundvoraussetzung für einen aussagekräftigen Befund [2, 7].

Indikation

Die Schultersonographie sollte eingebettet sein in die diagnostische Aufarbeitung einer Arbeitsdiagnose oder -differentialdiagnose, welche im Anschluß an die Anamnese und klinische Befunderhebung formuliert wird. In diesem Zusammenhang sei nochmals an die vielfältigen Differentialdiagnosen des Schulterschmerzes mit zugrundeliegenden Erkrankungen der inneren Organe erinnert.
Von orthopädischer Seite sind neben der

2 Sonographie der Gelenke

Untersuchung des Schultergelenks bei jedem Schulterschmerz die sorgfältige Untersuchung der Halswirbelsäule und die Erhebung eines orientierenden neurologischen Status zwingend zu fordern. Durch dieses Vorgehen ist es im größten Teil der Fälle bereits möglich, eine Schmerzsymptomatik dem Schultergelenk zuzuordnen oder den Verdacht auf eine Schmerzprojektion im Sinne einer radikulären Genese, z. B. eines C4- oder C5-Wurzelsyndroms, oder eines „referred pain" zu äußern.
Im Anschluß hieran werden die Art und Reihenfolge der diagnostischen Maßnahmen festgelegt. In bezug auf die bildgebenden Verfahren sind hier in erster Linie die Sonographie und das konventionelle Röntgen zu nennen. Beide Verfahren stellen die *erste Stufe* dar und sind keinesfalls als konkurrierend, sondern aufgrund ihrer jeweiligen Aussagemöglichkeiten in bezug auf Knochen- und Weichteilstrukturen als sich ideal ergänzende Methoden anzusehen. Die Reihenfolge, in der die Verfahren zum Einsatz kommen, richtet sich nach dem konkreten Fall und den lokalen Gegebenheiten. Nach einem frischen Trauma wird man zunächst mittels Röntgen eine Fraktur ausschließen wollen, bevor man eine dynamische sonographische Untersuchung durchführt. Im Falle einer über mehrere Monate rezidivierend verlaufenden Schmerzsymptomatik wird zunächst die sonographische Abklärung der periartikulären Weichteile vorgenommen.
Der Einsatz der Verfahren der zweiten Stufe findet erst nach Überprüfung der Arbeitsdiagnose durch diese beiden Verfahren, evtl. kombiniert mit einer Labordiagnostik, statt. Die diagnostischen Verfahren der *zweiten Stufe* sind die Computertomographie, die Magnetresonanztomographie, die Arthrographie, die 3-Phasen-Knochenszintigraphie und die Arthroskopie des Schultergelenks. Diese Verfahren haben als Nachteile (einzeln oder kombiniert) Strahlenbelastung, Invasivität, Infektionsrisiko und einen höheren Kostenfaktor. Aus diesem Grund sollte ihr Einsatz in jedem Einzelfall sorgfältig überprüft werden.
Absolute Kontraindikationen einer Schultersonographie sind das Vorhandensein von offenen Weichteil- und Knochenverletzungen sowie offene Infektionen und Verbrennungen im Untersuchungsgebiet. Eine *relative Kontraindikation* ist das Vorliegen einer frischen geschlossenen Fraktur. In der Regel erwachsen aus der sonographischen Untersuchung in diesem Fall keine unmittelbaren therapeutischen Konsequenzen, so daß die Untersuchung zum Ausschluß evtl. Begleitrupturen der Rotatorenmanschette nach Bildung des Fixationskallus durchgeführt werden kann. Die einzige Ausnahme hiervon ließe sich noch im Falle einer Tuberculum-majus-Abrißfraktur sehen. Hier läßt sich die Dislokation des Tuberkulums sonographisch exakt bestimmen und somit die Indikation für eine operative Reposition und Refixation überprüfen.
Weitere relative Kontraindikationen sind das Fehlen eines geschulten Untersuchers und/oder eine nicht ausreichende technisch-apparative Ausstattung.

Topographie

Das Schultergelenk wird von zwei Muskelschichten bedeckt. Die oberflächliche Schicht besteht hauptsächlich aus dem M. deltoideus, der mit einer Pars ventralis, medialis und dorsalis vom jeweils lateralen Drittel der Klavikula, des Akromions und der Spina scapulae entspringt und sich dann zu seinem Ansatz an der Tuberositas deltoidea des Humerus hin verjüngt. Ventro-kaudal schließen sich hier die sehnigen Anteile des M. pectoralis major an. Als Trenn- und Verschiebeschicht gegen die tiefe Muskelschicht folgen dann die Bursae subdeltoidea und subacromialis. Ihre Funktionsfähigkeit ist Voraussetzung für ein ungehindertes Gleiten des Tuberculum majus sowie der hierin einstrahlenden Sehnen der Mm. supraspinatus, infraspinatus und teres minor im sog. subakromialen Nebengelenk, welches fornixartig vom Akromion, dem Lig. coracoacromiale und dem Proc. coracoideus gebildet wird. Die tiefe Muskelschicht besteht aus den Muskeln der Rotatorenmanschette, die über dem Gelenk einen gemeinsamen Sehnenspiegel bilden. Neben den drei bereits genannten Muskeln gehören auch der M. sub-

2.2.1 Das Schultergelenk

scapularis und die lange Bizepssehne dazu. Diese hat als Besonderheit einen Verlauf in einer präformierten Knochenrinne, dem Sulcus intertubercularis, sowie eine größtenteils intraartikuläre Lage durch die Umscheidung mit einer synovialen Ausstülpung der Gelenkkapsel, der Vagina synovialis intertubercularis. Für die sonographische Untersuchung stellt die lange Bizepssehne eine wichtige Orientierungsmarke dar, trennt sie doch die in das Tuberculum majus inserierende Muskelgruppe von dem einzigen in das Tuberculum minus inserierenden Muskel, dem M. subscapularis. Die von pathologischen Prozessen mit Abstand am häufigsten betroffene Sehne des M. supraspinatus befindet sich stets akromial (lateral) an die lange Bizepssehne anschließend. Korakoidal (medial) der langen Bizepssehne befindet sich das Lig. coracohumerale, welches von der Basis des Proc. coracoideus entspringt. Dieses strahlt in das Lig. transversum, welches den Sulcus intertubercularis überspannt, ein und inseriert mit je einem Zügel in das Tuberculum majus und das Tuberculum minus. Sonographisch besteht seine Bedeutung besonders für den Anfänger darin, daß es leicht mit der langen Bizepssehne verwechselt wird. Beide Strukturen lassen sich jedoch aufgrund ihrer unterschiedlichen Verläufe sicher unterscheiden. Eine Übersicht der topographischen Verhältnisse in situ gibt Abbildung 2-1.

Untersuchungstechnik

Technik

Bei der Schultersonographie finden 5- und 7,5-MHz-Linearschallköpfe standardmäßig Verwendung. Inwieweit neuere 10-MHz-Linearschallköpfe im Bereich der Schulter weitere Verbesserungen der Aussagekraft erbringen können, läßt sich noch nicht abschließend beurteilen. 3,5-MHz-Schallköpfe und Sektorschallköpfe sind für die Schultersonographie ungeeignet.
Vorlaufstrecken, sei es als Wasser- oder Gelkissen, finden bei uns seit Einführung des 7,5-MHz-Schallkopfes nur noch in Ausnahmefällen bei sehr schlanken Individuen oder bei ausgeprägten Muskelatrophien Verwendung.
Zur Geräteeinstellung sei gesagt, daß die Fokussierung des Geräts exakt auf den gewünschten Untersuchungsbereich erfolgen muß.

> **Das Gerät soll so eingestellt sein, daß die Muskelsepten des M. deltoideus sonographisch eben darstellbar sind.**

Die normale Rotatorenmanschette weist im Vergleich zum M. deltoideus eine höhere Echogenität auf.

Lagerung

Für die Standarduntersuchung bei sitzendem Patienten besteht für den Untersucher die Möglichkeit, ebenfalls sitzend oder stehend zu untersuchen. Wir haben uns, in Anlehnung an Hedtmann und Fett [7], für die sitzende Untersucherposition entschieden, da sie einige Vorteile bietet.
Der Patient nimmt auf einem Sitz ohne Rückenlehne Platz, um eine freie Führung des Armes bei der Untersuchung auch in maximaler Innenrotation zu ermöglichen. Die Gesäßhälfte der zu untersuchenden Seite wird seitlich etwas über den Sitzrand hinaus verlagert. Der Untersucher sitzt gegenüber dem Patienten etwas erhöht. Er befindet sich auf der zu untersuchenden Seite und ist im Verhältnis zum Patienten leicht nach hinten versetzt.
Der Schallkopf wird mit der patientenfernen Hand des Untersuchers geführt. Die patientennahe Hand unterfaßt den Unterarm des Patienten bei 90 Grad flektiertem Ellenbogengelenk. Hierdurch können während der Untersuchung vom Untersucher geführte Bewegungen vollzogen werden. Dies ermöglicht die kontrollierte senkrechte Einstellung suspekter Areale unter dem Schallkopf und die problemlose dynamische Untersuchung. Dieser Vorteil wird mit dem Nachteil erkauft, daß der Schallkopf mit einer Hand geführt

2 Sonographie der Gelenke

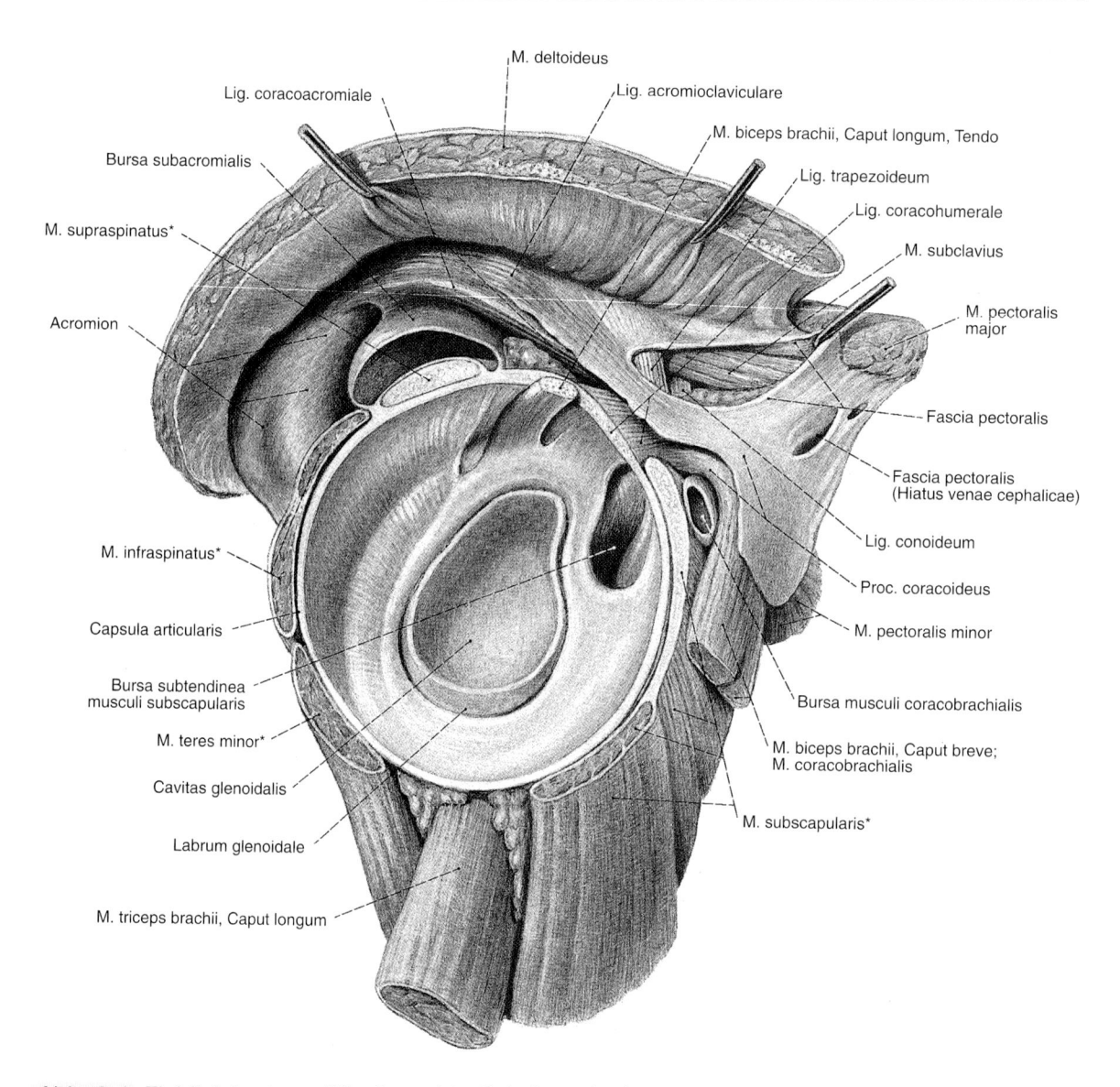

Abb. 2-1 Einblick in das eröffnete rechte Schultergelenk.
Darstellung der Gelenkpfanne, der Kapsel, des Labrum glenoidale und der Rotatorenmanschette (Abb. aus [21]).

werden muß, was dem Anfänger erfahrungsgemäß Mühe bereitet. Wesentlich erleichtert wird dies durch das Abstützen der Hand über den Kleinfinger und Kleinfingerballen am Patienten. Nach einiger Übung stellt dies jedoch kein Problem mehr dar, und der Vorteil einer geführten Bewegung der Schulter während der Untersuchung kommt voll zum Tragen.
Die Durchführung von Instabilitätstests unter sonographischer Dokumentation ist grundsätzlich auch aus dieser Positionierung heraus möglich. Nach unserer Erfahrung ist dies jedoch schon bei Durchführung mit einem Helfer problematisch. Ohne Helfer sind aussagekräftige Befunde aus diesem Grund nicht zu erwarten. Zur Überprüfung einer vorderen oder hinteren Instabilität empfiehlt sich eher die Untersuchung in Rückenlage (Abb. 2-2). Auch hier empfehlen wir, die Durchführung des Streßtests durch einen Helfer vornehmen

2.2.1 Das Schultergelenk

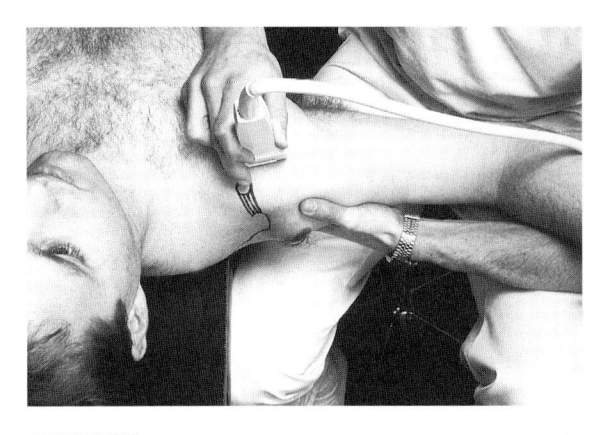

Abb. 2-2 Positionierung von Untersucher und Patient im Rahmen der sonographischen Instabilitätsdiagnostik bei Verdacht auf vordere Instabilität. Vorzuziehen ist die Durchführung des Stresses während der Untersuchung durch einen Assistenten. Der Schallkopf befindet sich in der erweiterten Standardebene 1.

zu lassen, damit der Untersucher sich auf das Halten der Untersuchungsebene konzentrieren kann.

Standardschnittebenen und sonographischer Normalbefund

Seit der Einführung der Schultersonographie ist von verschiedenen Autoren eine große Anzahl von Schnittebenen im Bereich der Schulter angegeben worden [6, 7, 13, 14, 17]. Der Sinn der Festlegung von Standardebenen besteht darin, daß es einem unbeteiligten Betrachter möglich sein sollte, sich anhand der angegebenen Position des Schallkopfes und des Armes anatomisch orientieren zu können. Dieses Ziel einer allgemeinen Standardisierung ist bis heute noch nicht erreicht.
Die Festlegung von Standardebenen sollte sich hinsichtlich der Lokalisation hauptsächlich an den zu erwartenden häufigsten pathologischen Befunden orientieren. Diese sollten mit so wenig Schnittebenen wie möglich sicher lokalisiert und differenziert werden können. Hedtmann und Fett [7] haben diesem Grundgedanken bereits früh Rechnung getragen und eine Unterscheidung in Standardebenen, erweiterte Standardebenen und Hilfsebenen durchgeführt. Die Standardebenen I und II waren in der Lage, 90 % der pathologischen Befunde zu sichern.

Wülker und Kohn [23] haben den Sinn von standardisierten statischen Schnittebenen aufgrund der großen Vielzahl von unterschiedlichen Angaben bezweifelt und statt dessen einen dynamischen Untersuchungsgang angegeben, der im Prinzip einer Verknüpfung der Standardebenen und erweiterten Standardebenen von Hedtmann und Fett [7] entspricht. Wir sind der Meinung, daß auf die Benutzung von genau definierten Schallebenen nicht verzichtet werden kann, insbesondere bei der Ausbildung und Einarbeitung von Anfängern in diese Methode. Das Auffinden und die anatomische Orientierung anhand von statischen Schnittebenen ist für den Neuling eine große Herausforderung. Mit der sofortigen dynamischen Untersuchung in der von Wülker und Kohn [23] angegebenen Technik wäre der Anfänger überfordert.

In der Folge werden wir im wesentlichen auf die Schnittebenen, wie sie von Hedtmann und Fett [7] angegeben wurden, Bezug nehmen. Diese haben sich in der täglichen Praxis sehr bewährt. Zusätzlich wird die von Sattler [18] angegebene transaxilläre Schnittebene zum Nachweis von intraartikulären Ergußbildungen und synovitischen Veränderungen erläutert.

> **Die äußerlich palpablen anatomischen Leitstrukturen für die beiden Standardschnittebenen sind die Spitze des Proc. coracoideus und die ventrale Akromionspitze.**

Erstere findet sich im Sulcus deltoideopectoralis 2–3 cm unterhalb der Klavikula. Letztere ist auch bei adipösen Patienten leicht aufzufinden, indem man mit dem Finger von dorsal kommend auf der Spina scapulae um das laterale Akromioneck herum nach ventral fährt. Hierdurch läßt sich eine Verwechslung mit dem Tuberculum majus vermeiden. Zwischen diesen beiden Strukturen spannt sich das Lig. coracoacromiale auf.

2 Sonographie der Gelenke

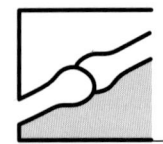

Der Schallkopf wird nun im Längsverlauf dieses Ligaments aufgesetzt und das Ligament dargestellt. Aus dieser Position erfolgt ein geringes Verschieben nach latero-kaudal, bis sich das typische Radfelgenmuster der Rotatorenmanschette darstellt. In dieser *Standardebene I* wird die Rotatorenmanschette im Querschnitt abgebildet (Abb. 2-3 und Abb. 2-4). Für den Anfänger sind in dieser Ebene einige Punkte von wesentlicher Bedeutung:

– Die Hauptleitstruktur zur initialen Orientierung ist die lange Bizepssehne. Diese läßt sich in der Regel bei Neutralrotation bis 20-Grad-Innenrotation senkrecht unter dem Schallkopf einstellen. Entsprechend den topographischen Nachbarschaftsbeziehungen lassen sich nun ohne zusätzliche Bewegung des Schallkopfes durch Innenrotation zunächst die Supraspinatussehne und bei maximaler Innenrotation auch die Infraspinatussehne darstellen. Entsprechend werden bei Außenrotation zunächst das Lig. coracohumerale und daran anschließend die Subskapularissehne abgebildet.

– Beurteilt wird immer nur der Bereich, der sich senkrecht unter dem Schallkopf befindet. Alle anderen Bildabschnitte sind wegen der konvexen Oberflächen der sehnigen und knöchernen Strukturen und der daraus resultierenden schrägen Anschallrichtung stark artefaktbelastet und nicht verwertbar.

– Der Humeruskopf ist immer scharf abzubilden. Dies gewährleistet die notwendige exakt orthograde Anschallung der untersuchten Strukturen.

Senkrecht zur Standardebene I befindet sich die *Standardebene II* (Abb. 2-5 und Abb. 2-6). Der Schallkopf wird hierzu senkrecht zum Verlauf des Lig. coracoacromiale unmittelbar neben dem medialen Rand des Akromions aufgesetzt. Durch diese Schallkopfposition wird der Schallschatten des Akromions vermieden, und die Sehnen sind in einem längeren Verlauf einsehbar. Dies läßt sich durch Retroflexion des Oberarms weiter verbessern. Für den Untersucher gibt es wieder einige Punkte zu beachten:

2.2.1 Das Schultergelenk

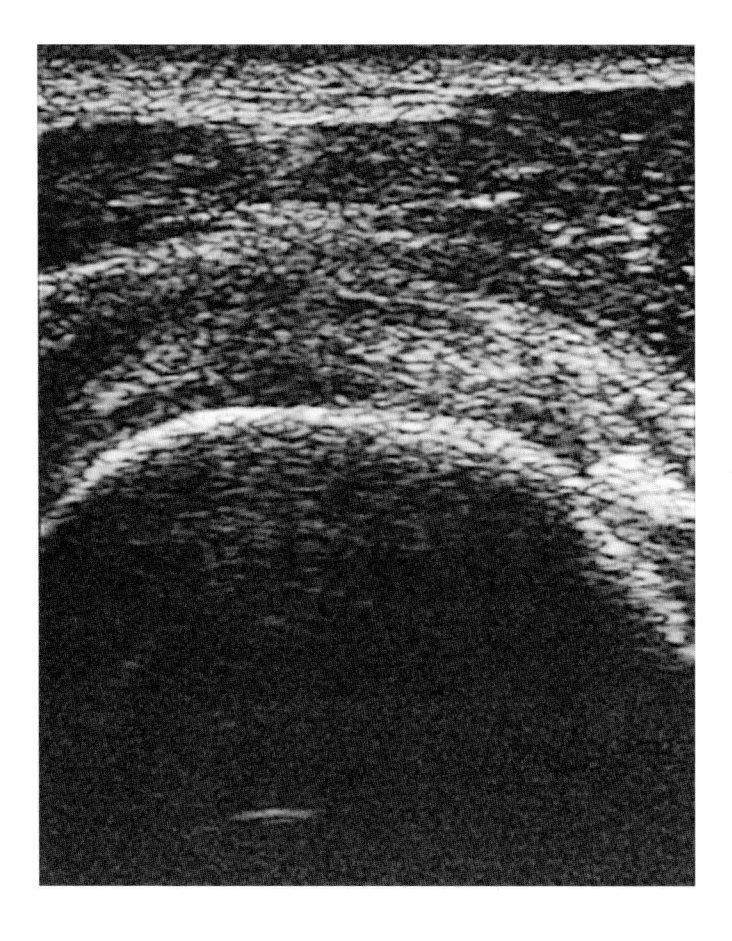

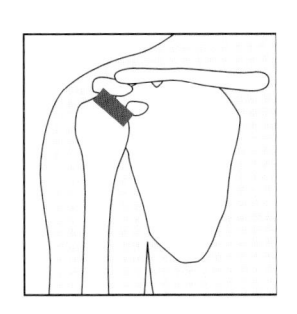

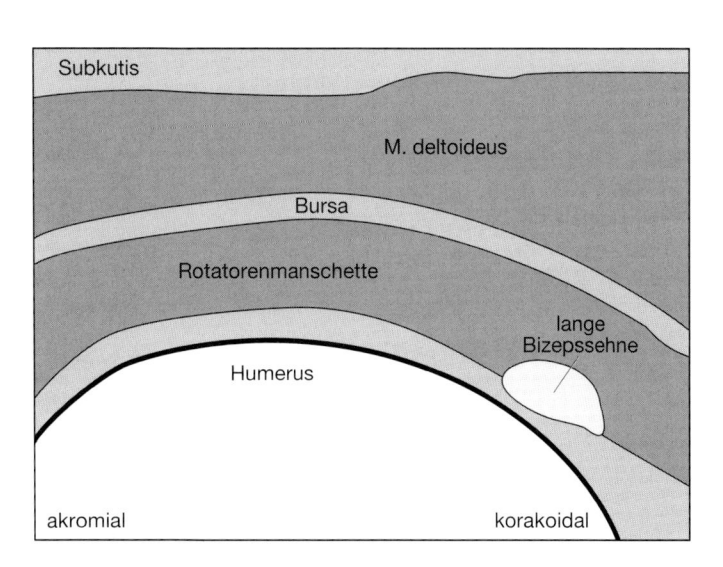

Abb. 2-3 Normalbefund.
Standardebene I, Innenrotation 60 Grad.

Subkutis
M. deltoideus
Bursa
Rotatorenmanschette
lange Bizepssehne
Humerus
akromial
korakoidal

2 Sonographie der Gelenke

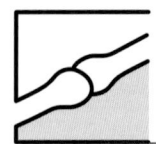

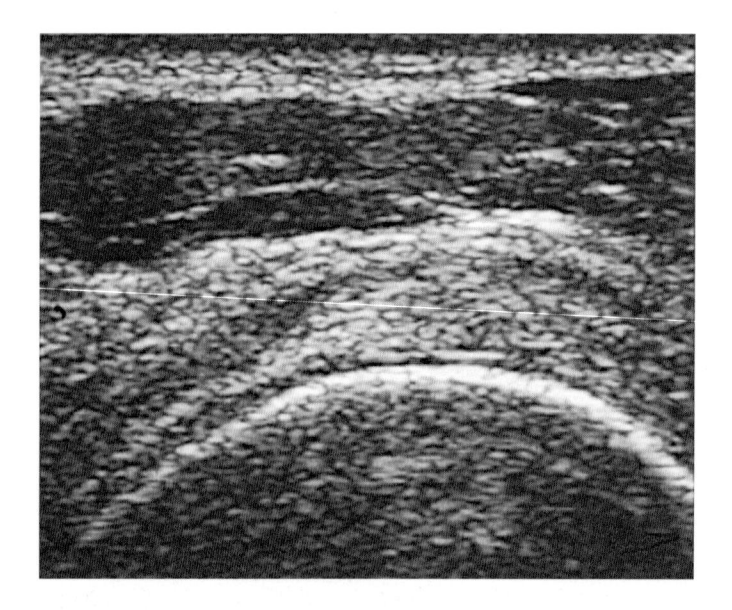

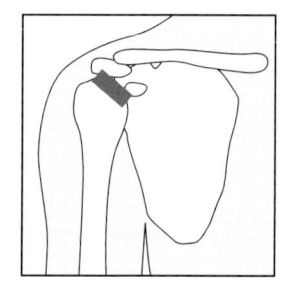

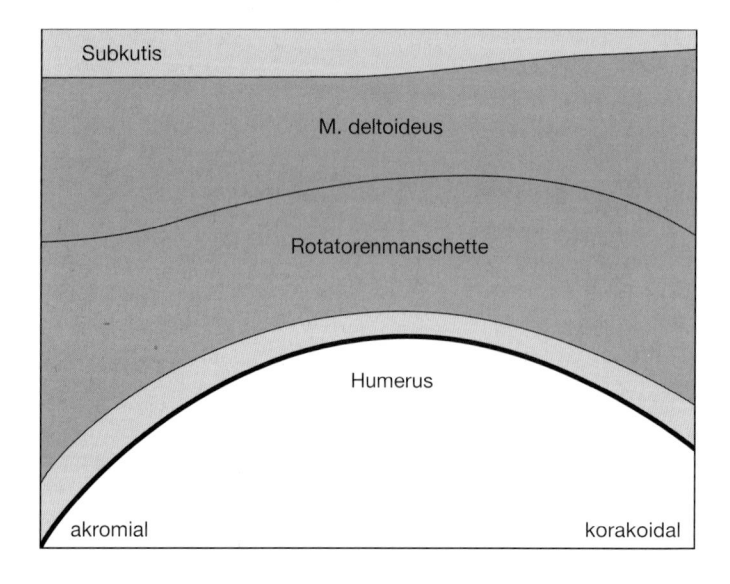

Abb. 2-4 Normalbefund.
Standardebene I, maximale Innenrotation.

2.2.1 Das Schultergelenk

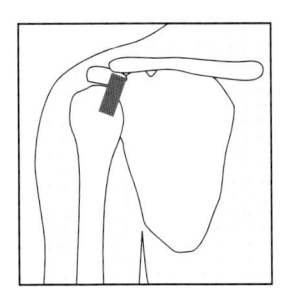

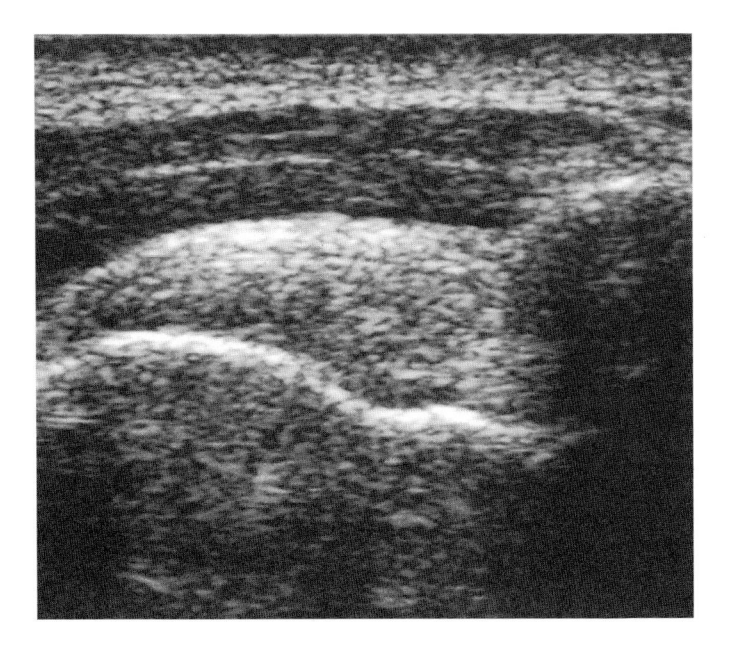

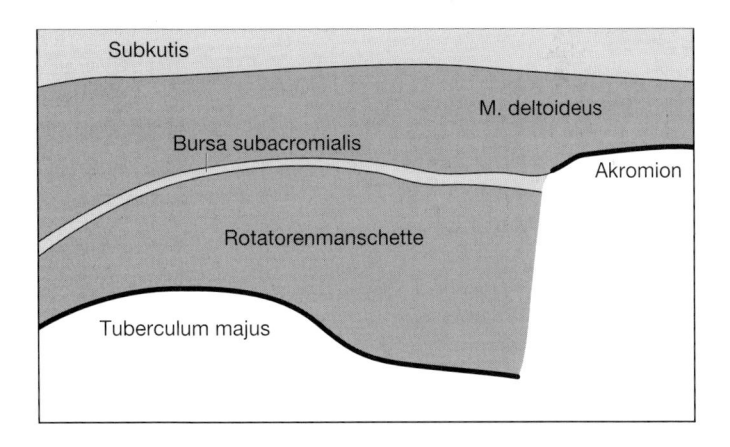

Abb. 2-5 Normalbefund.
Standardebene II, Innenrotation 60 Grad.

2 Sonographie der Gelenke

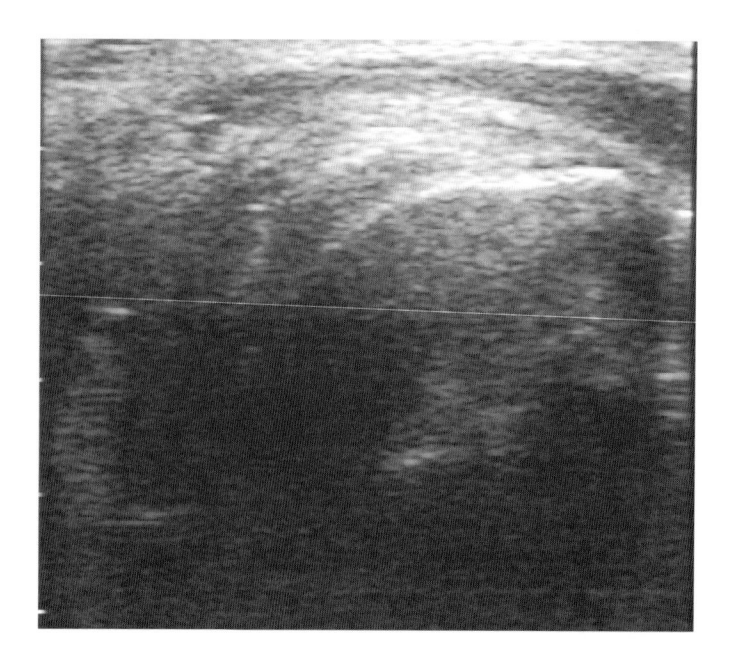

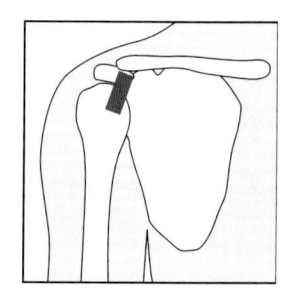

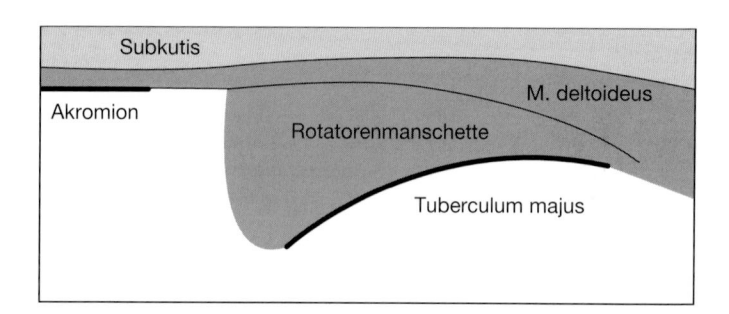

Abb. 2-6 Normalbefund.
Standardebene II, maximale Innenrotation.

2.2.1 Das Schultergelenk

- Die lange Bizepssehne als initiale Orientierungshilfe entfällt. Eine Darstellung von Supra- und Infraspinatussehne setzt eine Innenrotation zwischen 60 Grad und maximaler Innenrotation voraus. Bei Neutralrotation und nachfolgender Außenrotation erfolgt zunächst die Längsdarstellung von langer Bizepssehne und Lig. coracohumerale und daran anschließend der Subskapularissehne. Es besteht die Gefahr, daß der Anfänger bei zu medialer Schallkopflage oder Unterlassung der Innenrotation einen Längsschnitt durch die medialen (korakoidalen) Strukturen als Ruptur der Supraspinatussehne fehlinterpretiert.
- Bei einem sehr breiten Akromion gelingt es gelegentlich nicht, den Schallschatten des Akromions zu vermeiden. In diesem Fall muß zusätzlich zur Rotation der Oberarm retroflektiert werden, um einen möglichst langen Abschnitt der Supra- und Infraspinatussehne darstellen zu können.

Neben diesen beiden wichtigsten Schallkopfpositionen haben sich noch drei weitere Einstellungen zur Klärung pathologischer Befunde bei bestimmten Fragestellungen in unserer Erfahrung bewährt. Diese werden als *erweiterte Standardebenen* bezeichnet.

Der Querschnitt durch den Sulcus intertubercularis ist die *erweiterte Standardebene 1*. Der Schallkopf wird hierbei aus der Standardebene I nach kaudal geführt und quer zur Humeruslängsachse eingestellt. Der Sulkus mit der in ihm verlaufenden langen Bizepssehne wird anschließend durch Rotation senkrecht unter den Schallkopf positioniert und kann dann von seinem kranialen bis zum kaudalen Ende eingesehen werden. Durch Außenrotation ist eine Darstellung der Subskapularissehne im Längsschnitt sehr gut möglich (Abb. 2-7 und Abb. 2-8).

2 Sonographie der Gelenke

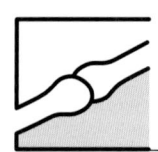

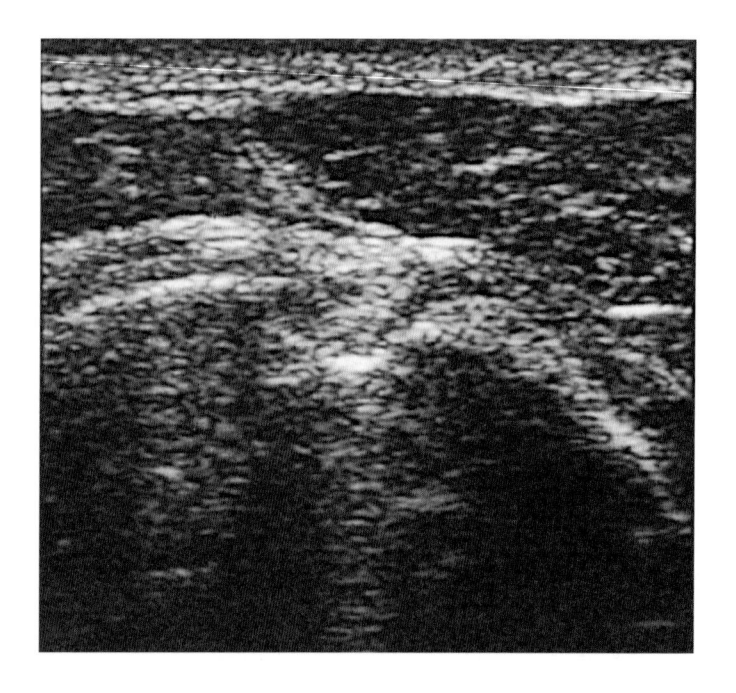

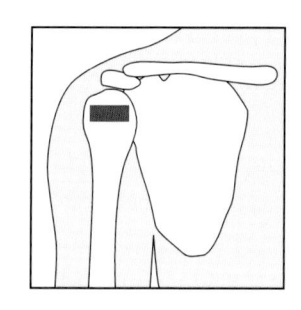

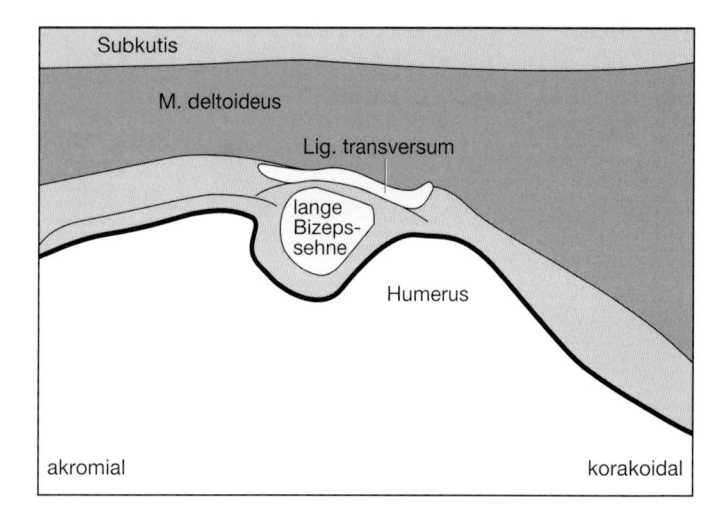

Abb. 2-7 Normalbefund.

Erweiterte Standardebene 1, Neutralrotation. Darstellung des Sulcus intertubercularis und der darin verlaufenden echogenen langen Bizepssehne. Im kranialen Abschnitt des Sulcus läßt sich das Lig. transversum als Dach abbilden.

2.2.1 Das Schultergelenk

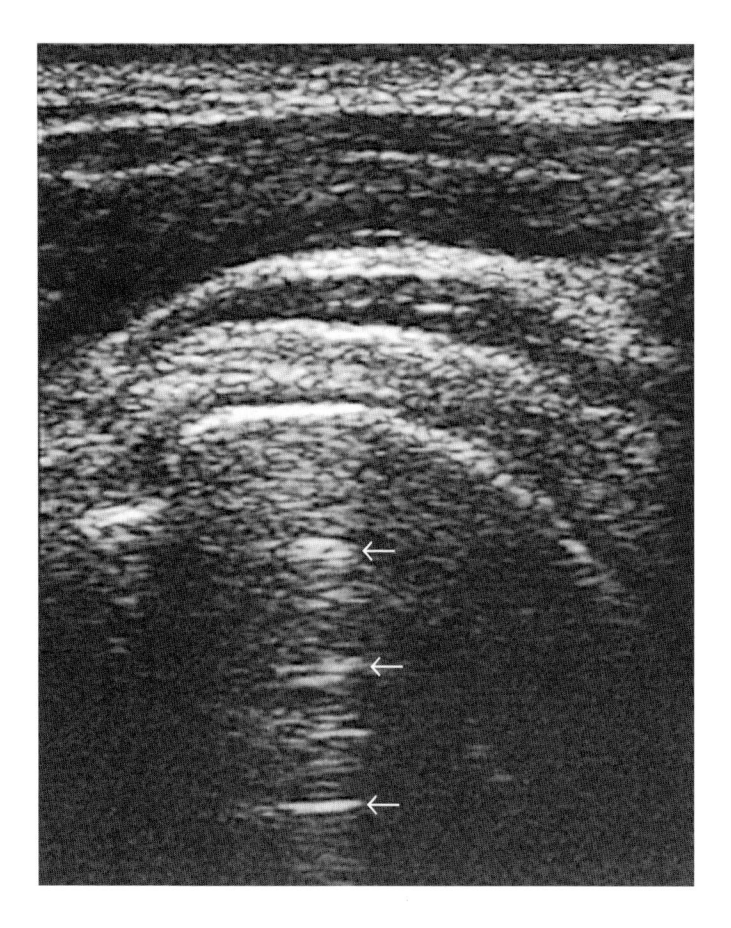

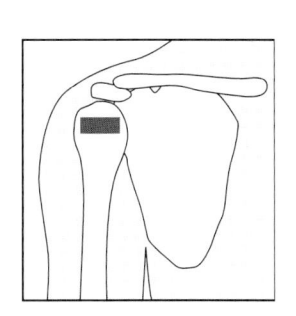

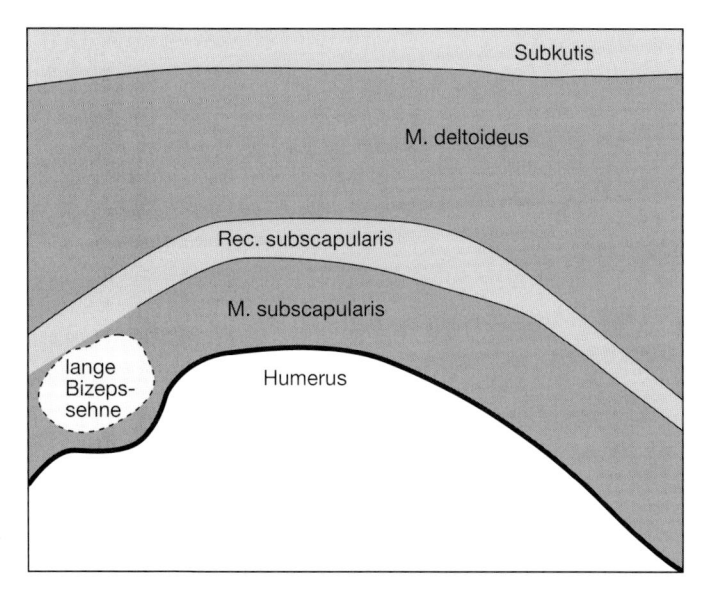

Abb. 2-8 Normalbefund.
Erweiterte Standardebene 1, Außenrotation 40 Grad.
→ = drei Wiederholungsartefakte des Humeruskopfschattens.

2 Sonographie der Gelenke

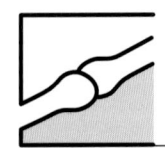

Die *erweiterte Standardebene 2* entspricht einer dorsalen Schnittebene. Hierzu wird der Schallkopf parallel und 1 cm kaudal der lateralen Spina scapulae aufgesetzt. Diese Schnittebene stellt den M. infraspinatus in seinem Längsverlauf bis zur Insertion in das Tuberculum majus dar. Durch Innenrotations- und Außenrotationsbewegungen kann man Muskel und Sehne in ihrer Umwicklungsbewegung um den Humeruskopf dynamisch untersuchen (Abb. 2-9).

Als *erweiterte Standardschnittebene 3* möchten wir, in Abweichung von Hedtmann und Fett [7], die von Sattler [18] beschriebene transaxilläre Schnittebene bezeichnen. Diese Ebene ist besonders zur Erguß- und Synovitisdiagnostik im Rahmen der Abklärung rheumatologischer Krankheitsbilder sehr hilfreich. Bei eleviertem Arm wird der Schallkopf im Längsverlauf des Humerus in der Fossa axillaris aufgesetzt. Es lassen sich hierdurch, neben der A. axillaris als Leitstruktur, der Humeruskopf und der Rec. axillaris abbilden (Abb. 2-10).

Es wurden in der Literatur darüber hinaus noch eine Reihe weiterer Schnittebenen angegeben. Unseres Erachtens kann auf diese verzichtet werden, da sie in der Regel keine weitere Erhöhung der Aussagekraft ermöglichen. Der interessierte Leser wird aus diesem Grund zur weiteren Information auf das Literaturverzeichnis am Ende dieses Kapitels verwiesen.

Im Bereich des Akromioklavikulargelenks werden eine frontale und eine sagittale Schnittebene verwendet. Bei dem Frontalschnitt wird der Schallkopf im Längsverlauf der lateralen Klavikula aufgesetzt und über dem Akromioklavikulargelenk zentriert. Abgebildet werden hierbei die laterale Klavikula, das Akromion und der Gelenkspalt. Ferner sind die Gelenkkapsel und die akromioklavikulären Bänder darstellbar. Beim Sagittalschnitt wird der Schallkopf etwas medial des Akromioklavikulargelenks sagittal aufgesetzt. Zwischen der kranial gelegenen Klavikula und dem kaudal dargestellten Proc. coracoideus spannen sich die echogenen korakoklavikulären Bandstrukturen aus. Beide Schnittebenen finden ausschließlich bei der Diagnostik der Schultereckgelenkverletzung Verwendung.

2.2.1 Das Schultergelenk

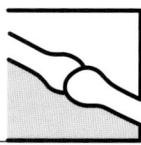

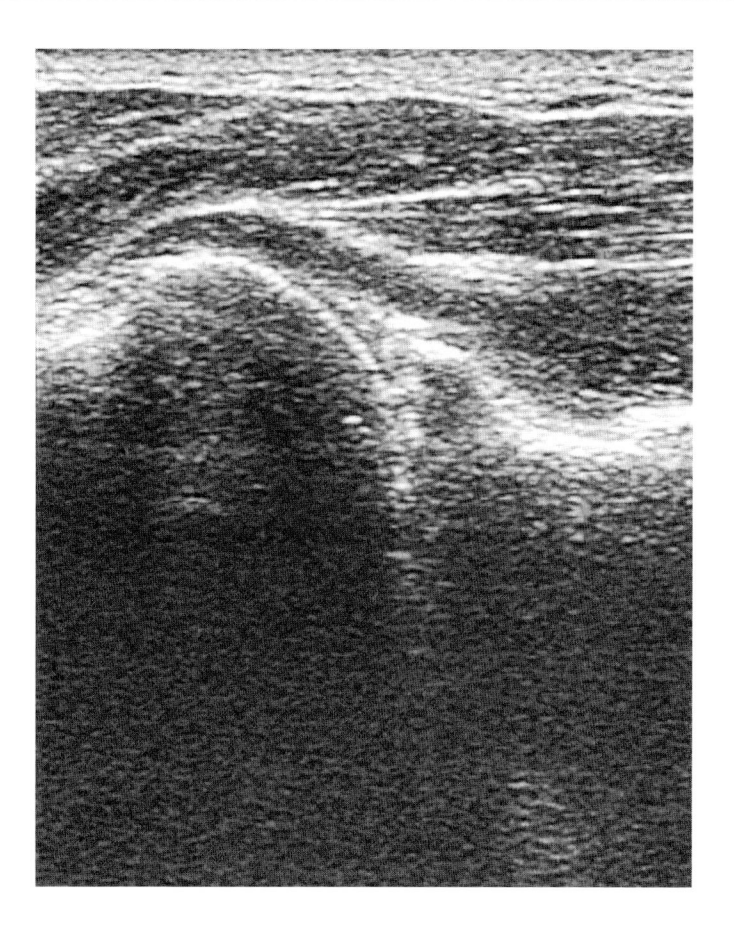

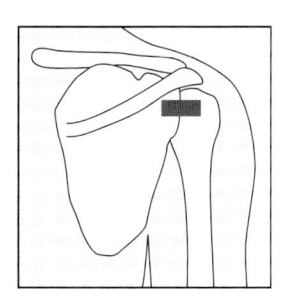

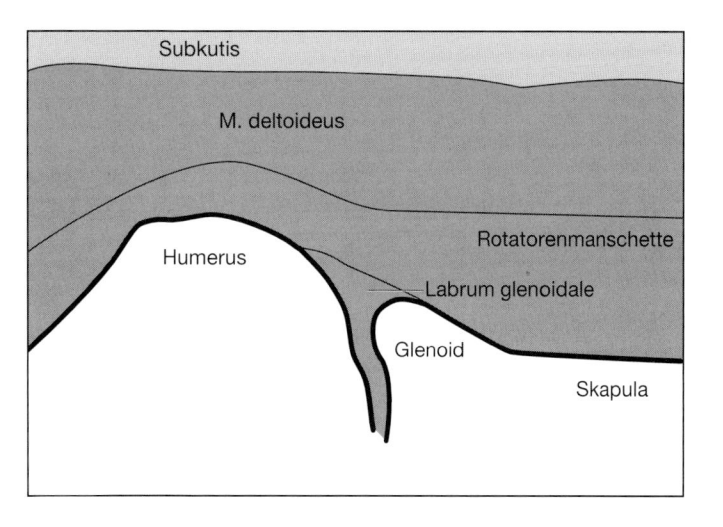

Abb. 2-9 Normalbefund.
Erweiterte Standardebene 2, Innenrotation 60 Grad.
Dorsaler Längsschnitt im Verlauf der Infraspinatussehne. In der rechten Bildhälfte Abbildung des dorsalen Skapulahalses, links daran anschließend der Gelenkspalt und der Humeruskopf. In der dynamischen Untersuchung läßt sich zudem die Umwicklungsbewegung des M. infraspinatus um den Humeruskopf darstellen.

Subkutis
M. deltoideus
Humerus
Rotatorenmanschette
Labrum glenoidale
Glenoid
Skapula

2 Sonographie der Gelenke

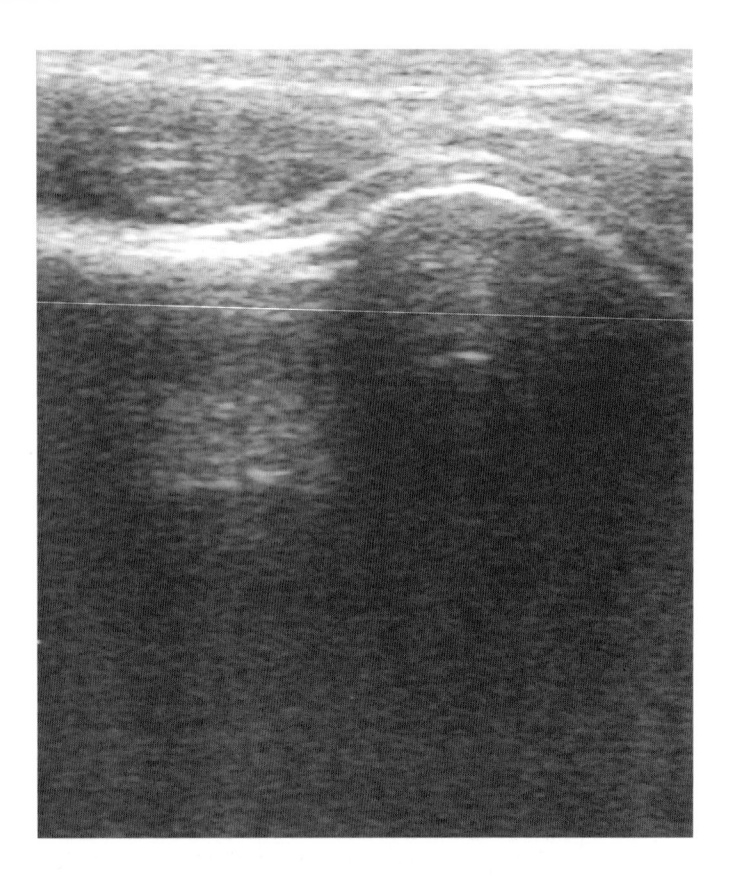

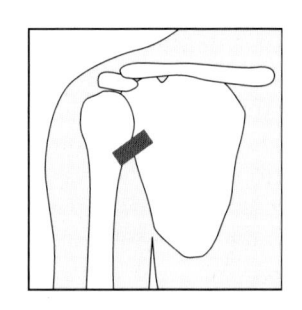

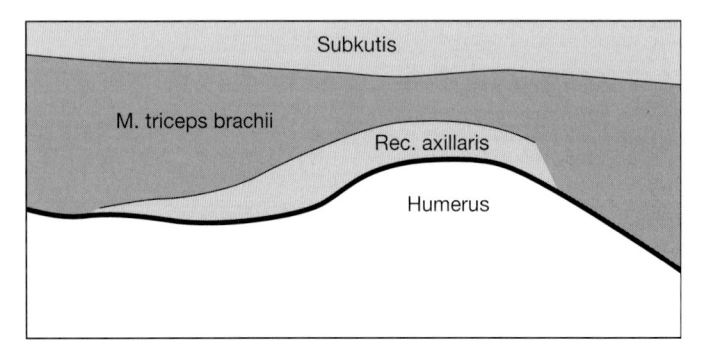

Abb. 2-10 Normalbefund.
Erweiterte Standardebene 3, axillärer Längsschnitt.
Darstellung der kapsulären Umschlagsfalte des Rec. axillaris am Humerushals. Wiederholungsecho im Bereich der Humeruskortikalis als physikalisches Artefakt.

2.2.1 Das Schultergelenk

Pathologische Befunde

Im folgenden soll nun auf die pathologischen Befunde im Bereich der sonographisch darstellbaren Strukturen eingegangen werden. Es wird dabei kein Anspruch auf lückenlose Auflistung aller möglichen pathologischen Befunde erhoben. Aus diesem Grund wird eine gewisse Gewichtung und auch Raffung vorgenommen, um eine Übersicht zu ermöglichen. Auf die weiterführende Literatur zur Vertiefung am Ende des Kapitels sei nochmals hingewiesen.

Der *M. deltoideus* kann im Rahmen von lokalisierten und generalisierten Erkrankungen mitbetroffen sein. Hier sei auf das Kapitel 4 verwiesen, in dem die entsprechenden normalen und pathologischen sonographischen Merkmale der Muskulatur ausführlich abgehandelt werden.

Die *Bursae subdeltoidea und subacromialis* können als Folge eigenständiger Erkrankungen, z. B. einer rheumatischen Bursitis (Abb. 2-11), oder als mitreagierende Nachbarstruktur der pathologisch veränderten Rotatorenmanschette sonographische Veränderungen aufweisen.

Sonographisch lassen sich die beiden Bursenblätter normalerweise nicht von der Fascia subdeltoidea und dem Epitenon der Rotatorenmanschette trennen. Der kapilläre Spalt zwischen den Bursenblättern (Normalwert < 2 mm) kann sich im Rahmen von Flüssigkeitsansammlungen oder der Bildung von lockerem Granulationsgewebe, z. B. bei bursenseitigen Partialrupturen der Rotatorenmanschette oder einer rheumatischen Bursitis, echoarm verbreitern. Im Rahmen von Rotatorenmanschettenrupturen ist häufig eine Stufenbildung und/oder ein Verlust der normalen konvexen Struktur in der sonographischen Darstellung der Bursa festzustellen. Derbe Schwielenbildungen der Bursa bei einem bestehenden „Impingement" lassen sich als echogene Verbreiterungen erkennen.

Das *Sehnengewebe der Rotatorenmanschette* unterliegt, ähnlich dem Bandscheibengewebe und beginnend im 3. Lebensjahrzehnt, einem fortschreitenden Degenerationsprozeß, dessen Endpunkt die Ruptur der Sehnenplatte darstellt. Aufgrund von verschiedenen vaskulären, strukturellen und biomechanischen pathogenetischen Faktoren ist hiervon insbesondere die Sehne des M. supraspinatus betroffen. Die Ruptur findet in der Regel 1 cm proximal der Insertionsstelle in das Tuberculum majus statt. Bei 94% aller Rotatorenmanschettenrupturen ist diese Sehne mitbetroffen, isolierte Rupturen des M. infraspinatus und des M. subscapularis finden sich in nur 6% der Fälle.

Jeder Schritt in der Kette von der Degeneration über die Partialruptur bis zur kompletten Ruptur führt zu Veränderungen im sonographischen Bild. Die Abgrenzung vom noch normalen Befund zum pathologischen Befund ist in den frühen Stadien erschwert.

Bei der Rotatorenmanschettenruptur lassen sich quantitative und qualitative sonographische Kriterien unterscheiden. Bei den ersteren ist das vollständige Fehlen der Sehne das Zeichen mit der höchsten Spezifität, aber nur geringer Sensitivität. Die Verschmälerung der Sehne im Seitenvergleich um mehr als 50% ist bei jeder vierten Rotatorenmanschettenruptur nachweisbar. Bei beidseitigen Rupturen und bei Rheumatikern, die im Rahmen des Entzündungsprozesses häufig eine Ausdünnung der Sehne ohne Ruptur aufweisen, ist dieses Zeichen nur mit Einschränkung verwertbar.

Die qualitativen Kriterien beinhalten Änderungen der Echogenität der Rotatorenmanschette und als indirekte Zeichen sonographische Strukturunregelmäßigkeiten am Tuberculum majus. Scheinbar paradoxerweise kann sich eine Sehnenruptur sowohl echoarm, echogen als auch kombiniert echogen-echoarm darstellen. Erklären läßt sich dies unter anderem damit, daß man bei einer Rotatorenmanschettenruptur in der sonographischen Untersuchung sowohl die Defektzone, den retrahierten Sehnenrand als auch die Grenzzone zwischen beiden anschallen kann. Ferner kommt es bei einer Reihe von Patienten zur funktionell insuffizienten Auffüllung des Defekts mit Bursengewebe, welches ebenfalls echogen oder echoarm imponieren kann. Hedtmann und Fett [7] haben das sono-

2 Sonographie der Gelenke

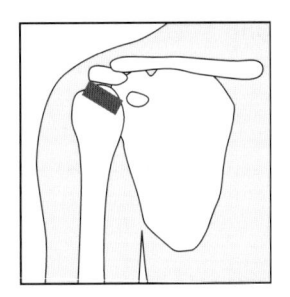

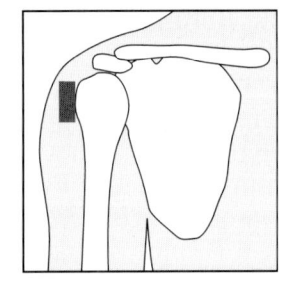

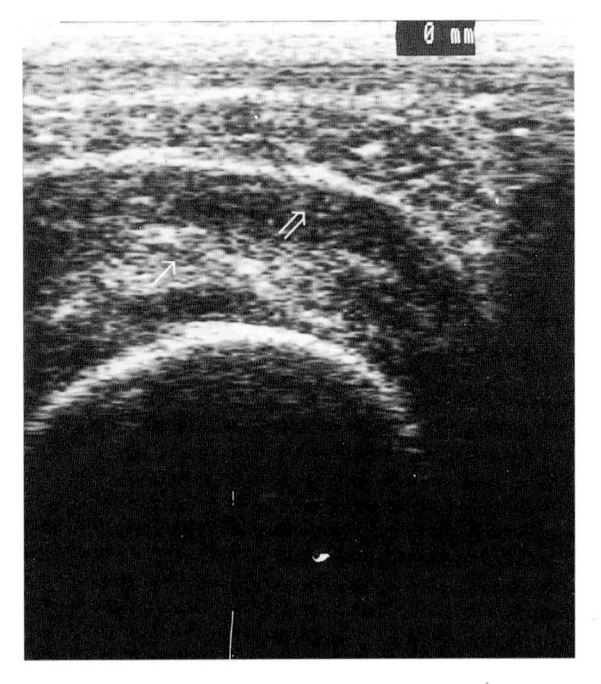

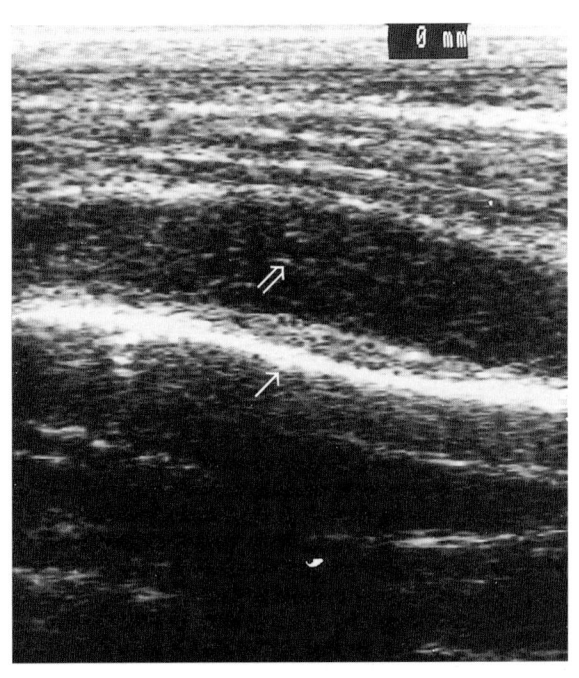

Abb. 2-11 54jährige Patientin mit seit 6 Jahren bestehender chronisch-rheumatoider Polyarthritis. Sonographie im Rahmen der Klärung einer Schwellung im Bereich der rechten Schulter.
Links: Standardebene I, Innenrotation 60 Grad. ⇒ = echoarm verbreiterter Bursaraum und → = Rotatorenmanschette.
Rechts: atypischer lateraler Längsschnitt über proximalem Humerusschaft. Echoarme Verbreiterung des bursalen Spaltraumes mit Beteiligung der gesamten Bursa subdeltoidea (⇒) im Rahmen einer Bursitis subdeltoidea und subacromialis. → = Humerusschaft.

2.2.1 Das Schultergelenk

Tab. 2-6 Sonographische Strukturdarstellung bei operativ gesicherten Rotatorenmanschettendefekten in den Standardpositionen (n = 112) (nach [7]).

Typ I	echogene + echoarme Zone	23,2%
Typ II	echogene Zone	18,8%
Typ IIb	zentrales echogenes Band	7,1%
Typ III	echoarme Zone	19,6%
Typ IV	fehlende Darstellung	15,2%
Typ V	Verschmälerung (> 50%)	25,0%
	Inhomogenität (Fehldiagnose)	11,7%

Tab. 2-7 Befundkonstellation zur Diagnose des Rotatorenmanschettendefekts (nach [7]).

- 2 identische statische Kriterien in 2 Gelenkstellungen
- 2 identische statische Kriterien in 2 Schallkopfpositionen
- 2 unterschiedliche statische Kriterien in 1 Schallkopfposition
- 2 unterschiedliche statische Kriterien in 2 Schallkopfpositionen
- 1 statisches und 1 dynamisches Kriterium
- 2 dynamische Kriterien

graphische Erscheinungsbild von 112 operativ kontrollierten Rupturen zusammengefaßt (Tab. 2-6).

Als indirekter Hinweis auf eine komplette oder inkomplette Ruptur lassen sich auch strukturelle Unregelmäßigkeiten im Schallreflex des Tuberculum majus im Insertionsbereich der Sehnenplatte verwerten. Die hier feststellbaren kleinen Stufenbildungen oder Rauhigkeiten entsprechen im Röntgenbild den mikrozystischen Veränderungen in diesem Bereich.

Die Einbeziehung von Echogenitätsänderungen im Bereich der Rotatorenmanschette erhöht die Sensitivität der sonographischen Untersuchung wesentlich. Die Spezifität kann jedoch bei unkritischer Anwendung sinken und die Rate an falsch positiven Diagnosen ansteigen, da Echogenitätsänderungen ja auch im Rahmen des physiologischen Alterungsprozesses vorkommen. Es ist aus diesem Grund zwingend erforderlich, sich strikt an Diagnosekriterien, welche sowohl Veränderungen im Bereich der Bursa als auch die genannten quantitativen und qualitativen Veränderungen berücksichtigen, bei der Diagnose einer Rotatorenmanschettenruptur zu halten (Abb. 2-12 bis 2-14 und Tab. 2-7).

Getrennt von der degenerativen Erkrankung der Rotatorenmanschette ist die *Tendinitis calcarea* zu betrachten (Abb. 2-15). Von diesem häufigen Krankheitsbild werden hauptsächlich Menschen im 3.–4. Lebensjahrzehnt betroffen. Nach Uhthoff und Sarkar [22] handelt es sich hierbei nicht um eine degenerative Erkrankung, sondern um einen Kalzifikationsprozeß, der von vitalen Zellen aktiv induziert wird. Sie unterscheiden ein Präkalzifikationsstadium, in dem eine fibrokartilaginäre Metaplasie in dem betroffenen Sehnenareal stattfindet, von einer anschließenden formativen Phase, in der sich über Mikrokalzifikationen das eigentliche Kalkdepot ausbildet. Diese stellt den ersten Teil des Kalzifikationsstadiums dar, welcher von einer zeitlich variablen Ruheperiode gefolgt wird. Der letzte Teil des Kalzifikationsstadiums ist die Resorptionsphase, in der das Kalkdepot unter einer akuten und sehr schmerzhaften Entzündungsreaktion teilweise oder vollständig resorbiert wird. In dem Postkalzifikationsstadium erfolgt die Restitution der Sehne.

Die diagnostischen Möglichkeiten der Sonographie richten sich nach dem jeweiligen Stadium der Erkrankung. Ein Kalknachweis gelingt nicht in jedem Fall, da die Konsistenz und Dichte des Kalkdepots sich in den einzelnen Stadien unterscheidet. Am leichtesten gelingt dies in der Formations- und Ruhephase, in denen die Kalzifikationen eine kreideartige Konsistenz haben. Hier ist dann entsprechend ein typischer echogener Herd mit dorsaler Schallauslöschung feststellbar. In der Resorptionsphase ist das Depot von weicher Konsistenz und erinnert an Zahnpasta. Sonographisch zeigt sich dann ein vermehrt echogener Herd, welcher in der Regel jedoch nicht mehr zu einer dorsalen Schallauslöschung führt. Begleitend kann eine Verbreiterung der Bursa subacromialis als Folge der bestehenden aseptischen Begleitbursitis vorhanden sein.

2 Sonographie der Gelenke

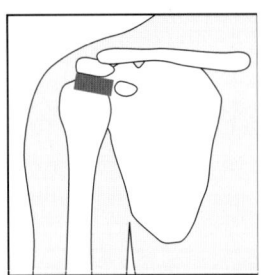

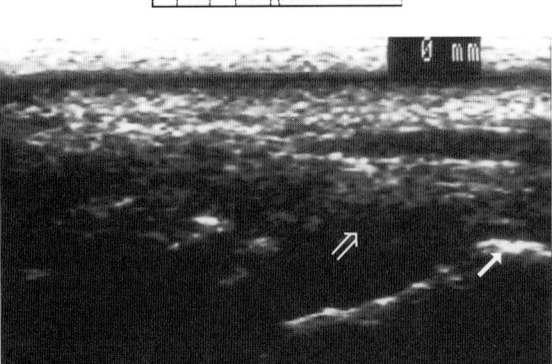

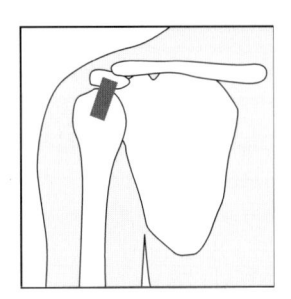

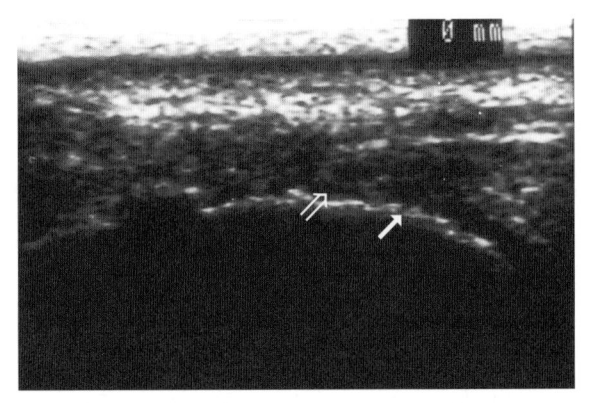

Abb. 2-12 62jähriger Mann mit ätiologisch ungeklärter Atrophie im Bereich der kleinen Schulterblattmuskeln. Beruf Müller, schwere Hebe- und Überkopfarbeit über mehrere Jahrzehnte. Vorangegangene Muskelbiopsie ergab keinen spezifischen Befund. Klinisch ausgeprägte Schwäche bei Abduktion und Außenrotation.

Links: Standardebene II, Innenrotation 60 Grad. → = Humeruskopf und ⇒ = fehlende Sehnendarstellung („Humeruskopfglatze").
Diagnose: Rotatorenmanschettenruptur mit fehlender Darstellung der Sehne.
Rechts: Standardebene I, Innenrotation 60 Grad. → = Tuberculum majus und ⇒ = fehlende Sehnendarstellung.

2.2.1 Das Schultergelenk

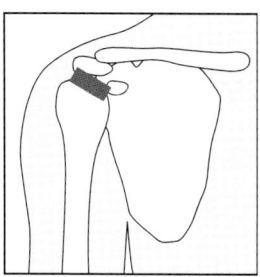

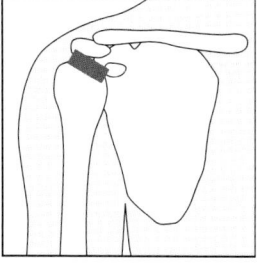

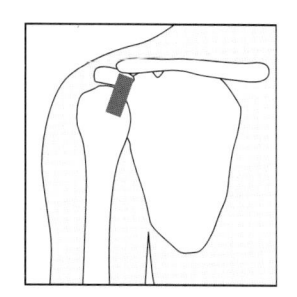

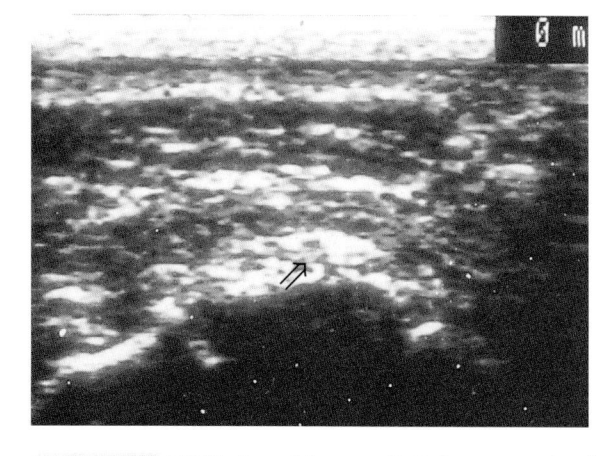

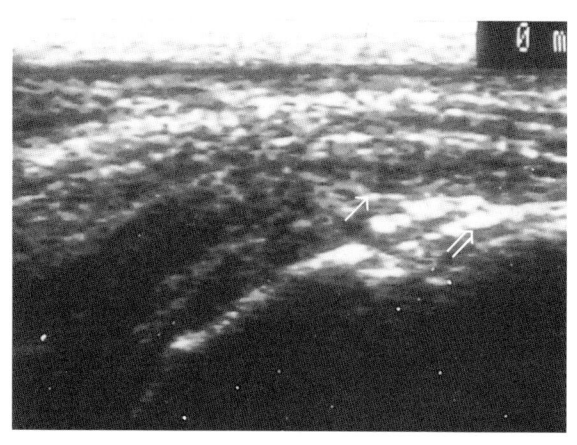

Abb. 2-13 74jähriger Mann mit Schmerzen in der rechten Schulter, Bewegungs- und Nachtschmerz in der rechten Schulter. Klinisch positives Impingementzeichen nach Neer, Kraft bei Außenrotation im Seitenvergleich leicht herabgesetzt.

Links: Standardebene I, Innenrotation 60 Grad. ⇒ = vermehrt echogene Zone.
Rechts: Standardebene II, Innenrotation 60 Grad. → = konkave Sehnenoberfläche und ⇒ = vermehrt echogene Zone.
Diagnose: Rotatorenmanschettenruptur mit vermehrt echogener Zone und Verlust der Konvexität der Sehnenoberfläche.

2 Sonographie der Gelenke

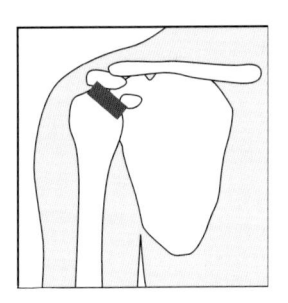

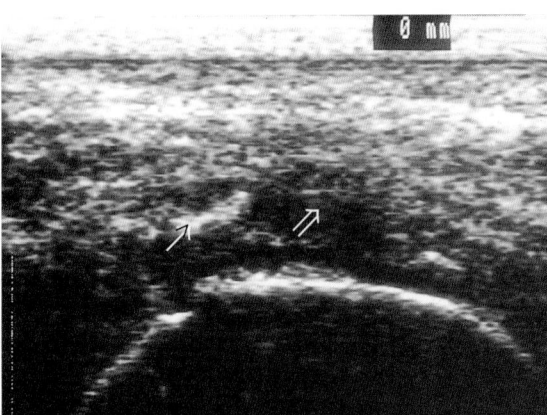

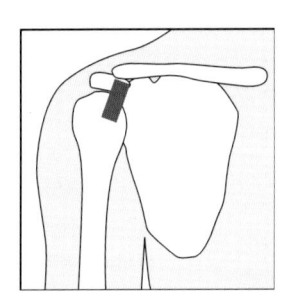

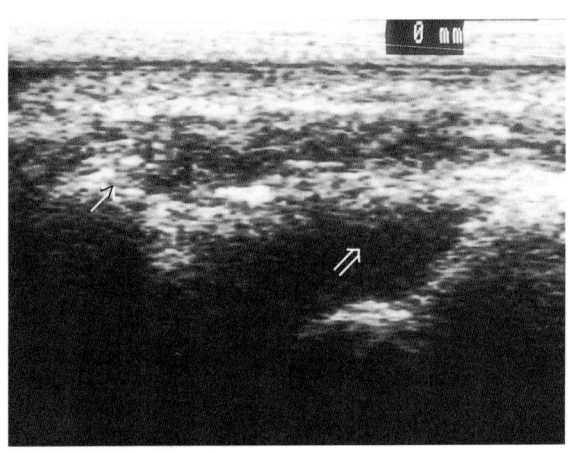

Abb. 2-14 70jähriger Mann mit Schmerzen in der linken Schulter, Nachtschmerz beim Liegen auf der betroffenen Seite. Klinisch Kraftverlust bei Abduktion und Außenrotation.
Links: Standardebene I, Innenrotation 60 Grad. → = echogene Zone und ⇒ = echoarme Zone.
Rechts: Standardebene II, Innenrotation 60 Grad. → = Akromion mit dorsaler Schallauslöschung und ⇒ = echoarme Zone.
Diagnose: Rotatorenmanschettenruptur mit echogener und echoarmer Zone im Sehnenquerschnitt und echoarmer Zone im Sehnenlängsschnitt sowie Verlust des Bursenechos.

2.2.1 Das Schultergelenk

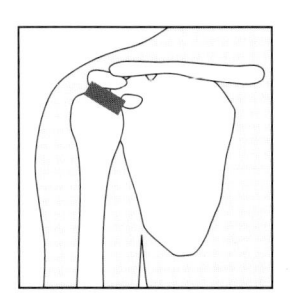

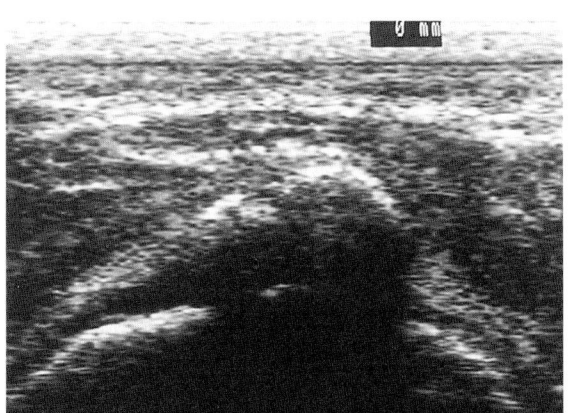

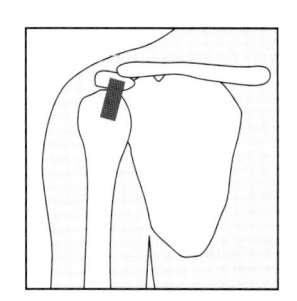

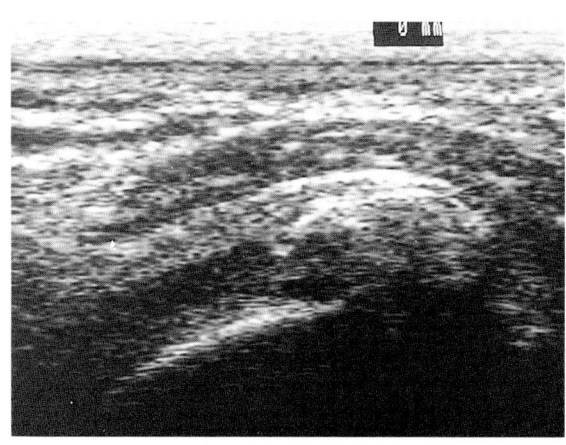

Abb. 2-15 58jähriger Mann mit rezidivierenden Schmerzen in der rechten Schulter. Klinisch „painful arc", kein Kraftverlust im beschwerdefreien Intervall.
Links: Standardebene I, Innenrotation 60 Grad.
Rechts: Standardebene II, Innenrotation 60 Grad.
Diagnose: Tendinitis calcarea. Kalkdepot mit dorsaler Schallauslöschung.

Die *lange Bizepssehne* ist sehr selten isoliert erkrankt. Middleton fand bei 90% der Patienten mit einem Erguß in der Bizepssehnenscheide pathologische Befunde im Bereich der Rotatorenmanschette und der angrenzenden Strukturen [17]. Der Bizepssehnenerguß stellt sich sonographisch in der erweiterten Standardebene 1 als echoarmer Halo um die eigentliche Sehne dar. Dieser Befund sollte, ebenso wie das sonographische Fehlen der Bizepssehne bei der Bizepssehnenruptur, immer Anlaß für den Untersucher sein, die Rotatorenmanschette sehr sorgfältig durchzumustern, um eine Rotatorenmanschettenruptur nicht zu übersehen (Abb. 2-16).

Bei der Untersuchung der langen Bizepssehne sollte unter sonographischer Kontrolle auch eine forcierte Supination des Unterarms gegen den Widerstand des Untersuchers durchgeführt werden. Eine intermittierende Luxation oder Subluxation der Sehne aus dem Sulcus intertubercularis als Erklärung für schmerzhafte Schultersensationen läßt sich so mühelos nachweisen (Abb. 2-17).

Bei der sonographischen Diagnostik im Rahmen der *rheumatischen Omarthritis* unterscheiden wir nach Sattler unspezifische und spezifische Befunde [18]. Zu den ersteren gehören Bursitiden und Tendovaginitiden, wie sie bereits weiter oben beschrieben wurden. Spezifische Kriterien sind nach Sattler axilläre echoarme, perikapitale Synovialisverbreiterungen, tropfenförmige Erweiterungen der axillären Recessus, Usuren oder Erosionen und ein beidseitiger Schulterbefall [18].

Bei der *Schulterinstabilität* kann die sonographische Untersuchung ossäre Formänderungen aufdecken, Begleitläsionen der Rotatorenmanschette zeigen und Ausmaß und Richtung pathologischer Translationsbewegungen zwischen Humeruskopf und Glenoid dokumentieren.

Die posttraumatische vordere Instabilität ist mit über 90% die häufigste Form der Schulterinstabilität. Unbedingt hiervon abzugrenzen ist die multidirektionale Instabilität, welche sich sowohl hinsichtlich Genese und pathologischer Anatomie als auch insbesondere der Therapie fundamental von der posttraumatischen vorderen Instabilität unterscheidet.

Bei der posttraumatischen vorderen Instabilität findet sich eine Ablösung des Labrum glenoidale vom vorderen unteren Skapulahals, der sog. Bankart-Defekt, und/oder eine Schädigung des Lig. glenohumerale inferius. Beim Luxationsvorgang kommt es ferner zu einer Impression des dorsalen Humeruskopfanteils an der Knorpel-Knochen-Übergangszone, der sog. Broca-Hill-Sachs-Läsion. Bezüglich der Aussagemöglichkeiten der Sonographie bei der Diagnostik von Formänderungen des Labrum glenoidale bestehen unterschiedliche Ansichten [7, 13]. In unseren Händen war die Erhebung sicher zu reproduzierender Befunde problematisch, so daß wir dies verlassen haben.

Anders verhält es sich mit dem Nachweis der Broca-Hill-Sachs-Läsion, welche in der erweiterten Standardebene 3 sehr gut darstellbar ist. Jerosch und Marquardt haben bei 31 arthroskopisch kontrollierten Läsionen eine Spezifität von 92% und eine Sensitivität von 95% der sonographischen Untersuchung feststellen können [10].

Begleitverletzungen der Rotatorenmanschette bei der traumatischen Schulterluxation sind nicht selten. Die Häufigkeit dieser Komplikation ist altersabhängig. Bei Patienten über 40 Jahren beträgt die Inzidenz über 30%, bei Patienten über 60 sogar über 80% [16]. Aus diesem Grund ist eine Schultersonographie bei jeder Luxation, insbesondere jenseits des 30. Lebensjahres, obligat.

Die Sonographie erlaubt die Dokumentation von Translationsbewegungen zwischen Humeruskopf und Glenoid. Eine verstärkte Translationsmöglichkeit läßt sich sowohl nach anterior, inferior und posterior nachweisen. Bei dem Nachweis vermehrter Translation nach inferior und posterior läßt sich der Verdacht auf eine multidirektionale Instabilität erhärten. Jerosch et al. fanden eine physiologisch vermehrte Translation auf der dominanten im Vergleich zur nicht-dominanten Seite bei gesunden Probanden [11]. Ferner waren bei vorderen Instabilitäten die vordere und bei multidirektionalen Instabilitäten die

2.2.1 Das Schultergelenk

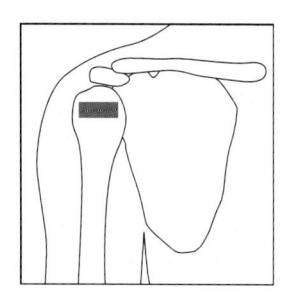

Abb. 2-16 84jähriger Mann mit Schmerzen und Kraftverlust in der rechten Schulter. Klinisch „painful arc", Kraftverlust bei Abduktion und Außenrotation.

Erweiterte Standardebene 1, Innenrotation 10 Grad. Bizepssehnenerguß bei Rotatorenmanschettenruptur. Echoarmer Halo um die lange Bizepssehne.

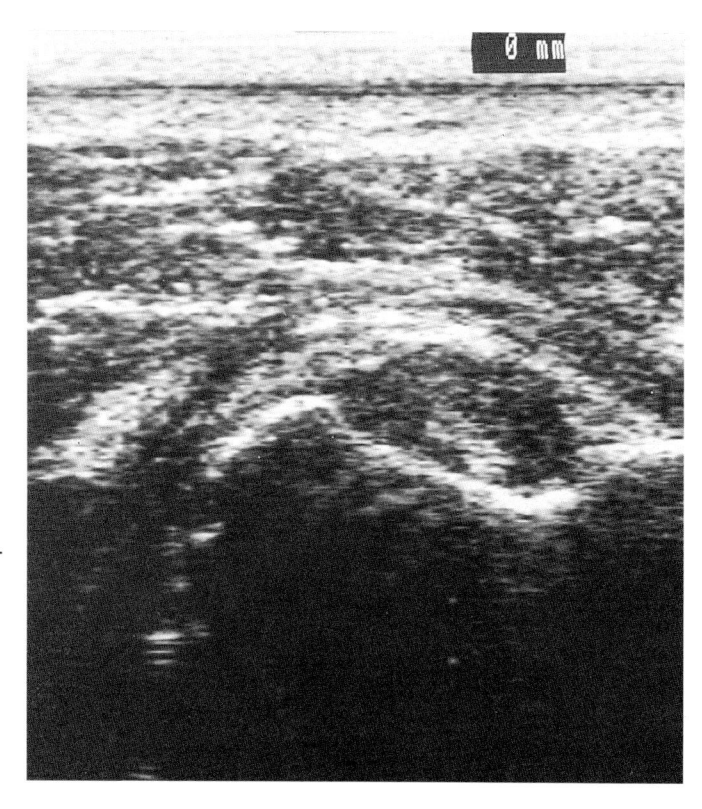

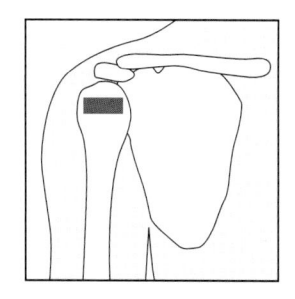

Abb. 2-17 42jähriger Mann mit schnappenden, schmerzhaften Sensationen im vorderen Schulterbereich. Klinisch Druckschmerz über der langen Bizepssehne, positiver Yagerson- und Speed-Test.

Erweiterte Standardebene 1, Innenrotation 10 Grad. Subluxation der langen Bizepssehne aus dem Sulcus intertubercularis bei Supination gegen Widerstand.

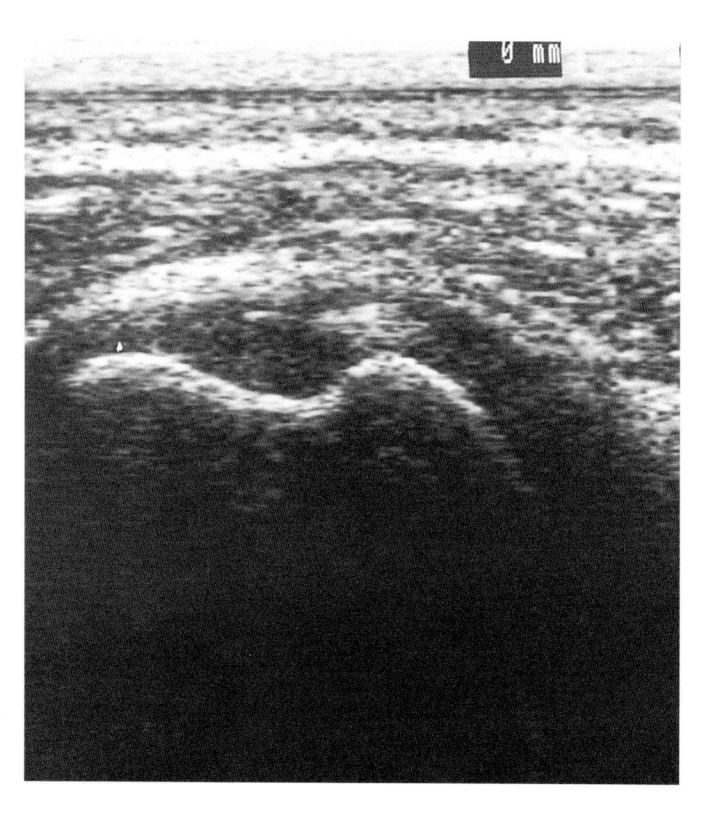

2 Sonographie der Gelenke

inferiore Translation statistisch signifikant erhöht im Vergleich zur gesunden Seite und zu einem gesunden Kontrollkollektiv. Nach eigener Erfahrung können jedoch bei der Erhebung exakt reproduzierbarer Befunde Schwierigkeiten bestehen. Dies liegt einmal darin begründet, daß es technisch nicht einfach ist, eine exakte Schallkopfposition während der Provokationstests einzuhalten. Zum zweiten ist es schwierig, mit einer definierten Kraft den Streß auszuüben, und schließlich ist die Translationsmöglichkeit sehr abhängig von der Fähigkeit und dem Willen des Patienten, während der Untersuchung eine muskuläre Entspannung herbeizuführen. Gerade auf dem Gebiet der Instabilität ist die Integration des sonographischen Befunds in das klinische Gesamtbild immens wichtig (Abb. 2-18).

Bei der Beurteilung von *Verletzungen des Akromioklavikulargelenks* hat sich die Sonographie in der Differenzierung des Schweregrads und der Darstellung der korakoklavikulären Bänder bewährt [5, 19]. Es kann hierdurch jedoch nicht auf eine Röntgenaufnahme der betrof-

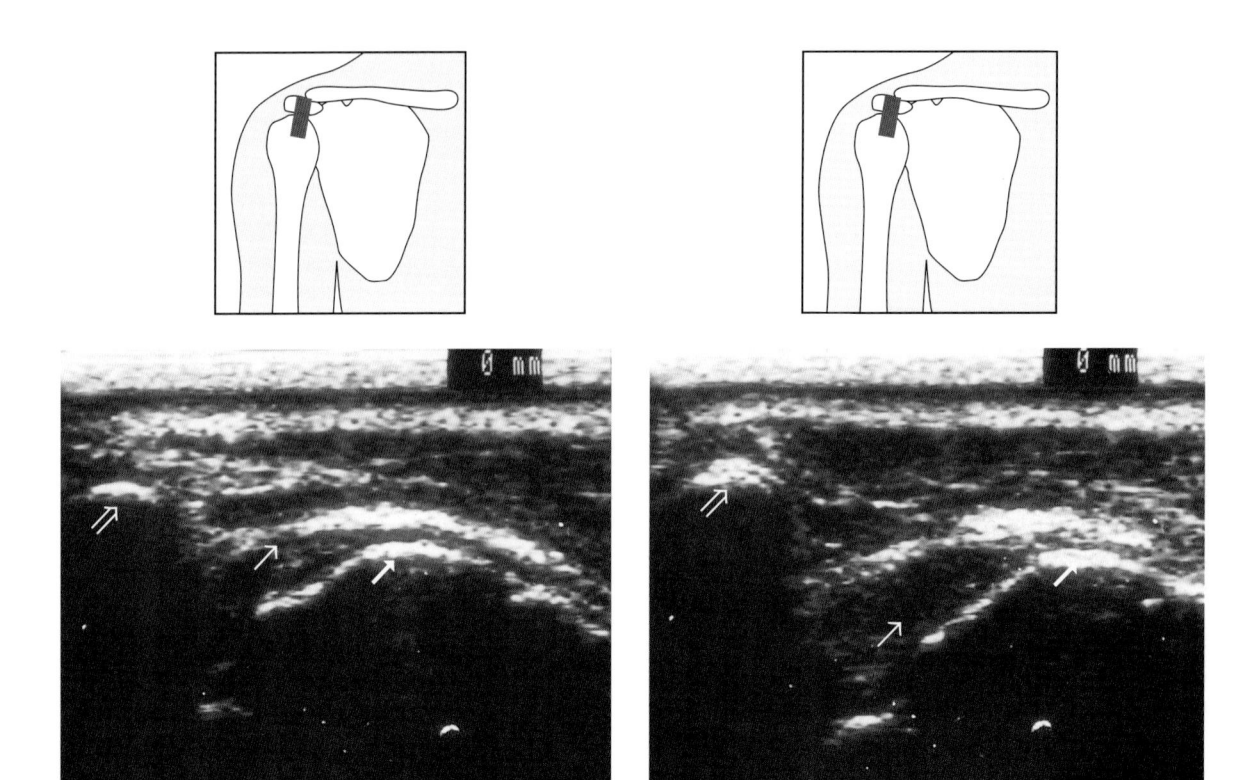

Abb. 2-18 12jähriger Junge mit rezidivierender Luxation der rechten Schulter ohne adäquates Trauma. Klinisch generelle Bandlaxität mit Genua recurvata, Überstreckbarkeit der Ellenbogen- und Daumengrundgelenke und Schulterinstabilität nach inferior und posterior. Multidirektionale Schulterinstabilität mit Translation des Kopfes nach inferior und posterior unter Streß.

Links S. 58: Standardebene II → = Rotatorenmanschette, ⇒ = Akromion und ➡ = Tuberculum majus.
Rechts S. 58: Standardebene II unter kaudalem Zug. → = Rotatorenmanschette, ⇒ = Akromion und ➡ = Tuberculum majus.
Links S. 59: erweiterte Standardebene 2 → = Humeruskopf, ⇒ = dorsales Glenoid und ➡ = M. infraspinatus.
Rechts S. 59: erweiterte Standardebene 2 unter dorsalem Schub. → = Humeruskopf, ⇒ = dorsales Glenoid und ➡ = M. infraspinatus.

2.2.1 Das Schultergelenk

fenen Schulter zum Ausschluß knöcherner Begleitverletzungen verzichtet werden.

> **Die Panoramaaufnahme unter Gewichtsbelastung ist durch den Einsatz sonographischer Streßaufnahmen entbehrlich geworden.**

Es wird im Rahmen der Untersuchung je eine frontale und eine sagittale Schallebene der betroffenen und der gesunden Seite angefertigt. Fenkl und Gotzen haben bei der Verletzung des Akromioklavikulargelenks vom Schweregrad *Tossy I* als sonographischen Befund einen Gelenkerguß mit Vorwölbung der Gelenkkapsel im Frontalschnitt, bei unauffälligem Sagittalschnitt, beschrieben [5]. Beim Schweregrad *Tossy II* kommt es zusätzlich zum Nachweis von periartikulärer Flüssigkeit, einer Verbreiterung des Gelenkspalts über 5 mm und einem Tiefertreten des Akromions gegenüber der lateralen Klavikula um mehr als 2 mm. Der Sagittalschnitt zeigt unauffällige Bandstrukturen, jedoch häufig

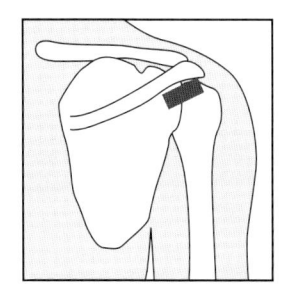

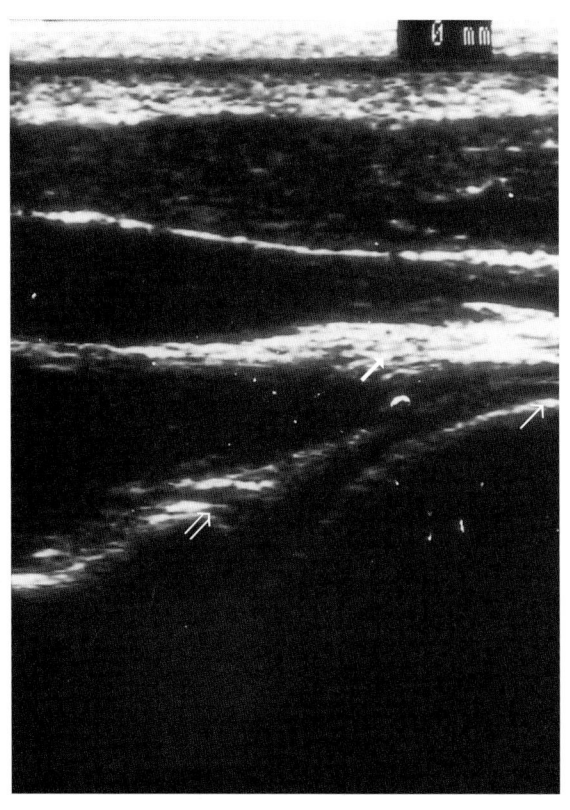

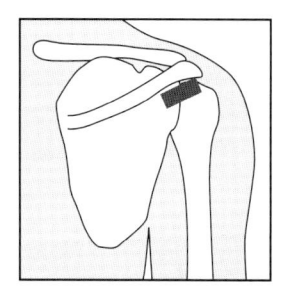

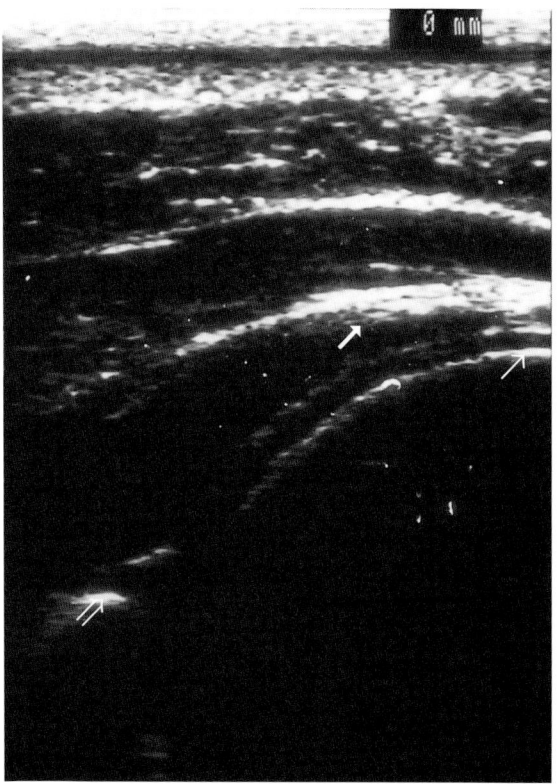

59

eine echoarme Flüssigkeitsansammlung am Unterrand der Klavikula. Die korakoklavikuläre Distanz kann im Seitenvergleich erhöht sein, bei Gewichtsbelastung kommt es jedoch nicht zu einer Vergrößerung um mehr als 2–3 mm. Beim Schweregrad *Tossy III* gelingt ein Ergußnachweis in der Bursa subacromialis. Zusätzlich zu den Vorbefunden zeigen sich die korakoklavikulären Bandstrukturen in ihrem Verlauf gewellt oder sind als Bandstümpfe nachweisbar. Es besteht ein ausgeprägter Akromiontiefstand, der unter Gewichtsbelastung noch weiter zunimmt.

Wertigkeit der Sonographie im Vergleich zu anderen bildgebenden Verfahren

Die Sonographie hat sich als initiales bildgebendes Verfahren bei Erkrankungen der Rotatorenmanschette und der Gleitgewebe international durchgesetzt. Eine große Anzahl wissenschaftlicher Arbeiten konnte eine Sensitivität von 90–95%, eine Spezifität von 73–95% und eine Gesamtgenauigkeit von 90–95% nachweisen [3, 8, 17, 20].

Die Arthrographie mit wasserlöslichem Kontrastmittel war vor der Einführung der Sonographie die einzig verfügbare Methode zur bildgebenden Diagnostik der Rotatorenmanschette. Ihr Nachteil ist neben der Strahlenbelastung ihre Invasivität und die damit verbundene Infektionsgefahr. Akromialseitige Partialrupturen können ebenso wie intratendinöse Veränderungen nicht nachgewiesen werden. Crass et al. fanden bei einem Vergleich der Sonographie mit der Einfachkontrastarthrographie anhand operativ kontrollierter Befunde eine Sensitivität von 93 vs. 76%, eine Spezifität von 92 vs. 89% und eine Gesamtgenauigkeit von 91 vs. 82% [3]. Mack et al. verglichen mit gleicher Fragestellung die Sonographie und die Doppelkontrastarthrographie. Es zeigte sich eine Sensitivität von 91 vs. 100%, eine Spezifität von 98 vs. 88% und eine Gesamtgenauigkeit von 95 vs. 96% [15]. Soble et al. fanden bei diesen beiden Methoden eine Sensitivität von 93 vs. 87% und eine Spezifität von 73 vs. 100% [20].

Die Magnetresonanztomographie (MRT) hat den grundsätzlichen Vorteil, daß sowohl Knochen- als auch Weichteilstrukturen gleichzeitig in beliebigen Schichtebenen darstellbar sind. Nachteilig sind das Fehlen einer dynamischen Untersuchung, mögliche klaustrophobe Reaktionen des Patienten und die hohen Kosten. Von dieser Methode sind im Rahmen weiterer technischer Verbesserungen, wie z. B. hochauflösender Oberflächenspulen, noch einige Fortschritte zu erwarten. Im Gegensatz zur Sonographie können hier auch die pathologischen Befunde im Bereich des Gelenkbinnenraums und des Labrum glenoidale bei entsprechender Schichtführung dargestellt werden. Im Bereich der Rotatorenmanschettendiagnostik gibt es beim Vergleich zwischen Sonographie und Magnetresonanztomographie (MRT) noch widersprüchliche Ergebnisse [4]. Hodler et al. fanden eine Sensitivität von Sonographie und MRT von 93 vs. 66% bei arthrographisch kontrollierten Rupturen [9]. Burk et al. konnten mittels MRT 100%, mittels Sonographie nur 60% der arthrographisch nachgewiesenen Rupturen zeigen [1]. Bezüglich der Bestätigung intakter Rotatorenmanschetten war eine Übereinstimmung von Arthrographie und MRT in 87,5%, von Arthrographie und Sonographie in ebenfalls 87,5% vorhanden.

Zusammenfassend sind die Sonographie und das Nativröntgenbild die initialen bildgebenden Verfahren der 1. Wahl. Inwieweit bei Fragestellungen, welche die periartikulären Strukturen betreffen, neben diesen Verfahren die Arthrographie oder die Magnetresonanztomographie zum Einsatz kommen, hängt neben der individuellen Fragestellung auch von der Erfahrung und Selbsteinschätzung des Untersuchers ab. Hier sollte auch unterschieden werden, ob evtl. operative Maßnahmen, z. B. bei Vorliegen einer Rotatorenmanschettenruptur, erwogen werden oder nicht. Im Fall einer operativen Intervention ist die Arthrographie, welche nur in Doppelkontrasttechnik durchgeführt werden sollte, nur bei zweifelhaften sonographischen Befunden indiziert. Die Magnetresonanztomographie ist in naher Zukunft möglicherweise in der Lage,

2.2.1 Das Schultergelenk

die Arthrographie ganz zu ersetzen, gegenwärtig ist dies jedoch noch nicht der Fall.
Bei Verdacht auf einen intraossären Prozeß stellen die 3-Phasen-Knochenszintigraphie und die Magnetresonanztomographie die komplementären Verfahren der Wahl dar.

Die Arthroskopie als invasives operatives Verfahren wird eingesetzt, wenn durch die vorhergehenden Untersuchungen keine endgültige diagnostische Klärung erfolgen konnte oder wenn eine Diagnose gesichert wurde, die einer arthroskopischen Therapie zugänglich ist.

Zusammenfassung

Die sonographische Untersuchung des Schultergelenks hat sich als initiales diagnostisches Verfahren insbesondere zur Abklärung der periartikulären anatomischen Strukturen weltweit durchgesetzt.
Die große Verfügbarkeit der Methode, ihre fehlende Strahlenbelastung und Nicht-Invasivität sowie die Möglichkeit der dynamischen Untersuchung und die niedrigen Kosten sind Vorteile, die insbesondere am Schultergelenk zum Tragen kommen und die Sonographie zum verlängerten Arm der klinischen Untersuchung werden lassen. Möglichkeiten und Grenzen der diagnostischen Aussagekraft der Schultersonographie wurden in einer großen Anzahl wissenschaftlicher Untersuchungen umfangreich dokumentiert. Um den hier mitgeteilten hohen Grad an Spezifität und Sensitivität als Untersucher reproduzieren zu können, müssen fundierte Kenntnisse in der topographischen Anatomie des Schultergelenks, der korrekten technischen Durchführung der Untersuchung, des normalen und pathologischen sonographischen Bildes und der physikalischen und lokalen Artefaktmöglichkeiten vorhanden sein. Im vorangehenden Kapitel wurde versucht, hierzu das Fundament zu legen. Die beschriebenen sonographischen Schnittebenen ermöglichen eine reproduzierbare Dokumentation einer Vielzahl entzündlicher, degenerativer und traumatischer Veränderungen am Schultergelenk und den periartikulären Weichteilen. Nach Beschreibung der normalen Sonoanatomie wurden die häufigsten pathologischen Befunde anhand ihres sonographischen Bildes erläutert. Die Sonographie des Schultergelenks ist neben dem Standardröntgenbild die initiale Methode der 1. Wahl zur Klärung von Beschwerdebildern der Schulterregion.

Literatur

1. Burk, D. L., D. Karasick, A. B. Kurtz, D. G. Mitchell, M. D. Rifkin, C. L. Miller, D. W. Levy, J. M. Fenlin, A. R. Bartolozzi: Rotator cuff tears: Prospective comparison of MR imaging with arthrography, sonography and surgery. Amer. J. Radiol. 153 (1989) 87–92.
2. Casser, H. R., H. Sulimma, A. Straub, R. Paus: Untersuchungen über Fehlerquellen in der sonographischen Diagnostik der Rotatorenmanschette. Ultraschall in Med. 12 (1991) 256–262.
3. Crass, J. R., E. V. Craig, S. B. Feinberg: Ultrasonography of rotator cuff tears: A review of 500 diagnostic studies. J. clin. Ultrasound 16 (1988) 313–327.
4. Farley, T. E., C. H. Neumann, L. S. Steinbach, A. J. Jahnke, S. S. Petersen: Full-thickness tears of the rotator cuff of the shoulder: Diagnosis with MR imaging. Amer. J. Radiol. 158 (1992) 347–351.
5. Fenkl, R., L. Gotzen: Die sonographische Diagnostik beim verletzten Akromioclavikulargelenk. Ein standardisiertes Untersuchungsverfahren. Unfallchir. 95 (1992) 393–400.
6. Harland, U.: Die sonographische Untersuchung des Schultergelenkes. Med. Orthop. Technik 106 (1986) 48–52.
7. Hedtmann, A., H. Fett: Atlas und Lehrbuch der Schultersonographie. Enke, Stuttgart 1988.
8. Hedtmann, A., H. Fett: Schultersonographie. In: Hedtmann, A. (Hrsg.): Degenerative Schultererkrankungen, S. 37–44. Enke, Stuttgart 1990.
9. Hodler, J., B. Terrier, G. K. von Schulthess, W. A. Fuchs: MRI and sonography of the shoulder. Clin. Radiol. 43 (1991) 323–327.
10. Jerosch, J., M. Marquardt: Die Wertigkeit der sonographischen Diagnostik zur Darstellung von Hill-Sachs-Läsionen. Z. Orthop. 128 (1990) 507–511.

11. Jerosch, J., M. Goertzen, M. Marquardt: Über die Möglichkeiten der diagnostischen Sonographie bei der Beurteilung von Instabilitäten des Schultergelenkes. Unfallchir. 94 (1991) 88–94.
12. Katthagen, B. D.: Schultersonographie. Technik, Anatomie, Pathologie. Thieme, Stuttgart 1988.
13. Löffler, L.: Ultraschalldiagnostik am Bewegungsapparat. Thieme, Stuttgart 1989.
14. Mack, L. A., D. A. Nyberg, F. A. Matsen: Sonographic evaluation of the rotator cuff. Radiol. Clin. N. Amer. 26 (1988) 161–177.
15. Mack, L. A., M. K. Gannon, R. F. Kilcoyne, F. A. Matsen: Sonographic evaluation of the rotator cuff. Accuracy in patients without prior surgery. Clin. Orthop. 234 (1988) 21–27.
16. Matsen, F. A., S. C. Thomas, C. A. Rockwood: Glenohumeral instability. In: Rockwood, C. A., F. A. Matsen (eds.): The shoulder, pp. 526–622. Saunders, Philadelphia–London–Toronto–Montreal–Sydney–Tokyo 1990.
17. Middleton, W. D., W. R. Reinus, W. G. Totty, C. L. Melson, W. A. Murphy: Ultrasonographic evaluation of the rotator cuff and biceps tendon. J. Bone Jt. Surg. 68 (A) (1986) 440–450.
18. Sattler, H.: Zum Stellenwert der Arthrosonographie der Schulter in der rheumatologischen Diagnostik. Z. Rheum. 52 (1993) 90–96.
19. Schmid, A., F. Schmid: Einsatz der Arthrosonographie bei der Diagnostik von Tossy-Verletzungen am Schultereckgelenk. Akt. Traumat. 18 (1988) 134–138.
20. Soble, M. G., A. D. Kaye, R. C. Guay: Rotator cuff tear: Clinical experience with sonographic detection. Radiology 173 (1989) 319–321.
21. Sobotta: Atlas der Anatomie des Menschen, 20. Aufl., Bd. 1, S. 186. Neu herausgegeben von: Putz, R., R. Pabst. Urban & Schwarzenberg, München–Wien–Baltimore 1993.
22. Uhthoff, H. K., K. Sarkar: Calcifying tendinitis. In: Rockwood, C. A., F. A. Matsen (eds.): The shoulder, pp. 774–790. Saunders, Philadelphia–London–Toronto–Montreal–Sydney–Tokyo 1990.
23. Wülker, N., D. Kohn: Sonographische Routinediagnostik der Schulter. Ultraschall in Med. 12 (1991) 228–235.

2.2.2 Das Ellenbogengelenk

Antje Rademacher

Die Sonographie des Ellenbogens stellt eine einfache, schnelle, kostengünstige und nicht-invasive Untersuchungsmethode dar. Das folgende Kapitel soll über Indikation, Untersuchungstechnik sowie die wichtigsten Krankheitsbilder, bei denen die Sonographie hilfreiche Erkenntnisse liefern kann, Aufschluß geben.

Indikation

Hauptindikation für die sonographische Untersuchung des Ellenbogengelenks stellt der Verdacht auf einen *Gelenkerguß*, insbesondere im Rahmen entzündlich-rheumatischer, aber auch degenerativer Erkrankungen dar. Zur Differenzierung dieser beiden Krankheitsbilder kann eine sonographisch gesteuerte Punktion mit Synoviaanalyse hilfreich sein. Auch bei meist eher kleinen Ergußmengen stellt die *ultraschallgezielte Punktion* eine erhebliche Erleichterung dar. Aber auch *ossäre Destruktionen*, *Anbauten* und insbesondere *freie Gelenkkörper* bei entzündlichen und degenerativen Gelenkerkrankungen sind darstellbar, wobei die Sonographie hier nur bedingt die Methode der 1. Wahl ist.
Veränderungen im Weichteilmantel des Gelenks wie *Sehnen- und Muskelrisse* sind einfach und schnell sonographisch nachweisbar. Dies ist insbesondere bei *Teilrupturen* von Bedeutung, da diese klinisch meist nicht eindeutig zu diagnostizieren sind.
Auch in der Traumatologie, insbesondere im Kindesalter, hat die Sonographie einen wichtigen Stellenwert. Die Frage einer *Radiusköpfchenluxation* läßt sich schnell klären. *Frakturen oder Dislokationen im Bereich der noch kartilaginären Strukturen*, bei denen die konventionellen Röntgenaufnahmen nur sehr begrenzt Auskunft geben können, lassen sich meist recht gut darstellen.
Aufgrund ihrer unterschiedlichen Sonomorphologie ist meist eine Differenzierung von *Rheumaknoten*, *Gichttophi* und einer *Bursitis olecrani* als häufigste Ursachen periartikulärer „Tumoren" im Bereich des Olekranons und der dorsalen Ulnarkante möglich.

2.2.2 Das Ellenbogengelenk

Topographie

Das Ellenbogengelenk wird von den korrespondierenden Gelenkflächen von Humerus, Ulna und Radius gebildet und setzt sich anatomisch gesehen aus drei verschiedenen Gelenken zusammen, die alle von einer gemeinsamen Gelenkkapsel umgeben sind. Für die Sonographie von Bedeutung sind allerdings nur das Humeroulnar- und das Humeroradialgelenk, nicht jedoch das proximale Radioulnargelenk. Die Articulatio humeroulnaris, ein Scharniergelenk, wird von der Trochlea humeri und der Ulna mit Olekranon dorsal und Proc. coronoideus ventral gebildet. Das Radiusköpfchen ist gelenkig mit dem Kapitulum des Humerus verbunden. Das Capitulum humeri bildet ventralseitig mit dem Humerusschaft die Fossa radii. Die Fossa coronoidea ventral sowie die Fossa olecrani dorsal werden von Trochlea humeri und Humerusschaft begrenzt.

Mediale und laterale Kollateralbänder stabilisieren das Gelenk. Umgeben wird das Gelenk von einem kräftigen Muskelmantel, der beugeseitig aus den Mm. biceps brachii, brachialis und brachioradialis sowie den Unterarmflexoren, streckseitig aus dem M. triceps brachii und den Unterarmextensoren besteht.

Untersuchungstechnik

Technik

Da die Gelenkstrukturen relativ oberflächennah liegen, verwendet man am besten einen 7,5-MHz-Linearschallkopf, gegebenenfalls mit Vorlaufstrecke.

Lagerung des Patienten

Das Ellenbogengelenk läßt sich am einfachsten am sitzenden Patienten mit hängendem gestrecktem, oder 90 Grad gebeugtem Arm untersuchen. Der Untersucher führt mit einer Hand den Unterarm des Patienten, mit der anderen hält er den Schallkopf.

Vom Untersucher geführte Bewegungen des Unterarms während der Untersuchung können bei der Unterscheidung der knöchernen Strukturen, aber auch der einzelnen Muskeln hilfreich sein. Ein nicht selten bei Erkrankungen des Ellenbogengelenks bestehendes Streckdefizit kann die Untersuchung beugeseitig erheblich erschweren oder sogar ganz unmöglich machen.

Standardschnittebenen

Bem *dorsalen Längsschnitt* wird der Schallkopf zunächst dorsal längsseitig bei 90 Grad gebeugtem Arm mit dem distalen Ende über der Olekranonspitze aufgesetzt (Abb. 2-19). Die zweite Ebene, der *dorsale Querschnitt*, liegt senkrecht zu der ersten (Abb. 2-20).

Um den *ventralen Längsschnitt* durchzuführen, wird der Schallkopf ventral parallel zur Oberarmachse bei gestrecktem Arm aufgesetzt und das Gelenk von radial nach ulnar durch Parallelverschiebung des Schallkopfes durchgemustert. Dabei werden sowohl das Humeroradial- (Abb. 2-21) als auch das Humeroulnargelenk (Abb. 2-22) mit darüberliegender Muskulatur dargestellt.

Zuletzt wird der *ventrale Querschnitt* über dem distalen Humerus angelegt. Dazu wird der Schallkopf bei ebenfalls gestrecktem Arm quer zur Oberarmlängsachse vom distalen Humerusschaft bis über das Ellenbogengelenk geführt (Abb. 2-23).

Normalbefund

Im *dorsalen Längsschnitt* kommen die anatomischen Strukturen wie folgt zur Darstellung: Die Fossa olecrani ist als Einbuchtung zwischen schallschattengebendem Humerusschaft und Trochlea zu erkennen (s. Abb. 2-19). Bei Streckung des Ellenbogengelenks senkt sich das Olekranon in die Fossa olecrani und bildet an seinem proximalen Rand einen senkrechten Winkel zum Humerusschaft. Schallkopfnah finden sich der eher echoarme M. triceps brachii und seine echoreichere Sehne, die am Olekranon inseriert. Zur besseren Differenzierung der knöchernen und muskulären Strukturen ist die Bewegung des Unterarms hilfreich.

2 Sonographie der Gelenke

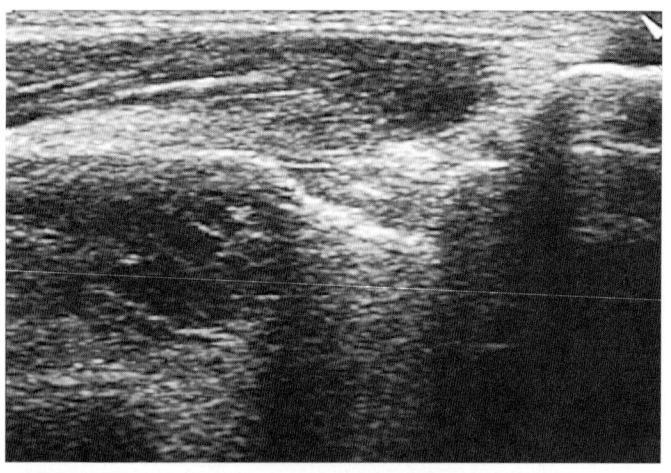

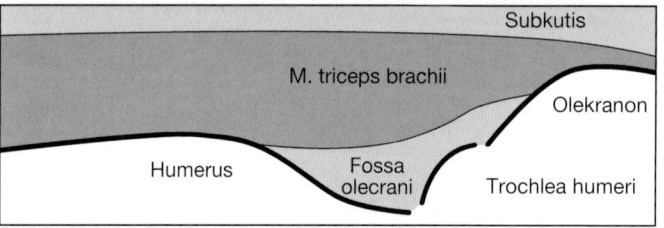

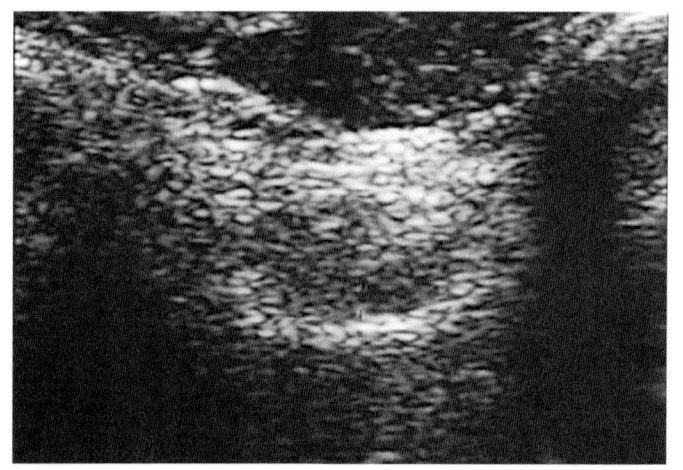

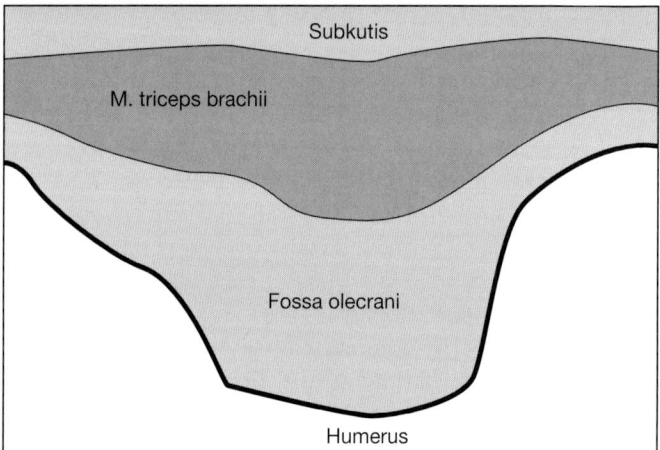

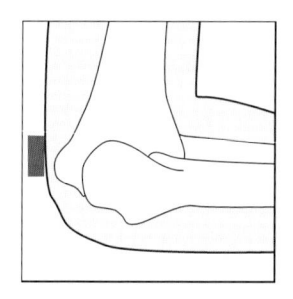

Abb. 2-19 Normalbefund bei 7,5-MHz-Schallkopf.

Dorsaler Längsschnitt bei 90 Grad gebeugtem Ellenbogengelenk.

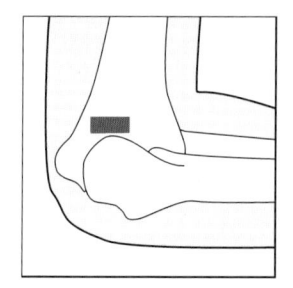

Abb. 2-20 Normalbefund bei 7,5-MHz-Schallkopf.

Dorsaler Querschnitt über dem 90 Grad gebeugten Ellenbogengelenk in Höhe der Fossa olecrani.

2.2.2 Das Ellenbogengelenk

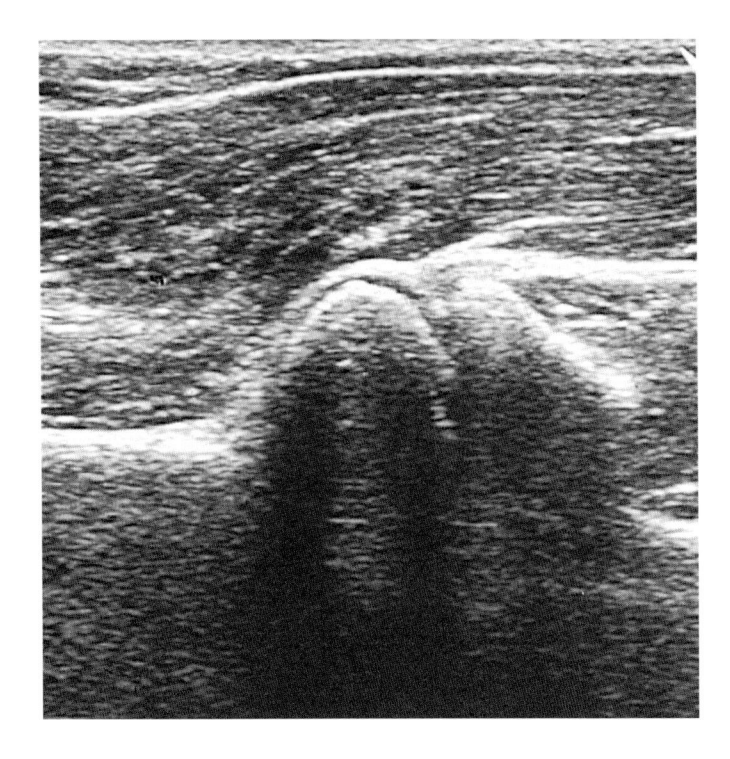

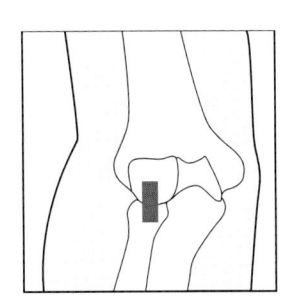

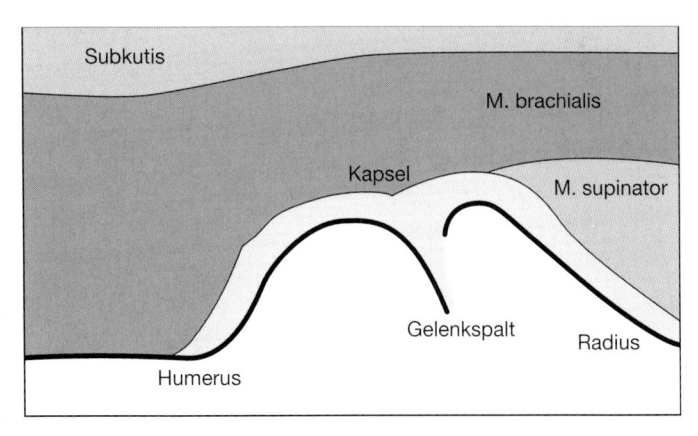

Abb. 2-21 Normalbefund bei 7,5-MHz-Schallkopf.
Ventraler Längsschnitt radialseitig bei gestrecktem Arm über dem Humeroradialgelenk.

2 Sonographie der Gelenke

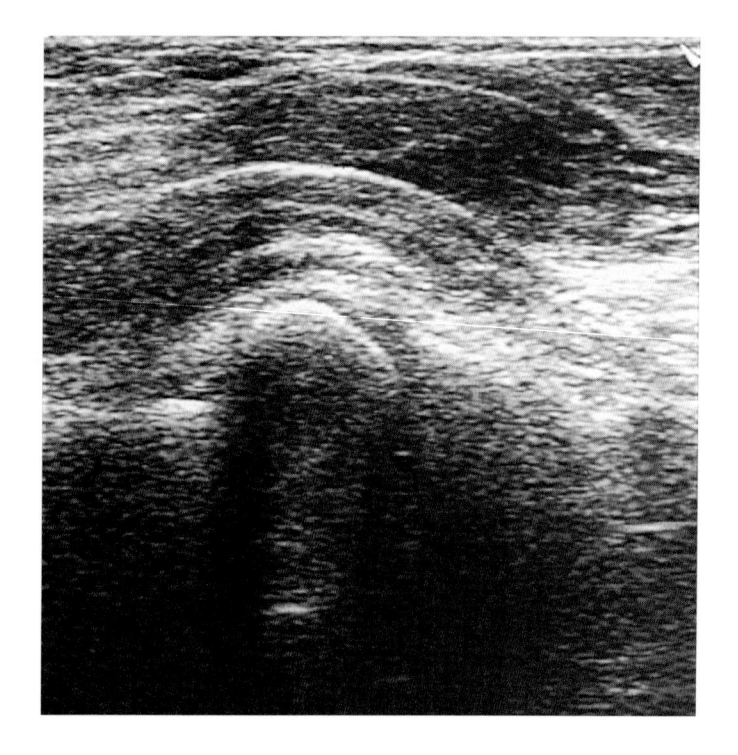

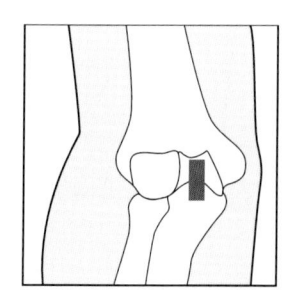

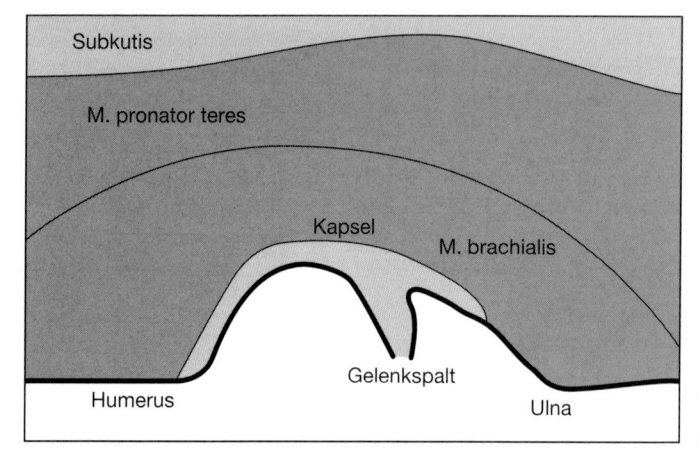

Abb. 2-22 Normalbefund bei 7,5-MHz-Schallkopf.
Ventraler Längsschnitt ulnarseitig bei gestrecktem Arm über dem Humeroulnargelenk.

2.2.2 Das Ellenbogengelenk

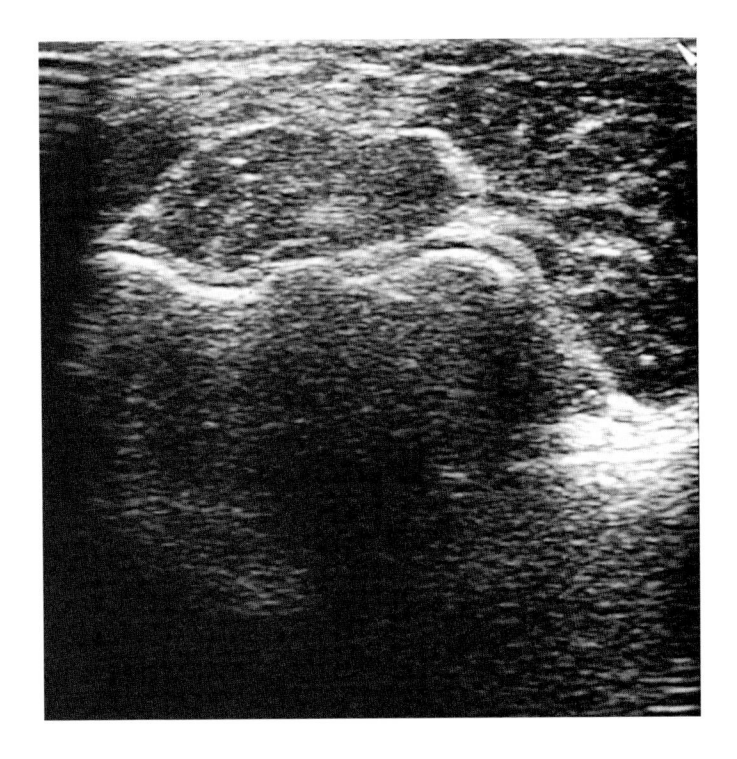

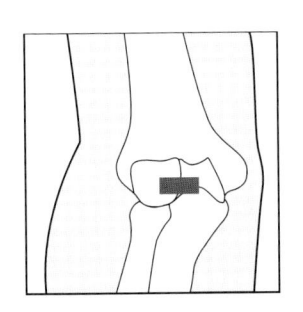

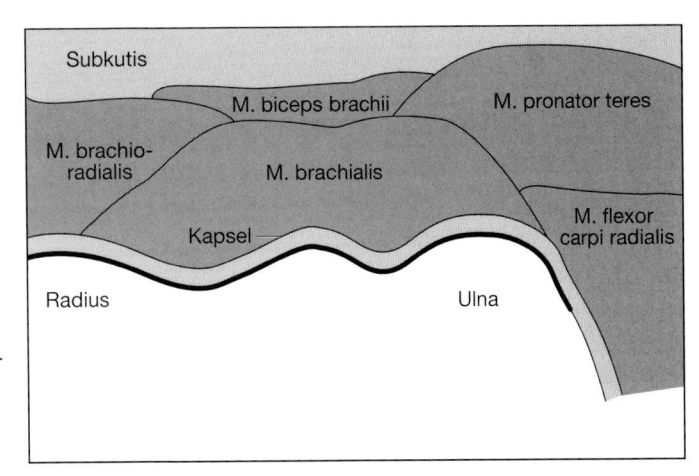

Abb. 2-23 Normalbefund bei 7,5-MHz-Schallkopf.
Ventraler Querschnitt in Höhe von Trochlea und Capitulum humeri bei gestrecktem Arm.

2 Sonographie der Gelenke

Aus dem dorsalen Längsschnitt heraus wird der Schallkopf um 90 Grad gedreht und der distale Oberarm von proximal nach distal tomogrammartig im *dorsalen Querschnitt* durchgemustert (s. Abb. 2-20). Im distalen Abschnitt wird die Fossa olecrani als talförmige Einschnürung zwischen den beiden Epikondylen des Humerus sichtbar. Die Fossa selbst ist mit relativ echoreichem Fettgewebe gefüllt, darüber hinweg zieht der echoärmere M. triceps brachii.

Im *ventralen Längsschnitt* stellt sich radialseitig das Capitulum humeri mit dem artikulierenden abgerundeten Radiusköpfchen dar. Proximal des Kapitulums befindet sich die Fossa radii, die meist echoreicher als der darüberziehende M. brachioradialis ist. Distal des Radiusköpfchens inseriert die Bizepssehne, und der M. supinator wird, direkt dem Knochen aufliegend, quer getroffen. Ulnarseitig kommt distal der Trochlea der Proc. coronoideus der Ulna zur Darstellung. Er findet sich meist etwas tiefer als die Trochleaoberfläche und ist im Gegensatz zum Radiusköpfchen aufgrund seiner schnabelartig zulaufenden Spitze nur als kleiner Höcker sichtbar. Proximal der Trochlea wird die im Gegensatz zum längs darüberliegenden M. brachialis echoreichere Fossa coronoidea erfaßt. Der M. brachialis zieht distal des Proc. coronoideus in die Tiefe, um an der Tuberositas ulnae zu inserieren. Weiter ulnarseitig stellt sich schräg zum Faserverlauf geschnitten der M. pronator teres dar.

Die Trochlea und das Capitulum humeri bilden im *ventralen Querschnitt* eine echoreiche, schallschattenwerfende geschweifte Klammer mit echofreiem hyalinem Knorpelüberzug. Distal davon erfaßt man das in diesem Schnitt halbmondförmige Radiusköpfchen mit ebenfalls echofreiem Knorpelsaum. Die über den Gelenkspalt hinwegziehende Muskulatur wird dabei quer zum Faserverlauf getroffen.

Pathologische Befunde

Ellenbogengelenkerguß

Die Ergußflüssigkeit hebt die normalerweise dem Gelenk direkt aufliegende Gelenkkapsel vom Knochen ab und kommt echoarm zwischen der echoreichen Gelenkkapsel und dem durch Schallverstärkung noch echoreicheren Knochen zur Darstellung.

> **Die Flüssigkeit sammelt sich bevorzugt in den drei Fossae: Fossa olecrani dorsal (Abb. 2-24), Fossa radii (Abb. 2-25) und Fossa coronoidea (Abb. 2-26) ventral [6].**

Zum Ausschluß eines Ergusses muß das Gelenk in allen beschriebenen Standardschnittebenen durchgemustert werden. Durch Proliferation der Synovialmembran im Rahmen entzündlicher Prozesse kann es zu sichtbaren zottenartigen, in den Erguß hineinragenden Formationen kommen. Bei einer chronischen Synovialitis ist die Gelenkkapsel durch echoreiches Synovialisgewebe vom Knochen abgehoben. Häufig ist keine Ergußflüssigkeit mehr zu sehen (Abb. 2-27).

Distal des Radiusköpfchens kann es durch Ausstülpung der ventralen Kapsel unterhalb des Lig. anulare radii zu einer Zystenbildung kommen, ähnlich der Baker-Zyste im Bereich des Kniegelenks (Abb. 2-28).

> **Diese Zyste bleibt häufig auch nach Abklingen der Entzündung für eine gewisse Zeit erhalten und stellt somit einen Hinweis auf den abgelaufenen Entzündungsprozeß dar.**

Im Rahmen entzündlicher Prozesse lassen sich gelegentlich im fortgeschrittenen Stadium auch ossäre Destruktionen sonographisch darstellen. Erosionen sind als Konturunterbrechung der Kortikalis mit Basisreflexion sichtbar.

Arthrotische Veränderungen beginnen meist mit nur geringer Exsudation. Es werden nur kleine Flüssigkeitsmengen im Bereich der Um-

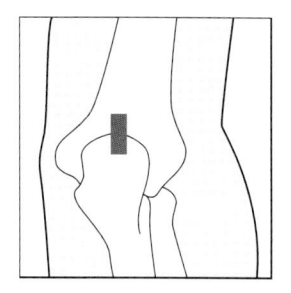

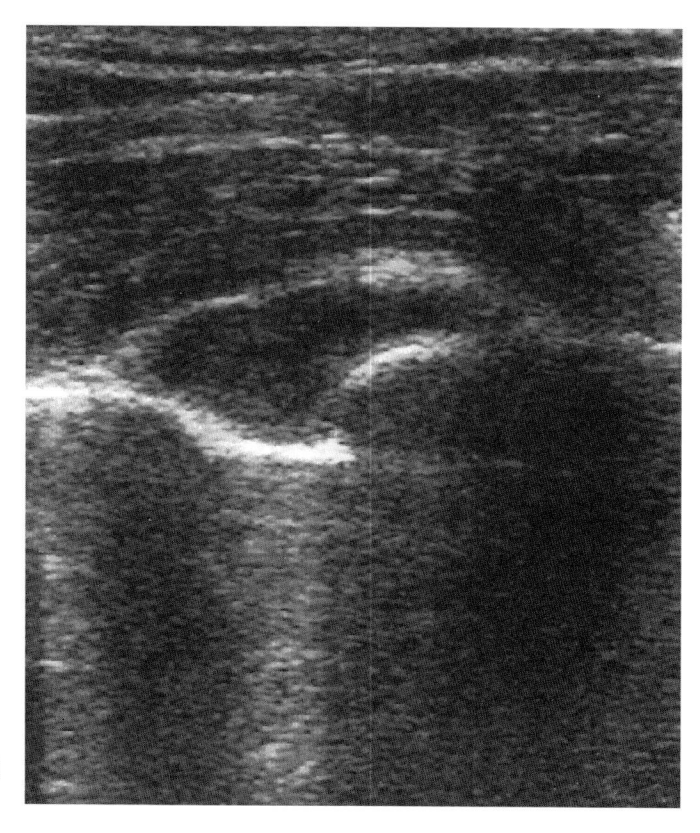

2.2.2 Das Ellenbogengelenk

Abb. 2-24 Kubitalarthritis bei einer 76jährigen Patientin mit chronischer Polyarthritis.

Dorsaler Längsschnitt über der Fossa olecrani. Die Fossa olecrani ist mit echoarmer Flüssigkeit gefüllt. Die echoreiche Gelenkkapsel ist vom Knochen abgehoben.

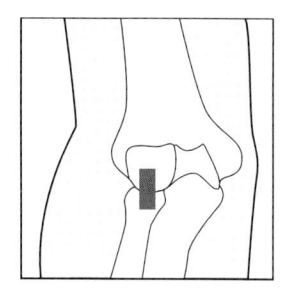

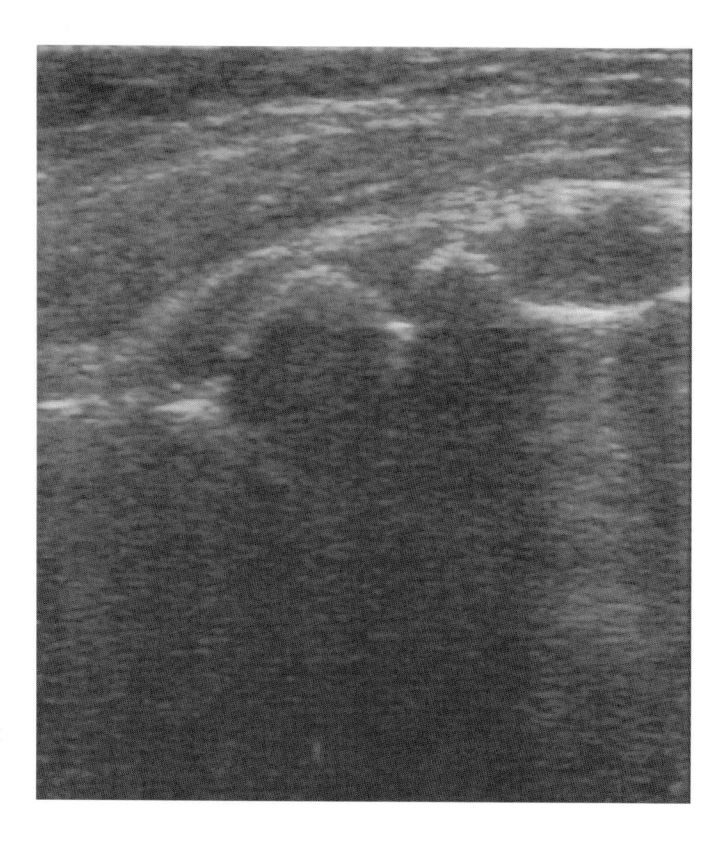

Abb. 2-25 Kubitalarthritis bei einer 76jährigen Patientin mit chronischer Polyarthritis.

Ventraler Längsschnitt über dem Humeroradialgelenk. Die echoreiche Gelenkkapsel ist durch die echoarme, erhebliche Flüssigkeitsmenge deutlich vom Gelenk abgehoben.

2 Sonographie der Gelenke

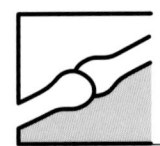

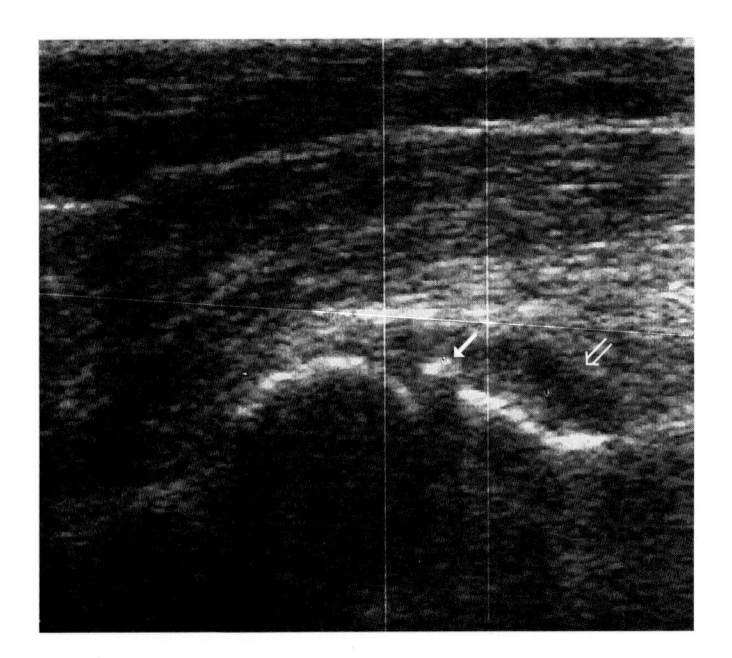

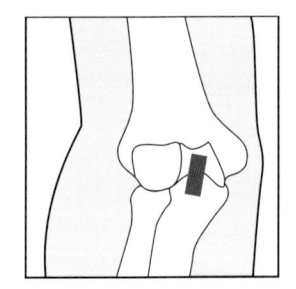

Abb. 2-26 Aktivierte Kubitalarthrose bei einem 75jährigen Patienten. Streck- und Beugedefizit bei freiem Gelenkkörper.

Ventraler Längsschnitt über dem Humeroulnargelenk. Die Gelenkkapsel ist durch echoarme Ergußflüssigkeit (⇒), die sich vorwiegend distal des Proc. coronoideus sammelt, vom Gelenk abgehoben. In Höhe des Proc. coronoideus zeigt sich eine echoreiche Formation (→) mit dorsalem Schallschatten, die einem freien Gelenkkörper entspricht.

2.2.2 Das Ellenbogengelenk

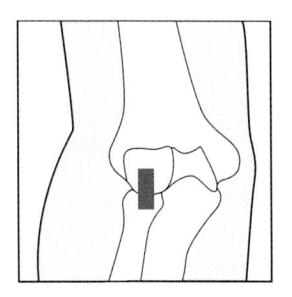

Abb. 2-27 Synovialitis bei seit Monaten bestehender Kubitalarthritis bei einer 40jährigen Patientin mit chronischer Polyarthritis.

Ventraler Längsschnitt über dem Humeroradialgelenk. Die echoreiche Gelenkkapsel (→) ist durch ebenfalls echoreiches Synovialisgewebe vom Knochen abgehoben.

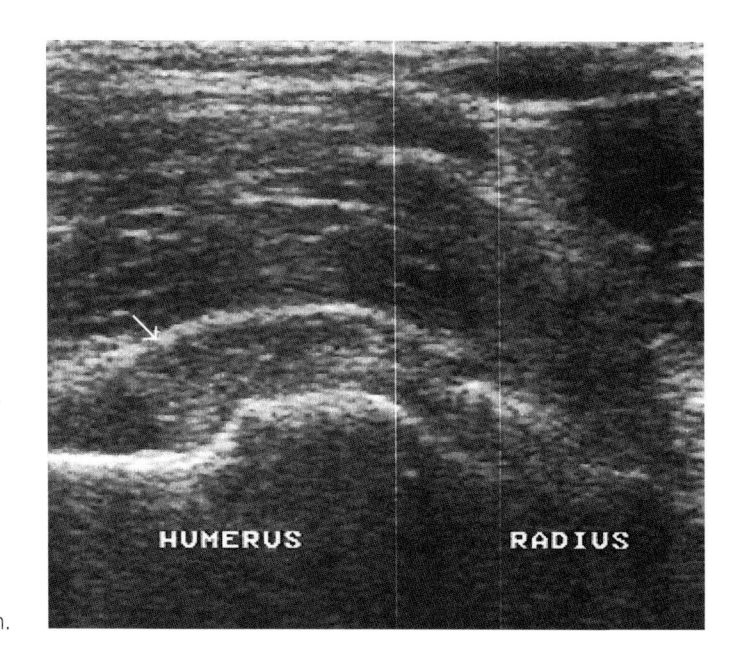

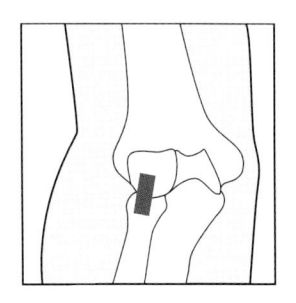

Abb. 2-28 Gleiche Patientin wie in Abb. 2-24.

Ventraler Längsschnitt über dem Humeroradialgelenk. Zystenbildung distal des Radiusköpfchens bei Kubitalarthritis mit in das Zystenlumen hineinragenden Synovialiszotten (→). Die durch den entzündlichen Erguß flüssigkeitsgefüllte Gelenkkapsel stülpt sich unterhalb des Lig. anulare radii nach distal und bildet dadurch diese Zystenformation (⇒).

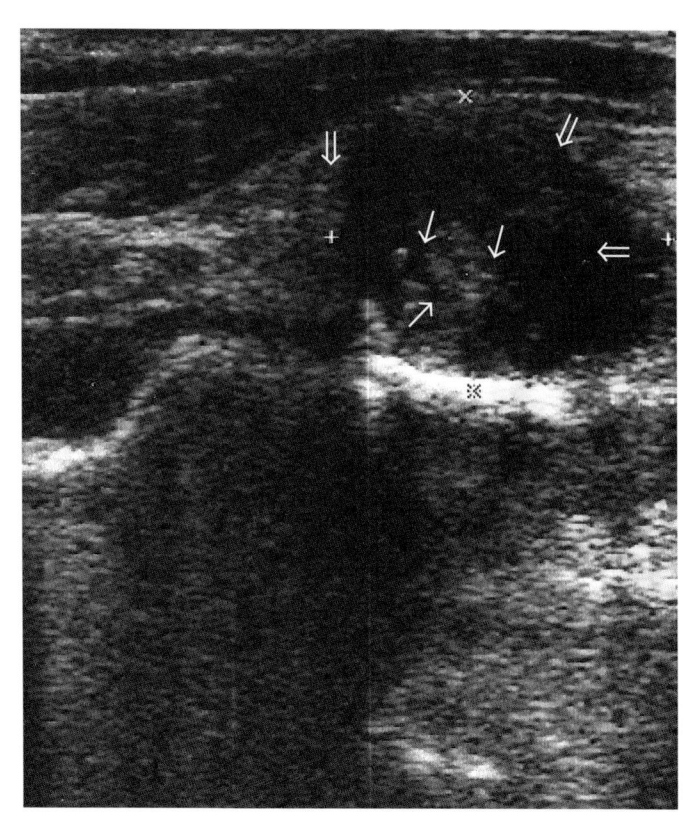

schlagsfalten der Gelenkkapsel in Höhe des Gelenkspalts sichtbar. Im weiteren Verlauf kommt es neben knöchernen Veränderungen im Sinne von osteophytären Randkantenausziehungen, die sonographisch als Stufen- oder Kantenbildung imponieren, auch zu einer Verschmälerung des echofreien Knorpelsaums. Bei Aktivierung einer Kubitalarthrose kann sich ein deutlicher Erguß bilden.

Über die Ergußgenese (entzündlich oder degenerativ, z. B. bei einer aktivierten Arthrose) lassen sich sonographisch keine Aussagen treffen. Für eine Gelenkpunktion (diagnostisch oder therapeutisch) stellt die sonographische Ergußlokalisation jedoch eine erhebliche Erleichterung dar.

Freie Gelenkkörper (s. Abb. 2-26)

Bei der Osteochondrosis dissecans, der Chondromatose sowie gelegentlich bei der fortgeschrittenen Kubitalarthrose kann es zur Bildung, auch multipler, freier Gelenkkörper kommen, die sich meist in den Fossae finden und klinisch zu Einklemmungserscheinungen führen können. Die freien Gelenkkörper stellen sich je nach ihrer Zusammensetzung (knorpelig, knöchern) mehr oder weniger echoreich mit teilweiser oder vollständiger dorsaler Schallauslöschung dar, so daß die normale Gelenkkontur möglicherweise nicht mehr einsehbar ist [2]. Wie bei allen Befunden muß zur exakten Beurteilung sowie zum Ausschluß von Artefakten eine zweite Ebene herangezogen werden.

Osteonekrosen

Im Bereich des Ellenbogengelenks sind aseptische Knochennekrosen an folgenden drei Lokalisationen beschrieben: Capitulum humeri (Morbus Panner), Trochlea humeri und Caput radii (Morbus Hegemann). Diese Veränderungen treten hauptsächlich am wachsenden Skelett auf und stellen sich sonographisch als Konturunterbrechung der betroffenen Gelenkflächen dar. Ein Erguß kann, muß jedoch nicht vorhanden sein.

Frakturen und Luxationen im Kindesalter [4]

Eine Luxation oder Subluxation des Radiusköpfchens ist mittels Ultraschall in zwei Ebenen und im Seitenvergleich einfach und schnell diagnostizierbar [8]. Sonographisch besteht eine Inkongruenz der normalerweise artikulierenden Gelenkflächen des Capitulum humeri und des Caput radii.

Ein Gelenkerguß kann Hinweis für eine Frakturbeteiligung des Gelenks sein, die bei noch nicht vollständiger Ossifikation im Kindesalter mit konventionellen Röntgenbildern nicht immer sichtbar ist. Für die weitere Therapieentscheidung kann dies von großer Bedeutung sein, gegebenenfalls können weitere diagnostische Maßnahmen veranlaßt werden. Die noch offenen Epiphysenfugen sind gut einsehbar, Stufenbildungen müssen im Seitenvergleich dokumentiert werden.

Bursitis olecrani

Im Rahmen einer Bursitis olecrani kommt es zwischen Olekranon und subkutanem Fettgewebe auf der Dorsalseite des Unterarms zu einer entzündlichen Anschwellung. Bei der frischen, unkomplizierten Bursitis zeigt sich eine gut abgrenzbare, echoarme bis echofreie Raumforderung. Die chronische, komplizierte Bursitis hingegen enthält daneben meist echogenere inhomogene Binnenstrukturen, die wohl am ehesten Zelldetritus und Fibrin entsprechen. Das entzündliche Exsudat läßt sich durch Druck mit dem Schallkopf verschieben. Eine unauffällige, d. h. nicht flüssigkeitsgefüllte Bursa olecrani ist sonographisch nicht darstellbar. Neben dem klinischen Erscheinungsbild einer Entzündung mit Rötung, Überwärmung und Druckdolenz läßt sich die Bursitis olecrani auch sonographisch meist eindeutig gegen einen Rheumaknoten oder einen Gichttophus abgrenzen. Zur besseren Darstellung dieser Weichteilveränderungen ist eine Vorlaufstrecke äußerst hilfreich.

2.2.2 Das Ellenbogengelenk

Rheumaknoten (Abb. 2-29)

Der Rheumaknoten findet sich an der Unterarmdorsalseite im Bereich des Subkutangewebes als homogenes echoarmes Gebilde ohne scharfe Abgrenzung zum umgebenden Gewebe.

Gichttophi

Gichttophi entsprechen Ablagerungen von Harnsäurekristallen im Rahmen der chronischen Gicht. Sie finden sich häufig paraartikulär im Bereich von Sehnenscheiden, Sehnenansätzen und Bursen, so auch am Ellenbogengelenk. Die Harnsäurekristalle sind echoreich und können auch zur dorsalen Schallauslöschung führen. Umgeben sind sie meist von echoärmerem Gewebe, so daß sich im Gegensatz zum Rheumaknoten ein eher inhomogenes Bild ergibt.

Veränderungen im Bereich von Muskeln und Sehnen

Die Epicondylitis radialis humeri (Tennisellenbogen) kann sonographische Veränderungen zeigen wie: Auftreibung, Inhomogenität der Muskulatur und eine Bursitis (Abb. 2-30) im ansatznahen Bereich des M. extensor carpi radialis brevis am lateralen Humerusepikondylus, intramuskuläre Hämatome in Form von echoärmeren Arealen im proximalen Anteil des M. extensor carpi radialis [3].

Der sonographische Befund bei Sehnenrupturen wird ausführlich in Kapitel 3 und der bei Muskelrupturen in Kapitel 4 beschrieben.

Wertigkeit der Sonographie im Vergleich zu anderen bildgebenden Verfahren und weiterführende Diagnostik

Die Sonographie ist eine schnell durchzuführende, kostengünstige, nicht-invasive und beliebig oft wiederholbare Untersuchung, die damit für bestimmte Anwendungsbereiche deutliche Vorteile bietet [1].

Hauptindikation für die Ultraschalluntersuchung des Ellenbogengelenks ist der fragliche Gelenkerguß, hierfür stellt sie auch die Methode der 1. Wahl dar [7]. Durch exakte Ergußlokalisation kann eine Punktion erheblich erleichtert werden.

Periartikuläre Weichteilveränderungen wie Rupturen im Bereich von Sehnen und Muskeln, Bursitiden, Rheumaknoten und Gichttophi sind sonographisch schnell und problemlos diagnostizierbar und differenzierbar [5]. Bei einer Epicondylitis radialis humeri können sich sonographisch Veränderungen im Bereich des Sehnenansatzes sowie im proximalen Anteil des M. extensor carpi radialis finden. Die Diagnose bleibt jedoch eine klinische, da nicht immer sonographische Veränderungen sichtbar sind.

Im Bereich der Kindertraumatologie kann die Sonographie eine hilfreiche Ergänzung der konventionellen Radiologie sein. Radiusköpfchenluxationen sind einfach darstellbar. Ein intraartikulärer Erguß ist Hinweis auf eine gelenkige Frakturbeteiligung, die, bei noch überwiegend knorpeligen Strukturen, im konventionellen Röntgenbild nicht sichtbar sein muß.

Freie Gelenkkörper können, auch wenn sie rein knorpelig sind und damit dem konventionellen Röntgen entgehen, dargestellt werden. Veränderungen der knöchernen Gelenkabschnitte sind je nach Lokalisation auch sonographisch sichtbar, bleiben jedoch unbestreitbar eine Domäne der konventionellen Radiologie.

Die gleichzeitige Beurteilung aller ossären und umgebenden bindegewebigen sowie muskulären Strukturen erlauben nur Computer- und Kernspintomographie.

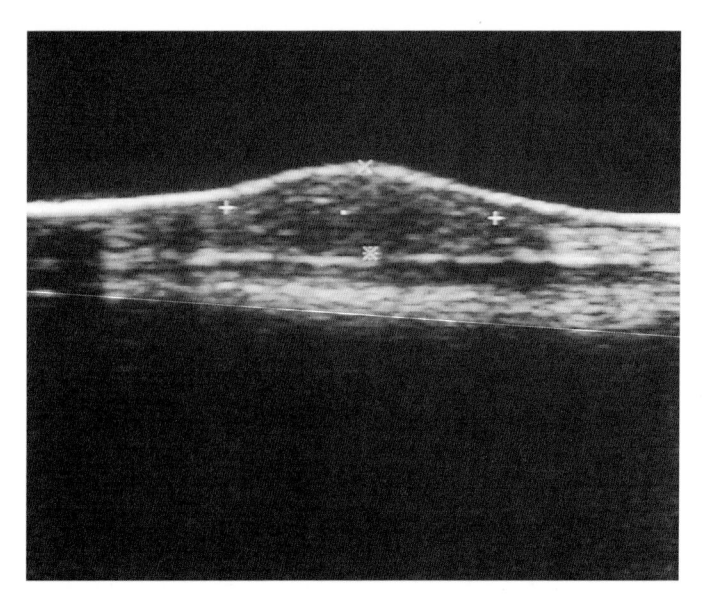

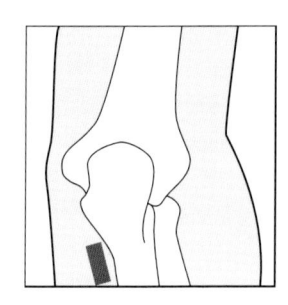

2 Sonographie der Gelenke

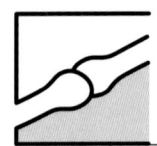

Abb. 2-29 52jähriger Patient mit chronischer Polyarthritis und hoher entzündlicher Aktivität.
Längsschnitt an der Dorsalseite des proximalen Unterarms (7,5-MHz-Schallkopf mit Wasservorlaufstrecke). Der Rheumaknoten stellt sich als subkutane echoarme Formation dar.

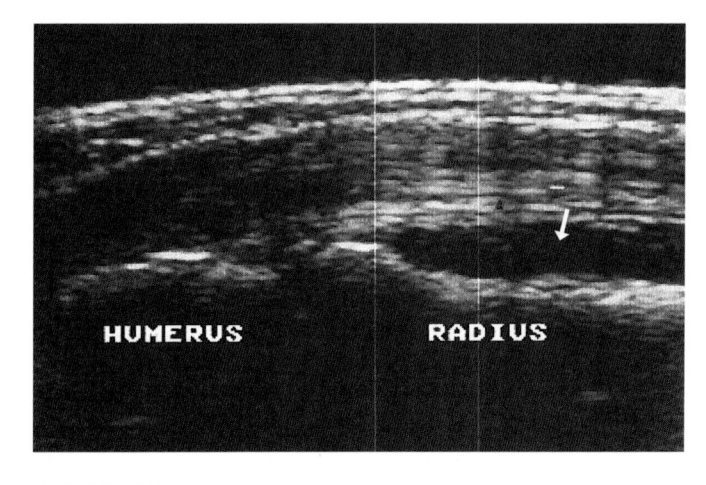

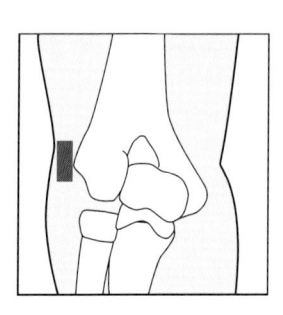

Abb. 2-30 30jährige Patientin mit seit zwei Monaten bestehenden, vorwiegend bewegungsabhängigen Schmerzen im Bereich des lateralen Humerusepikondylus.
Längsschnitt über dem Epicondylus radialis humeri (7,5-MHz-Schallkopf mit Wasservorlaufstrecke). Epicondylitis radialis humeri (Tennisellenbogen). → = peritendinöses Ödem.

2.2.2 Das Ellenbogengelenk

Zusammenfassung

Die arthrosonographische Beurteilung erfolgt bevorzugt mit einem 7,5-MHz-Linearschallkopf am sitzenden Patienten mit herabhängendem Arm. Für die Darstellung subkutaner Strukturen oder bei nur schmalem Weichteilmantel kann die Zuhilfenahme einer Vorlaufstrecke von Vorteil sein. Die Standardschnittebenen stellen der dorsale und ventrale Längs- sowie Querschnitt dar. Neben dem periartikulären Weichteilmantel werden bei gestrecktem Arm von ventral das Humeroulnar- und -radialgelenk beurteilt. Von dorsal ist bei 90 Grad gebeugtem Arm das Humeroulnargelenk mit der Fossa olecrani einsehbar. Zur Klärung eines fraglichen Gelenkergusses ist die Sonographie die Methode der 1. Wahl. Die Flüssigkeit stellt sich als echoarmer Bezirk zunächst im Bereich der Fossae (Fossae olecrani, coronoidea, radii) dar.

Da auch nur einzelne Kompartimente betroffen sein können, muß beim Gelenkerguß immer das gesamte Gelenk durchgemustert werden.

Differentialdiagnostisch zum Erguß kann sonographisch die Synovialitis abgegrenzt werden. Freie Gelenkkörper liegen meist im Bereich der Fossae, häufig besteht gleichzeitig ein Erguß. Sie stellen sich als echoreiche Strukturen dar. Beinhalten sie auch knöcherne Anteile, können sie zur kompletten dorsalen Schallauslöschung führen. Zum Ausschluß von Artefakten sind Befunde immer in zwei Ebenen darzustellen. In der Kindertraumatologie kann die Sonographie bei der Frage einer Radiusköpfchenluxation oder eines intraartikulären Hämatoms als Zeichen einer gelenkigen Frakturbeteiligung Vorteile gegenüber oder ergänzende Informationen zu der konventionellen Radiologie bieten. Knöcherne Veränderungen wie Erosionen im Rahmen entzündlich-rheumatischer Erkrankungen oder aseptische Knochennekrosen im wachsenden Skelett stellen sich als Konturunterbrechung der Kortikalis dar. Die Kubitalarthrose mit ihren osteophytären Anbauten kann sonographisch durch Kanten- und Stufenbildungen zur Veränderung der knöchernen Strukturen führen. Dennoch bleibt die Diagnostik ossärer Veränderungen primär Domäne der konventionellen Radiologie. Im Bereich des Weichteilmantels lassen sich mittels Ultraschall Muskel- und Sehnenrupturen oder -teilrupturen als Konturunterbrechung des normalen Faserverlaufs mit umgebendem Hämatom darstellen. Die Differentialdiagnose von Bursitis olecrani, Rheumaknoten und Gichttophus ist aufgrund der unterschiedlichen sonographischen Bilder meist unproblematisch.

Es bleibt festzustellen, daß im Bereich des Ellenbogengelenks die Hauptindikationen des Ultraschalls der Gelenkerguß, die Synovialitis, die Bursitis sowie Sehnen- und Muskelrisse sind.

Die Gelenksonographie sollte bei Erkrankungen des Ellenbogengelenks als erstes bildgebendes Verfahren nach der klinischen Untersuchung eingesetzt werden.

Literatur

1. Barr, L. L., D. S. Babcock: Sonography of the normal elbow. Amer. J. Roentgenol. 157 (1991) 793–798.
2. Bruns, J., S. Lussenhop: Sonographische Darstellung am Ellbogengelenk. Freie Gelenkkörper und Osteochondrosis dissecans. Ultraschall in Med. 14 (1993) 58–62.
3. Maffuli, N., R. Regine, F. Carrillo, G. Capasso, S. Minelli: Tennis elbow: an ultrasonographic study in tennis players. Brit. J. Sports Med. 24 (1990) 151–155.
4. Markowitz, R., R. S. Davidson, M. P. Harty, R. D. Bellah Rosenberg: Sonography of the elbow in infants and children. Amer. J. Roentgenol. 159 (1992) 829–833.
5. Sattler, H., K. L. Schmidt: Zum Stellenwert der Arthrosonographie in der rheumatologischen

Diagnostik: Untersuchungstechnik, Befunde und ihre Interpretation. I. Ellenbogengelenk. Z. Rheum. 45 (1986) 1–6.
6. Schaffer, F., J. Ernst, H. J. Albrecht: Röntgen- und Ultraschalldiagnostik rheumatisch-entzündlicher Erkrankungen des Ellenbogengelenkes. Radiologe 30 (1990) 388–393.
7. Sell, S., S. Konig, J. Zacher: Die sonographische Untersuchung des Ellenbogengelenkes bei Patienten mit chronisch-entzündlichen Gelenkerkrankungen – eine Bereicherung der Diagnostik? Z. Rheum. 52 (1993) 156–160.
8. Welk, L. A., R. S. Adler: Case report 725. Posterior displacement of proximal end of the right radius and capitulum with supracondylar fracture causing a displaced fracture rather than a fracture dislocation. Skeletal Radiol. 21 (1992) 198–200.

2.2.3 Das Handgelenk

Stefan Lüftl

Die Ultraschalldiagnostik des Bewegungsapparats nahm ihren Anfang in den 70er Jahren mit der Untersuchung des Kniegelenks, insbesondere der Baker-Zyste. Erst mit fortschreitender Gerätequalität und besserem Auflösungsvermögen konnten ab den 80er Jahren auch kleinere Gelenke, wie das Handgelenk, ausreichend beurteilt werden. Der technische Fortschritt führte zudem zu einer Ausweitung sinnvoller Untersuchungsindikationen, so daß sich die Sonographie im Bereich der Hand mittlerweile einen festen Platz in der Bearbeitung zahlreicher Fragestellungen erobert hat.

Indikation

Ausgehend vom klinischen Untersuchungsbefund stellt das *geschwollene Handgelenk* jedweder Ätiologie eine Indikation zur Arthrosonographie dar. Sensitiver als durch die Palpation allein kann so zwischen bloßer Weichteilschwellung, Gelenkerguß und Tenosynovitis unterschieden werden [4, 5, 6]. Hauptindikationen zur Ultraschalluntersuchung der Hand liefern die Gebiete der *Rheumatologie* und *Traumatologie*. Zusätzlich hat die Sonographie einen großen Stellenwert in der Klärung von *Weichteiltumoren* [1] und der weiterführenden Diagnostik beim *Karpaltunnelsyndrom* [2, 7].

Dem Rheumatologen wird bei entzündlicher Mitbeteiligung des Handgelenks eine rasche und sehr spezifische Unterscheidung zwischen Artikulo- und Tenosynovitis ermöglicht [3].

Rheumaknoten und *Gichttophi* lassen sich in ihrer Größe und Lagebeziehung zu umgebenden Strukturen darstellen. Auch bei kleinen Ergußmengen gelingt durch die *sonographisch geführte Punktion* häufig eine Synoviagewinnung. Ebenso kann die Ultraschallkontrolle eine *intraartikuläre Injektion* erleichtern.
Traumatologische Indikationen zur Sonographie bilden wohl am häufigsten *Sehnenverletzungen* und *Hämatome*. *Sehnenrupturen* lassen sich gut darstellen, und die Operationsplanung wird erleichtert, da eine *dynamische Untersuchung* die genaue Zuordnung der betroffenen Sehne ermöglicht. Größe und Lage von Hämatomen können rasch erkannt werden. Mehrere Fallberichte belegen den Nutzen einer Ultraschalluntersuchung in der Lokalisationsdiagnostik vor allem von *nicht-röntgendichten Fremdkörpern*. Je nach Erfahrung des Untersuchers haben sich auch einige speziellere Indikationen herausgebildet, so z. B. die Beurteilung der *Bandstabilität* beim sog. *Skidaumen*.
Weichteiltumoren aller Art rechtfertigen wegen des geringen Aufwands immer eine Ultraschalluntersuchung. Schnell und einfach kann zwischen einer soliden und einer liquiden Gewebsvermehrung unterschieden werden. Eine exakte Größenbestimmung ist besonders für Verlaufskontrollen unerläßlich. Die Darstellung der Lagebeziehung zu umgebenden Strukturen kann die Operationsplanung erleichtern [1].

2.2.3 Das Handgelenk

Bei jedem *Karpaltunnelsyndrom* besteht die Indikation zur Weichteilsonographie. Zwar hat diese Untersuchung keinen Stellenwert in der Primärdiagnostik, die klinisch und neurologisch erfolgen muß, und auch die Verdickung des Retinaculum flexorum kann als häufigste Ursache nicht ausreichend dargestellt werden. Trotzdem sollte die Chance, einen zugrundeliegenden Weichteiltumor oder eine Tenosynovitis frühzeitig zu erkennen, wahrgenommen werden [2, 7].

Topographie

Die komplizierte Anatomie der Hand mit ihren zahlreichen, in enger topographischer Beziehung stehenden Strukturen läßt sich als Basis der Ultraschalluntersuchung deutlich vereinfachen. Zur Sonoanatomie genügt die Kenntnis relativ weniger, gut darstellbarer Strukturen. Im Vordergrund stehen das Handgelenk, die Sehnen und Sehnenscheiden sowie der Karpaltunnel [7].

Das Handgelenk (Articulatio radiocarpea) liegt zwischen distalem Radiusende und der proximalen Reihe der Handwurzelknochen. Der vom Radius zum Proc. styloideus ulnae ziehende, dreieckige Discus articularis (Discus triangularis) trennt es vom distalen Radioulnargelenk. Häufig stehen diese beiden Gelenke jedoch in Verbindung, und auch ihre sonographische Unterscheidung ist schwierig.

> **Sonoanatomisch wird daher das Handgelenk als zwischen den distalen Enden beider Unterarmknochen und den Handwurzelknochen liegend definiert.**

Die nur wenig verschieblichen Handwurzelknochen bilden untereinander und mit den Ossa metacarpalia ebenfalls Gelenkspalten.

Die Sehnen lassen sich in die dorsal gelegene Gruppe der Strecker und die palmar liegenden Beugesehnen aufteilen. Durch das Retinaculum extensorum mit seinen sechs Sehnenfächern läuft die Gruppe der Strecksehnen. Diese sind meist etwas proximal vom Retinakulum beginnend bis zur Höhe der Ossa metacarpalia von Sehnenscheiden umgeben. Die Sehnen der oberflächlichen und tiefen Fingerbeuger laufen unter dem Retinaculum flexorum. Ab dem Retinakulum bis zur Mittelhand sind sie von einer gemeinsamen Sehnenscheide eingehüllt. Anschließend verlaufen die Beugesehnen ein kurzes Stück frei, um dann im Bereich der Phalangen wieder von einer Sehnenscheide umgeben zu werden. Nur die Umscheidung der Beugesehne des kleinen Fingers ist meist kontinuierlich vom distalen Radiusende bis zur Endphalanx angelegt. Im Regelfall separat, in einer eigenen und ebenfalls kontinuierlich angelegten Sehnenscheide, verläuft unter dem Retinaculum flexorum die Sehne des M. flexor pollicis longus. Diese ist von der gemeinsamen Sehnenscheide der Fingerbeuger nur durch eine dünne Membran getrennt, die für Krankheitserreger keine wirksame Barriere bildet. Daher kann entlang den palmaren Sehnenscheiden eine Entzündung zur typischen V-Phlegmone fortschreiten. Die Ausbildung der Sehnenscheiden der Hand unterliegt einer beträchtlichen Variabilität.

Handwurzelknochen und Retinaculum flexorum begrenzen den Karpalkanal, im klinischen Sprachgebrauch als Karpaltunnel bezeichnet. Durch diese physiologische Engstelle verläuft neben den Beugesehnen auch der N. medianus. Eine häufig idiopathische Verdickung des Retinaculum flexorum oder Raumforderungen aller Art im Karpaltunnel können zu einer Kompressionsschädigung des N. medianus führen. Dieses sog. Karpaltunnelsyndrom manifestiert sich zunächst in sensiblen, später auch motorischen Ausfällen im Versorgungsgebiet des Nervs.

Untersuchungstechnik

Technik

Wie generell in der Arthrosonographie sind wegen der besseren Übersichtlichkeit auch zur Untersuchung des Handgelenks Linearschallköpfe den Sektorscannern vorzuziehen. Da

2 Sonographie der Gelenke

ein oberflächlicher, relativ dünner Weichteilmantel untersucht werden soll, ist eine hohe Auflösung bei gleichzeitig geringer Eindringtiefe notwendig. Dies wird nur durch Schallköpfe mit einer Frequenz von 7,5 MHz oder höher befriedigend gewährleistet. Zusätzlich sollte am Gerät der Nahfokus gewählt werden. Je nach Auflösungsvermögen im Nahbereich kann die Vergrößerung der Entfernung zwischen Schallkopf und Gewebe durch eine Vorlaufstrecke hilfreich sein. Bewährt haben sich an den Schallkopf koppelbare Wasserkissen oder die Verwendung eines Silikonpolsters. Dadurch läßt sich insbesondere am Handrücken mit seinem nur dünnen Weichteilmantel eine bessere Oberflächendarstellung erreichen (Abb. 2-31 und Abb. 2-32).

Lagerung

Der Patient sitzt am besten dem Untersucher gegenüber und legt seine Hände auf die eigenen Oberschenkel oder einen kleinen Tisch. So wird eine stabile Untersuchung des gestreckten Handgelenks in Supination und Pronation ermöglicht. Durch aktive oder passive Bewegung der Hand bzw. einzelner Finger läßt sich leicht eine dynamische Untersuchung anschließen. Die Darstellung des Karpaltunnels gelingt am besten in leichter bis mäßiger Überstreckung des Handgelenks. Eine Untersuchung des Patienten in Rückenlage ist ebenfalls möglich.

Standardschnittebenen

Es gibt bei der Untersuchung der Hand keinen allgemeinen Konsens über definierte Schnittebenen oder einen standardisierten Untersuchungsgang [5, 6, 7]. Wir haben die besten Erfahrungen mit folgender Untersuchungstechnik gemacht: Zunächst wird im *dorsalen Längsschnitt* der distale Radius als knöcherne Leitstruktur aufgesucht. Durch Längsverschiebung des Schallkopfes nach distal soll der Handgelenkspalt zwischen Radius und Os scaphoideum bzw. Os lunatum möglichst in der Mitte des Monitorbildes dargestellt werden.

Anschließend wird der Schallkopf unter kontinuierlicher Betrachtung des Handgelenkspalts nach lateral geführt, bis sich Ulna und Os triquetrum abbilden. So können im Längsschnitt auch kleine Ergußmengen sicher erkannt werden. Die Untersuchung im *dorsalen Querschnitt* beginnt am distalen Unterarm. Radius und Ulna lassen sich als quer getroffene knöcherne Leitstrukturen eindeutig identifizieren. Der Schallkopf wird nun quer über den distalen Unterarm und die Handwurzelknochen bis über die Ossa metacarpalia verschoben. Der Übergang der Unterarmstrecker in die Sehnen und deren weiterer Verlauf am Handrücken werden dadurch kontinuierlich abgebildet. Tenosynovitiden können durch diese Schnittführung sicher erkannt werden. Analog wie oben dargestellt wird dann die Hand im *Längs- und Querschnitt von palmar* untersucht.

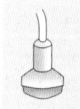

> **Die Darstellung des Karpaltunnels mit den hindurchziehenden Beugesehnen und dem N. medianus gelingt am besten im Querschnitt bei leichter bis mäßiger Überstreckung im Handgelenk.**

Der Schallkopf wird hierzu über der proximalen Reihe der Handwurzelknochen aufgesetzt. Je nach Untersuchungsindikation schließt sich die Darstellung der Thenar- und Hypothenarregion im Längs- und Querschnitt an.
Zur Untersuchung von Weichteiltumoren, Hämatomen, Fremdkörperverletzungen u. ä. sowie zur Beantwortung spezieller Fragestellungen müssen gelegentlich *individuelle Schnittführungen* gewählt werden.
Stets zu beachten ist, daß alle pathologischen Veränderungen in mindestens zwei Ebenen abgebildet werden müssen. Ein Seitenvergleich mit der anderen Hand ist ebenfalls obligatorisch.

2.2.3 Das Handgelenk

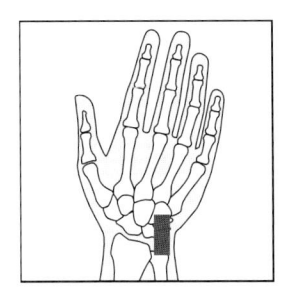

Abb. 2-31 Normalbefund.
Dorsaler Längsschnitt über Ulna und Handwurzelknochen.

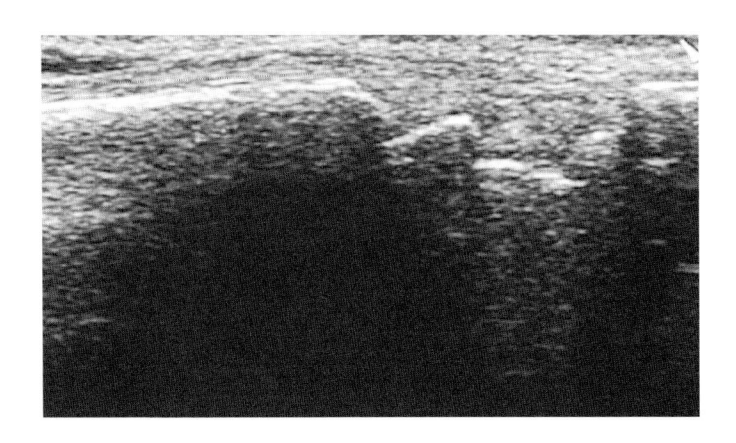

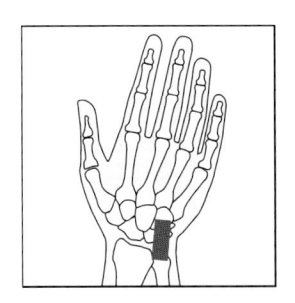

Abb. 2-32 Normalbefund.
Dorsaler Längsschnitt über Ulna und Handwurzelknochen (mit Wasservorlaufstrecke).

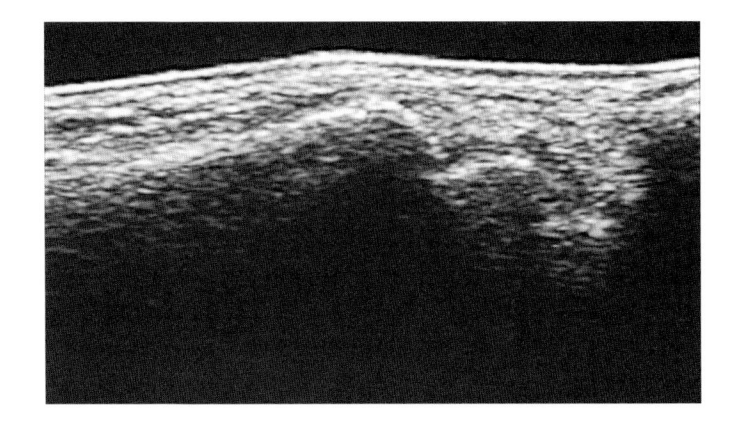

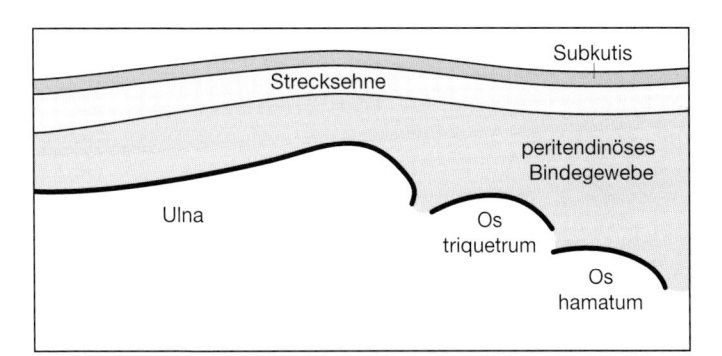

2 Sonographie der Gelenke

Normalbefund

Die sonographische Darstellung der normalen Hand mag enttäuschend erscheinen, da wegen des dünnen Weichteilmantels die verschiedenen anatomischen Strukturen nicht leicht abgrenzbar sind. In der Tat ist die Erhebung pathologischer Befunde, die ja fast regelmäßig mit einer Flüssigkeits- oder Gewebsvermehrung einhergehen, häufig einfacher als die Sonographie von Normalbefunden. Am besten und auch für den Ungeübten leicht darstellen lassen sich die knöchernen Leitstrukturen, der Karpaltunnel und die Thenarregion.

Gemäß dem oben angeführten Untersuchungsgang zeigen sich im *dorsalen Längsschnitt* distaler Radius und Os scaphoideum bzw. Os lunatum als knöcherne Leitstrukturen. Wegen des großen Impedanzsprungs mit dem umgebenden Weichteilmantel werden die Knochen als helle Echos mit kompletter dorsaler Schallauslöschung abgebildet. Zwischen Radius und Handwurzelknochen liegt als schmaler, echofreier bis -armer Bezirk das Handgelenk (Abb. 2-33). Analog stellt sich der dorsale Längsschnitt zwischen Ulna und Os triquetrum dar (s. Abb. 2-31 und Abb. 2-32). Die sonographische Trennung von distalem Radioulnargelenk und eigentlichem Handgelenk gelingt im Regelfall nicht. Der *dorsale Querschnitt* beginnt am distalen Unterarm. Über quer getroffenem Radius und Ulna mit kompletter dorsaler Schallauslöschung liegt die echoarme Streckmuskulatur. Beim Verschieben des Schallkopfes nach distal geht die Unterarmmuskulatur allmählich in die Strecksehnen über. In diesem Bereich können die Sehnen noch ringförmig von einem schmalen, echoarmen Muskelsaum umgeben sein, ein Befund, der nicht mit dem echofreien Sehnenhalo bei Tenosynovitis verwechselt werden darf. Nur wenn die Schallwellen senkrecht auf die Sehnen treffen, werden diese typischerweise sehr echoreich abgebildet. Bereits geringe Verkippungen des Schallkopfes führen zu einer echoärmeren Darstellung (s. Kap. 1.2 und Kap. 3). Sehnenscheiden können beim Gesunden in der Regel nicht abgegrenzt werden. In Höhe des Retinaculum extensorum lassen sich die sechs Sehnenfächer unterscheiden. Durch eine subtile und dynamische Untersuchung gelingt die anatomisch korrekte Zuordnung der einzelnen Strecksehnen. Bei weiterer Querverschiebung des Schallkopfes nach distal werden zunächst die Handwurzelknochen und dann die quer getroffenen Ossa metacarpalia abgebildet. Über den Mittelhandknochen verlaufen die Fingerstrecksehnen, dazwischen liegen die Mm. interossei und lumbricales. Als sehr kleine, echofreie, pulsierende Formationen lassen sich häufig die Metakarpalarterien darstellen.

Die Untersuchung der normalen Hand von *palmar* zeigt einen analogen Befund. Am Unterarm können Aa. radialis und ulnaris leicht aufgrund ihrer Pulsation identifiziert werden. In Höhe des Handgelenkspalts und der Hohlhand ist wegen des dickeren Weichteilmantels die Abgrenzung der einzelnen Sehnen einfacher als am Handrücken (Abb. 2-34). Der Karpaltunnel wird im Querschnitt seitlich von Os scaphoideum und Os pisiforme, nach dorsal von Os lunatum und Os triquetrum knöchern begrenzt. Das Retinaculum flexorum läßt sich häufig nicht eindeutig vom übrigen Weichteilgewebe unterscheiden. Ventral der Beugesehnen verläuft im Querschnitt oval und meist etwas radialseitig der N. medianus. Er läßt sich von den Sehnen durch seine etwas geringere Echogenität abgrenzen und ist typischerweise von einem schmalen echoreichen Saum umgeben. Wie bei der Untersuchung der Sehnen ist auch das Reflexionsverhalten des N. medianus stark vom Anschallwinkel abhängig. Im Bereich des Thenars läßt sich im Längs- und Querschnitt zwischen oberflächlicher und tiefer Daumenballenmuskulatur leicht die Sehne des M. flexor pollicis longus darstellen.

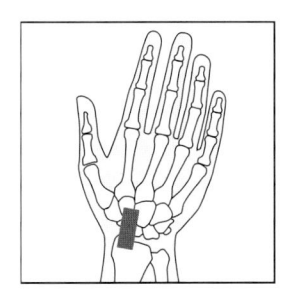

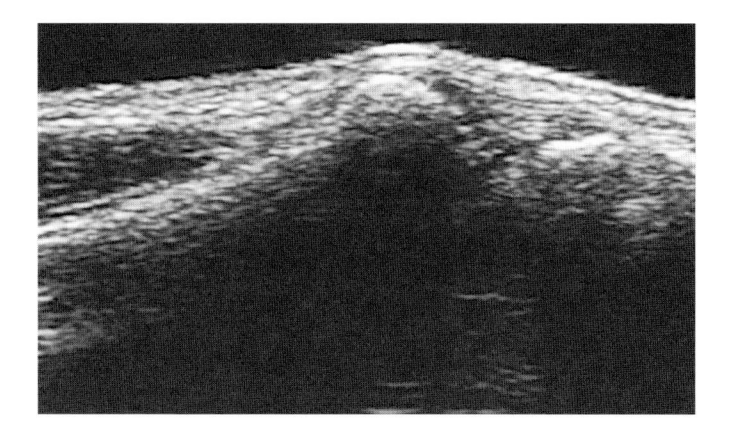

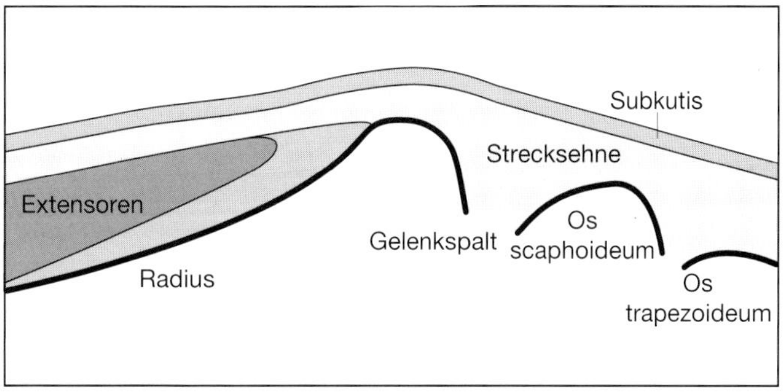

2.2.3 Das Handgelenk

Abb. 2-33 Normalbefund.
Dorsaler Längsschnitt über Radius und Handwurzelknochen (mit Wasservorlaufstrecke).

Labels: Subkutis, Strecksehne, Extensoren, Gelenkspalt, Os scaphoideum, Radius, Os trapezoideum

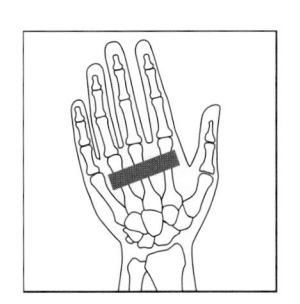

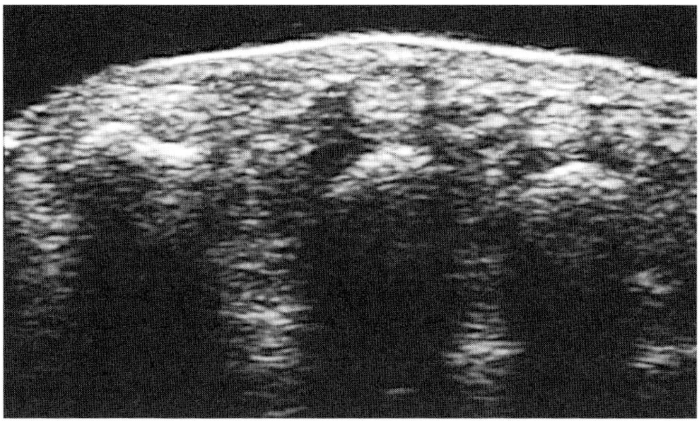

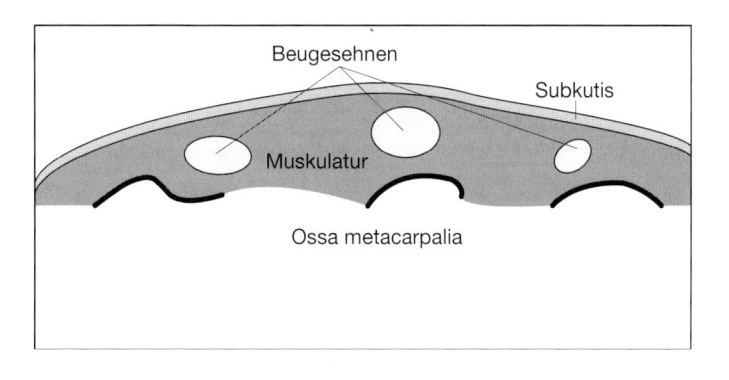

Abb. 2-34 Normalbefund.
Volarer Querschnitt in Höhe der Ossa metacarpalia (mit Wasservorlaufstrecke). Gut zu erkennen sind die über den Mittelhandknochen laufenden, quer getroffenen Beugesehnen der Finger.

Labels: Beugesehnen, Subkutis, Muskulatur, Ossa metacarpalia

2 Sonographie der Gelenke

Pathologische Befunde

Handgelenk

> Die gemeinsame Endstrecke der meisten Handgelenkerkrankungen ist der Erguß. Dieser läßt sich am einfachsten im Längsschnitt von dorsal und ventral nachweisen.

Besonders bei kleinen Mengen ist die Sonographie sensitiver als die klinische Untersuchung. Ein Handgelenkerguß stellt sich als echofreier bis echoarmer Bezirk zwischen den Unterarm- und Handwurzelknochen dar (Abb. 2-35). Eine exakte sonographische Ergußquantifizierung ist nicht möglich, lediglich semiquantitativ kann in gering, mäßig, viel etc. unterschieden werden. Geringgradige Änderungen der Krankheitsaktivität lassen sich somit nicht nachweisen.

> Finden sich paraartikulär Uratablagerungen in Form von Gichttophi, stellen sich diese als echoreich und bizarr konfiguriert mit dorsaler Schallauslöschung dar (Abb. 2-36).

2.2.3 Das Handgelenk

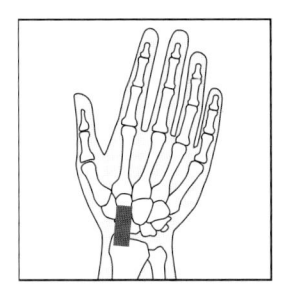

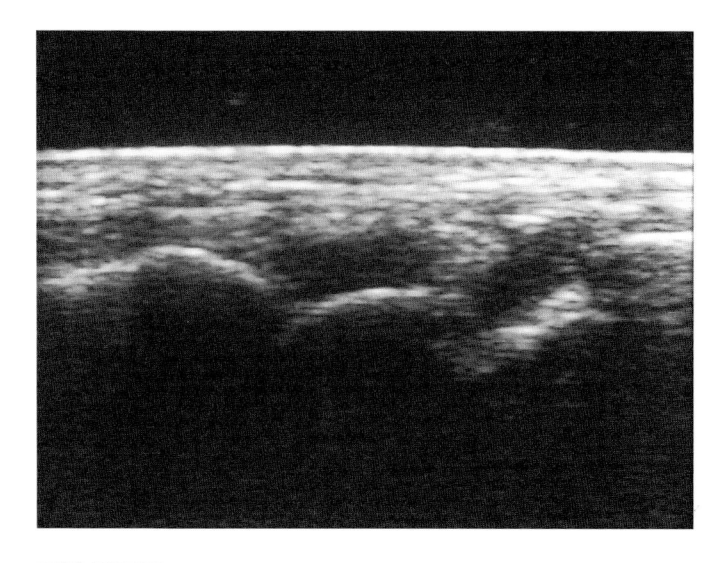

Abb. 2-35 47jähriger Patient mit langjähriger, seropositiver, chronischer Polyarthritis. Akuter Schub mit Schwellung der Handgelenke.

Dorsaler Längsschnitt über Radius und Handwurzelknochen (mit Wasservorlaufstrecke). Deutliche Ergußbildung im Handgelenkspalt.

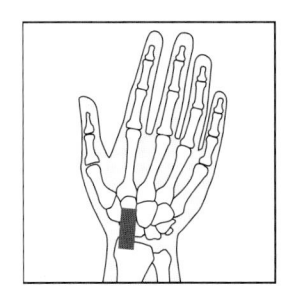

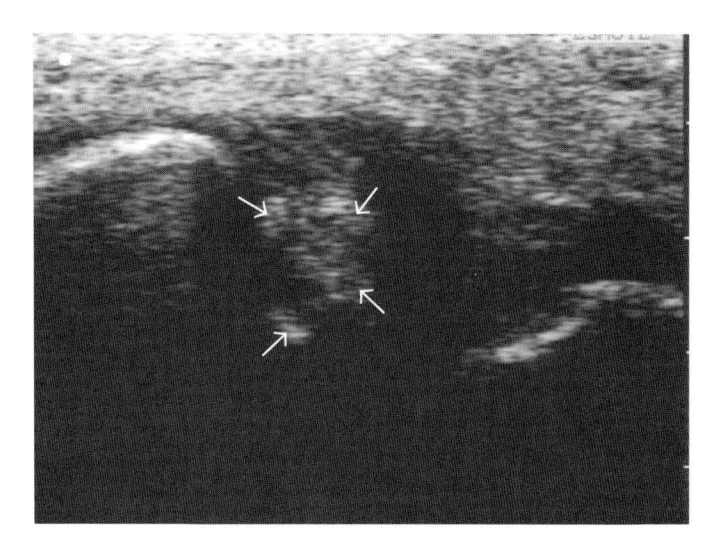

Abb. 2-36 65jähriger Patient mit rezidivierender Arthritis urica beider Großzehengrundgelenke. Harnsäure 9,6 mg/dl. Jetzt erstmals Arthritis auch des rechten Handgelenks, Verdacht auf Gichtanfall.

Dorsaler Längsschnitt über Radius und Handwurzelknochen. Gelenkerguß und Gichttophus (→) mit dorsaler Schallauslöschung.

2 Sonographie der Gelenke

Bei chronisch-entzündlichen Erkrankungen läßt sich ein Erguß gelegentlich nur im distalen Radioulnargelenk um den Proc. styloideus ulnae nachweisen, im klinischen Sprachgebrauch häufig als Caput-ulnae-Syndrom bezeichnet (Abb. 2-37). Der Nachweis von Gelenkergüssen ist eine Domäne der Sonographie, während die im Krankheitsverlauf meist erst später folgenden knöchernen Veränderungen kaum dargestellt werden können. Usuren oder Stufenbildungen, z. B. nach Frakturen, lassen sich an Radius, Ulna und Ossa metacarpalia noch am besten erkennen, hingegen macht die unruhige Oberfläche der Handwurzelknochen eine sonographische Beurteilung unmöglich. Ein verkalkter und somit echoreich abgebildeter Discus articularis kann auf arthrotische Veränderungen des Handgelenks hinweisen.

Sehnen

> **Tenosynovitiden lassen sich am besten im Querschnitt darstellen. Die betroffene Sehne oder Sehnengruppe ist ringförmig von einem echofreien bis echoarmen Saum umgeben (Abb. 2-38).**

2.2.3 Das Handgelenk

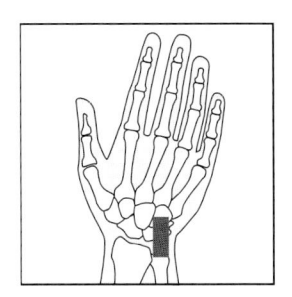

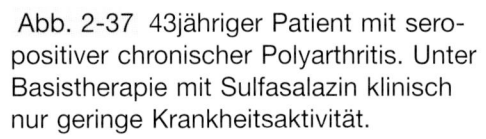

Abb. 2-37 43jähriger Patient mit seropositiver chronischer Polyarthritis. Unter Basistherapie mit Sulfasalazin klinisch nur geringe Krankheitsaktivität.

Dorsaler Längsschnitt über Ulna und Handwurzelknochen. Erguß vornehmlich um den Proc. styloideus ulnae (Caput-ulnae-Syndrom).

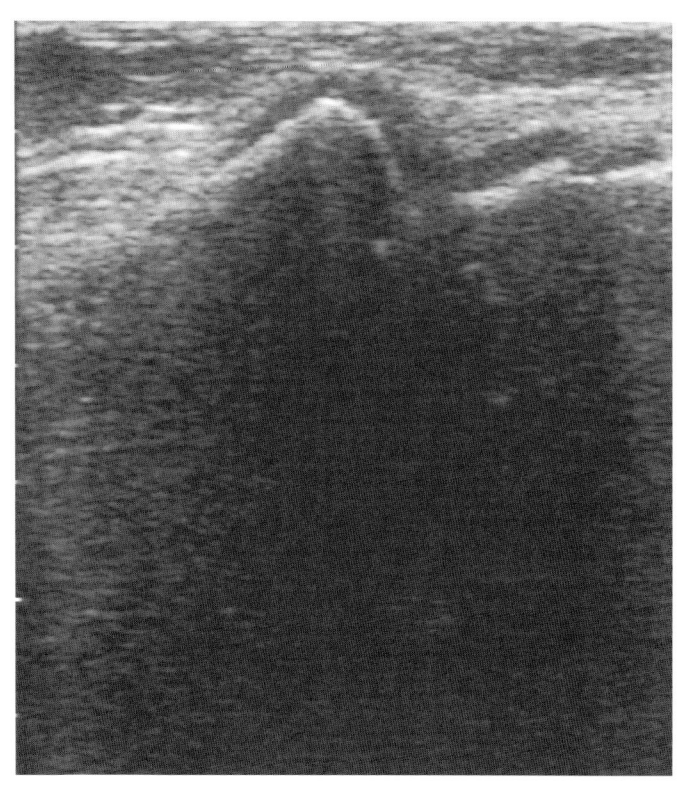

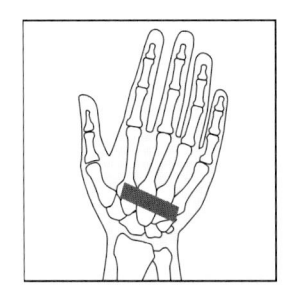

Abb. 2-38 31jähriger Patient mit Reiter-Syndrom. Schmerzhafte Schwellung des rechten Handrückens.

Dorsaler Querschnitt über der proximalen Reihe der Handwurzelknochen (mit Wasservorlaufstrecke). Typischer Befund einer Tenosynovitis. Durch Exsudat im Peritendineum werden die Strecksehnen von einem echofreien Halo umgeben.

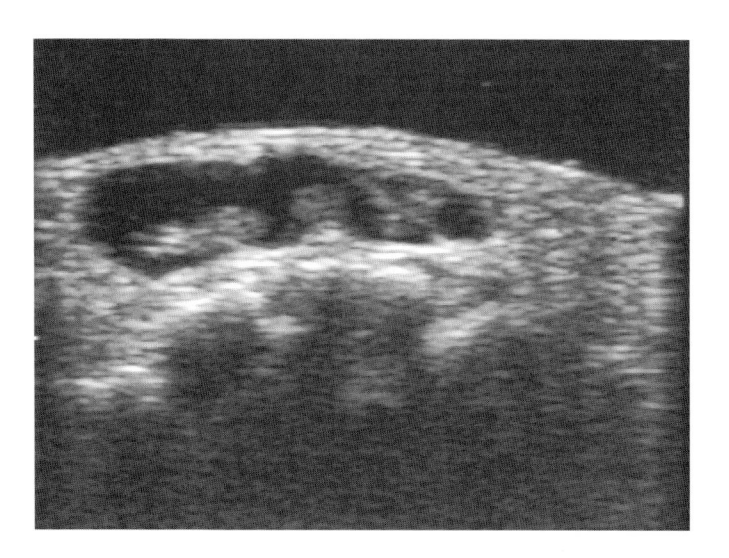

2 Sonographie der Gelenke

Besonders bei geringer Krankheitsausprägung darf der Schallkopf nur sanft aufgesetzt werden, um den Erguß in der Sehnenscheide nicht wegzudrücken. Bei der exsudativen Tenosynovitis ist die Sehne von einem zumindest annähernd echofreien Halo umgeben, während die mit Pannusbildung einhergehende proliferative Sehnenscheidenentzündung durch eine echoarme Umscheidung gekennzeichnet ist. Zusätzlich läßt sich hier im Längsschnitt bei der dynamischen Untersuchung häufig eine verminderte Gleitfähigkeit der Sehne erkennen (Abb. 2-39). Die Beurteilung der Sehnenmorphologie und insbesondere der Nachweis von degenerativen Veränderungen ist schwierig, da die Echogenität einer Sehne stark vom Anschallwinkel abhängt. Unregelmäßigkeiten der Oberfläche und des fibrillären Binnenmusters können auf eine chronische Schädigung hinweisen [3]. Relativ einfach lassen sich hingegen Sehnenrupturen erkennen. Zwischen den zwei Sehnenenden liegt meistens Flüssigkeit (Serom, Hämatom), und Bewegung führt zu einem weiteren Auseinanderklaffen der Sehnenstümpfe.

Karpaltunnel

Das Erkennen einer Kompressionsschädigung des N. medianus beruht primär auf klinischer und neurologischer Diagnostik. Der Nerv läßt sich zwar sonographisch darstellen, doch ist seine morphologische Beurteilung von untergeordneter Bedeutung. Auf einen bereits länger bestehenden Schaden weist die vor allem im Seitenvergleich gut zu erkennende Atrophie des Thenars und der Lumbrikalmuskeln von Zeige- und Mittelfinger hin.

> **Bei der Dickenmessung der Thenarmuskulatur sollte für eine gute Reproduzierbarkeit die Sehne des M. flexor pollicis longus als Leitstruktur dienen.**

Die idiopathische Verdickung des Retinaculum flexorum als häufigste Ursache des Karpaltunnelsyndroms ist sonographisch nicht ausreichend faßbar. Gut zu erkennen sind jedoch Raumforderungen im Karpaltunnel, wie Tenosynovitis, Weichteiltumoren oder posttraumatische Hämatome.

Weichteile

Weichteiltumoren sind häufig an den Extremitäten lokalisiert und haben daher auch bei der Sonographie im Bereich der Hand eine große Bedeutung. Schnell und einfach gelingt meist die Differenzierung zwischen soliden und liquiden Raumforderungen. Flüssige Tumoren sind typischerweise echofrei und zusätzlich durch die dorsale Schallverstärkung charakterisiert. Eiweißreiche Flüssigkeit weist jedoch im Regelfall eine höhere Echogenität auf, so daß hier die Unterscheidung von einer soliden Gewebsvermehrung manchmal problematisch ist.

> **Die häufigsten liquiden Raumforderungen sind Ganglien und Hämatome. Bei ersteren läßt sich meist die Beziehung zur Sehne oder zum Gelenk darstellen.**

Hämatome können leicht ausgemessen und im Verlauf kontrolliert werden. Die allmähliche Organisation geht mit einer zunehmenden Echogenität einher.
Solide Weichteiltumoren, wie z. B. Lipom, Granulom, Schwannom, Sarkom, Glomustumor, Angiom, Rheumaknoten etc. sind durch eine unterschiedliche, meist mittlere Echogenität gekennzeichnet. Wie auch andere bildgebende Verfahren weist die Ultraschalluntersuchung hier eine hohe Sensitivität bei quasi fehlender Spezifität auf, d. h. eine sonographische Artdiagnostik ist nicht möglich [1]. Gichttophi stellen sich echoreich und meist bizarr konfiguriert mit dorsaler Schallauslöschung dar. In den Handweichteilen liegende Fremdkörper aus Holz, Glas, Stein, Metall etc. sind durch einen hellen echoreichen Reflex und komplette dorsale Schallauslöschung gekennzeichnet. Manchmal findet sich eine echoarme Umgebung als Substrat von Entzündungsreaktionen. Auch nicht-röntgendichte Fremdkörper lassen sich

2.2.3 Das Handgelenk

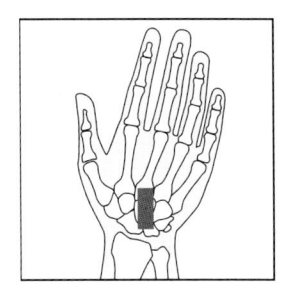

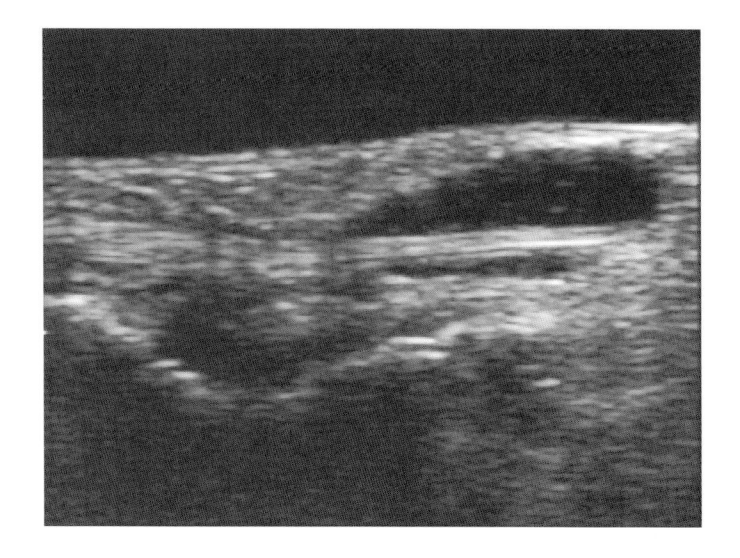

Abb. 2-39 Gleicher Patient wie bei Abb. 2-38.
Dorsaler Längsschnitt über den Handwurzelknochen (mit Wasservorlaufstrecke). Auch im Längsschnitt läßt sich bei Tenosynovitis das Exsudat im Peritendineum einer Fingerstrecksehne nachweisen.

sonographisch genau lokalisieren. Das diffuse, häufig subkutan gelegene Weichteilödem ist an seinen bizarr konfigurierten Flüssigkeitseinlagerungen leicht zu erkennen (Abb. 2-40).

Wertigkeit der Sonographie im Vergleich zu anderen bildgebenden Verfahren und weiterführende Diagnostik

Die Sonographie im Bereich der Hand ist der klinischen Untersuchung, insbesondere bei geringer Befundausprägung, in Sensitivität und Spezifität überlegen. Einfach und sicher wird bei geschwollenem Handgelenk eine Unterscheidung von Karpalarthritis, Tenosynovitis oder bloßem Weichteilödem ermöglicht. Diagnostischen Gewinn erbringt die Ultraschalluntersuchung auch bei Weichteiltumoren, beim Karpaltunnelsyndrom und bei traumatologischen Fragestellungen.

Zur Beurteilung knöcherner Veränderungen ist die Röntgenuntersuchung aufgrund physikalischer Gesetzmäßigkeiten der Sonographie eindeutig überlegen. Da sich entzündliche Gelenkerkrankungen jedoch erst im Verlauf knöchern manifestieren, ermöglicht die sonographische Weichteilbeurteilung meist eine frühere Diagnosestellung. Zudem können auch nichtröntgendichte Fremdkörper gut lokalisiert werden.

Eine eindeutige Überlegenheit der wesentlich aufwendigeren Schnittbildverfahren wie Computer- und Kernspintomographie konnte für die häufigsten Fragestellungen bisher nicht demonstriert werden. Lediglich präoperativ fordern die meisten Chirurgen eine Kernspintomographie, um, z. B. bei Weichteiltumoren, die Lagebeziehung zu den umliegenden Strukturen noch exakter als sonographisch möglich darzustellen. Wirtschaftliche Aspekte und Verfügbarkeit schränken jedoch die breite Anwendung der Kernspintomographie ein. Ein weiterer Nachteil der Kernspintomographie gegenüber der Sonographie ist die Unmöglichkeit dynamischer Untersuchungen.

Die Skelettszintigraphie schließlich ermöglicht als sehr sensitive Untersuchungsmethode ebenfalls eine Frühdiagnostik von Weichteilveränderungen. Nachteilig im Vergleich zur Ultraschalluntersuchung ist aber die minimale Spezifität. Hauptnutzen der Szintigraphie ist somit die sonographisch kaum mögliche Knochenbeurteilung.

2.2.3 Das Handgelenk

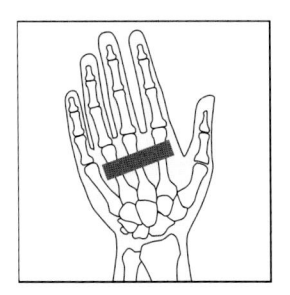

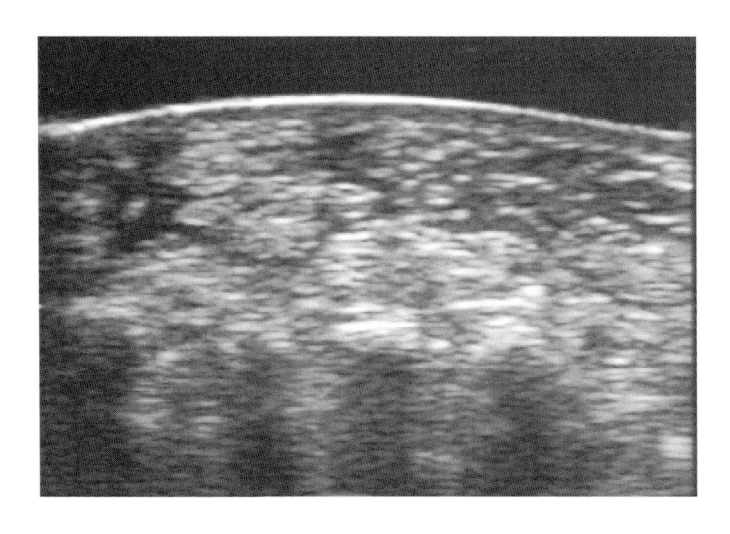

Abb. 2-40 66jährige Patientin mit Phlegmone der linken Hohlhand nach Insektenstich.

Volarer Querschnitt in Höhe der Ossa metacarpalia (mit Wasservorlaufstrecke). Bizarr konfigurierte subkutane Flüssigkeitseinlagerungen.

2 Sonographie der Gelenke

Zusammenfassung

Die Sonographie im Bereich der Hand erlangte in den letzten Jahren eine zunehmende Bedeutung vor allem bei rheumatologischen und traumatologischen Fragestellungen. Verwendet wird üblicherweise ein 7,5-MHz-Linearschallkopf mit guter Nahauflösung. Die Darstellung der Hand erfolgt von dorsal und palmar in Längs- und Querschnitten. Sonographisch läßt sich das geschwollene Handgelenk schnell und sicher einer Karpalarthritis, einer Tenosynovitis oder einem Weichteilödem zuordnen. Bei Tumoren ist einfach eine Größenbestimmung und Unterscheidung zwischen zystischer oder solider Raumforderung möglich. Im Gebiet der Traumatologie gelingt die nähere Charakterisierung von Sehnenrupturen, die Darstellung und Verlaufskontrolle von Hämatomen sowie eine genaue Lokalisationsdiagnostik auch nichtröntgendichter Fremdkörper. In der Sekundärdiagnostik des Karpaltunnelsyndroms lassen sich mögliche Ursachen und Folgen einer Kompressionsschädigung des N. medianus darstellen. Da die Sonographie im Bereich der Hand als relativ einfaches Untersuchungsverfahren einer bloßen klinischen Beurteilung überlegen ist, rechtfertigt sich eine breite Anwendung.

Literatur

1. Bruns, J., S. Lüssenhop, P. Behrens: Sonographische Darstellung von Weichteiltumoren der Extremitäten und gelenkassoziierten Weichteilveränderungen. Ultraschall in Med. 15 (1994) 74–80.
2. Calleja Cancho, E., M. Schawe-Calleja Cancho, H. Milbradt, M. Galanski: Sonoanatomie und Untersuchungstechnik des normalen Karpaltunnels und des distalen Nervus medianus. Fortschr. Geb. Röntgenstr. Neuen Bildgeb. Verfahr. 151 (1989) 414–418.
3. Ernst, J.: Ultraschalldiagnostik der Gelenke und des Gleitgewebes in der Körperperipherie bei entzündlich-rheumatischen Erkrankungen. Z. Rheum. 52 (1993) 97–104.
4. Fornage, B. D.: Soft-tissue changes in the hand in rheumatoid arthritis: evaluation with US. Radiology 173 (1989) 735–737.
5. Fornage, B. D., M. P. Rifkin: Ultrasound examination of the hand. Radiology 160 (1986) 785–788.
6. Fornage, B. D., F. L. Schernberg, M. P. Rifkin: Ultrasound examination of the hand. Radiology 155 (1985) 853–854.
7. Milbradt, H., E. Calleja Cancho, S. A. A. Qaiyumi, M. Galanski: Sonographie des Handgelenks und der Hand. Radiologe 30 (1990) 360–365.

2.2.4 Das Hüftgelenk

Susanna Späthling; mit Beiträgen zum Hüftgelenk im Wachstumsalter von Robert Bosch

Das Hüftgelenk war eines der ersten Gelenke, das sonographisch untersucht wurde. Nachdem sich die Sonographie der Säuglingshüfte schon bald als Screening-Methode etabliert hatte, wurde die Indikation auch auf die Untersuchung der Hüfte im Wachstums- und Erwachsenenalter ausgedehnt. Inzwischen gilt es als gesichert, daß die Sonographie auch hier bei vielen gezielten Fragestellungen anderen bislang zu Verfügung stehenden diagnostischen Methoden ebenbürtig oder sogar überlegen ist.

Indikation

Da sowohl knöcherne Strukturen als auch umgebende Weichteile sonographisch gut zur Darstellung kommen, ist die Indikation zur Sonographie des Hüftgelenks sehr weit gefaßt. So gilt zunächst einmal ganz allgemein, daß jeder Patient mit Schmerzen im Bereich des Hüftgelenks oder der umgebenden Weichteile sonographisch untersucht werden sollte.

Eine der Domänen des Ultraschalls ist sicherlich die Darstellung von *Ergüssen*. Während sie klinisch nicht und in der konventionellen Röntgenaufnahme nicht sicher erkannt werden können, ist der sonographische Nachweis einfach.

2.2.4 Das Hüftgelenk

Auch bei dem Versuch, die Ätiologie des Ergusses zu klären, kann die Sonographie sehr hilfreich sein. Nach *ultraschallgezielter Punktion* sind Synoviaanalyse und ggf. mikrobiologische und zytologische Untersuchungen des Punktats möglich.

Sinnvoll ist eine sonographische Untersuchung letztendlich bei allen Hüftgelenkerkrankungen, wie z. B. Erkrankungen aus dem *rheumatischen Formenkreis* mit Hüftgelenkbefall, bei der *eitrigen Koxitis*, bei *Hüftgelenkerkrankungen im Wachstumsalter*, also *Coxitis fugax, Morbus Perthes* und *Epiphysiolysis capitis femoris,* und bei der *Koxarthrose.*

Eine weitere Indikation sind *periartikuläre Weichteilerkrankungen* wie z. B. *Bursitiden* und *Abszesse* oder *Weichteilverletzungen.*

Topographie

Das Hüftgelenk ist ein sogenanntes Nußgelenk. Es besteht aus dem Hüftkopf und der Hüftpfanne, die aus den Ossa ilii, ischii und pubis gebildet wird. Der Hüftkopf sitzt auf dem Femurhals. Beim Kind, im Gegensatz zum Erwachsenen, ist dieser ebenso wie die Hüftpfanne, der Trochanter major und überwiegende Anteile des Schenkelhalses noch zum Teil knorpelig präformiert. Die Gelenkkapsel hüllt ventralseitig den gesamten Schenkelhals ein und setzt an der Linea trochanterica an. Dorsalseitig dagegen umschließt sie nur zwei Drittel des Schenkelhalses. Sie wird von vier Bändern verstärkt. Auf die Kapsel folgen zahlreiche Muskeln, die das Hüftgelenk allseitig umschließen, am Becken entspringen und am Oberschenkel ansetzen.

Untersuchungstechnik

Technik

Zur sonographischen Untersuchung des Hüftgelenks wird aufgrund der oberflächlichen Lage und der Größenverhältnisse der Hüftgelenkstrukturen die Verwendung eines 5-MHz-Schallkopfes empfohlen.

Lagerung

Der Patient liegt auf dem Rücken auf der Untersuchungsliege. Das Hüftgelenk ist zum Ausgleich der physiologischen Antetorsion in leichter Innenrotationsstellung von 10 bis 20 Grad gelagert.

Schmerzbedingt können Patienten in ausgeprägter Innenrotationsstellung liegen oder das Hüftgelenk in Schonhaltung gebeugt haben. Die Untersuchung kann dadurch erschwert sein.

Im Wachstumsalter wird zur Darstellung der latero-medialen Schnittebene das zu untersuchende Bein über das kontralaterale gelegt und ebenfalls in leichter Innenrotation gehalten. Hierdurch erhält man ein sonographisches Bild, welches mit der Ultraschalldiagnostik der Säuglingshüfte nach Graf vergleichbar ist.

> Bei der ventro-dorsalen Schnittebene ist zu beachten, daß die kindliche Hüfte einen größeren Schenkelhalswinkel als das Hüftgelenk des Erwachsenen aufweist (im 3. Lebensjahr ca. 140 Grad) und hierdurch der Anstellwinkel zur Längsachse kleiner wird.

Standardschnittebenen

Prinzipiell sind mehrere Schnittführungen am Hüftgelenk möglich (Tab. 2-8).

Tab. 2-8 Darstellung der möglichen Schnittführungen mit den jeweils abgebildeten anatomischen Strukturen.

Schnittführung	abgebildete Strukturen
ventro-dorsaler Längsschnitt	Hüftkopf, Schenkelhals, proximaler Femur, Gelenkkapsel, Pfannenerker, Muskulatur; im Wachstumsalter zusätzlich: Epiphysenfuge und Epiphyse
ventro-dorsaler Querschnitt	Hüftkopf, M. iliopsoas, Gefäß-Nerven-Bündel
latero-medialer Längsschnitt	Trochanter major, proximaler Femur, Bursa, Traktus, im Wachstumsalter zusätzlich: Epiphyse, Epiphysenfuge und Labrum acetabulare
dorso-ventraler Längs- und Querschnitt	Glutealmuskulatur

2 Sonographie der Gelenke

> Aufgrund der anatomischen Gegebenheiten beim Erwachsenen ist eine Darstellung des Gelenks selbst allerdings nur in ventro-dorsaler Richtung sinnvoll, und zwar vor allem im Längsschnitt.

Der Querschnitt ist hier nur von untergeordneter Bedeutung.

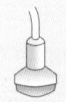

> Im Wachstumsalter dagegen kommt der latero-medialen Schnittführung eine wichtige Bedeutung zu, da – im Gegensatz zum Erwachsenen – der Trochanter major noch teilweise knorpelig präformiert und der Schenkelhalswinkel physiologisch vergrößert ist.

Somit kommen in dieser Ebene ein Großteil der Epiphysenfuge, des Labrums und des Azetabulums zur Darstellung. Einige kindliche Hüftgelenkerkrankungen zeigen in diesem Bereich eine deutliche pathologische Veränderung (Morbus Perthes, Epiphysiolysis capitis femoris).

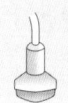

> Weichteilprozesse sind am besten von latero-medial und dorso-ventral darstellbar.

Normalbefund

Ventro-dorsale Schnittebene beim Erwachsenen

Beim *ventro-dorsalen Longitudinalschnitt* wird der Schallkopf in der Mitte des Leistenbands zwischen Spina iliaca anterior superior und Symphyse in Richtung des Schenkelhalses aufgesetzt (Abb. 2-41). Leitstruktur dieser Schnittführung ist medial im Bild der halbkreisförmige Hüftkopf, der sich nach lateral in den geradlinigen Schenkelhals fortsetzt. Ein weiterer knöcherner Orientierungspunkt ist der kraniale Pfannenrand, der ventro-medial des Hüftkopfes als echoreiche Struktur mit Schallschatten zur Darstellung kommt. Von diesem zieht die Gelenkkapsel als echoreiches Band über den Hüftkopf und den Schenkelhals bis zu ihrer Ansatzstelle am distalen Schenkelhalsende. Eine entscheidende Bedeutung in der Ergußdiagnostik kommt der Messung des Abstands zwischen Gelenkkapsel und Schenkelhals am Übergang vom Hüftkopf in den Schenkelhals zu, insbesondere im Seitenvergleich.

2.2.4 Das Hüftgelenk

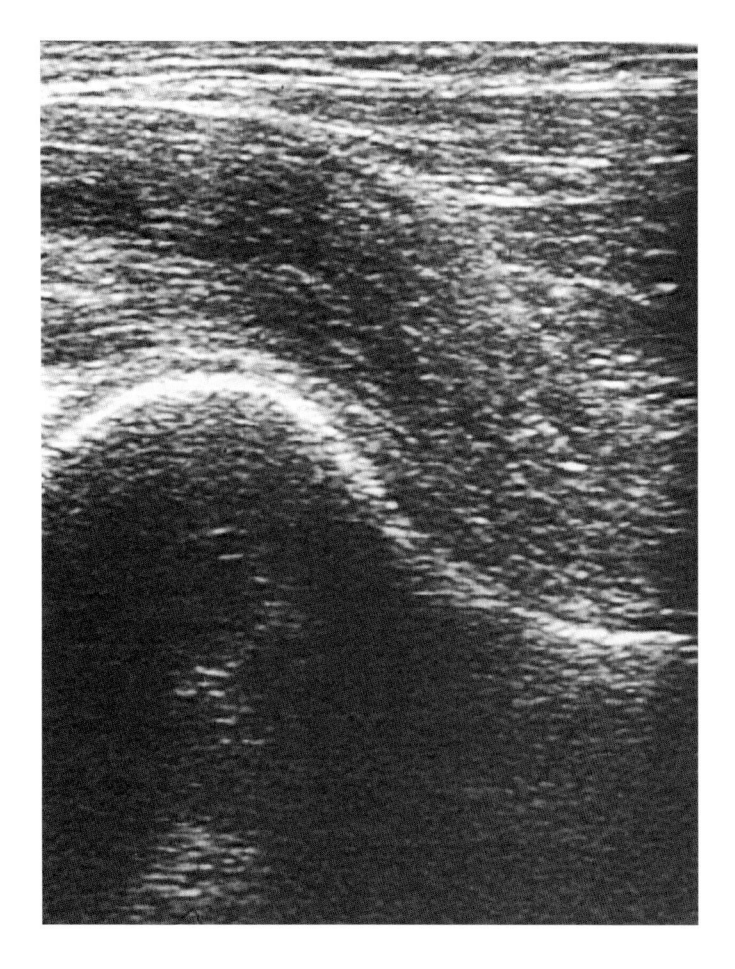

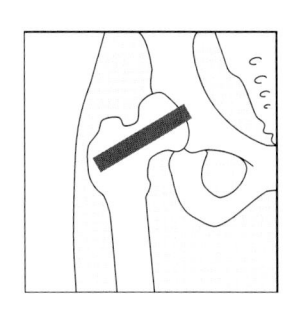

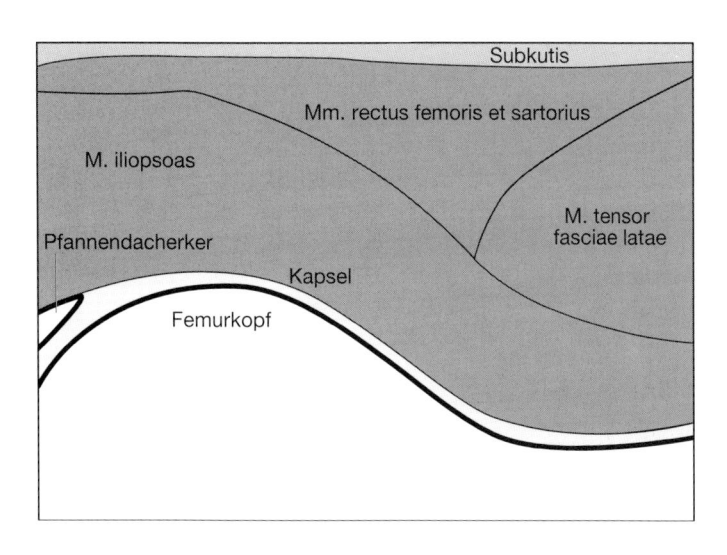

Abb. 2-41 Sonographischer Normalbefund beim Erwachsenen.
Ventro-dorsaler Longitudinalschnitt.

Labels: Subkutis, Mm. rectus femoris et sartorius, M. iliopsoas, M. tensor fasciae latae, Pfannendacherker, Kapsel, Femurkopf

2 Sonographie der Gelenke

Allerdings liegt auch bei der sonographischen Darstellung einer gesunden Hüfte die Gelenkkapsel in ihrem Verlauf den knöchernen Strukturen des Schenkelhalses nicht unmittelbar auf. Die echoarme Zone zwischen beiden Strukturen entspricht der Membrana synovialis. Sie hat eine Breite von ca. 5 mm, wobei diese Breite bereits physiologischerweise Schwankungen von mehreren Millimetern unterworfen ist.

Ebenfalls sonographisch beurteilt werden kann in dieser Schallkopfposition die Muskulatur, die das Hüftgelenk umgibt (Mm. iliopsoas, sartorius, rectus femoris und tensor fasciae latae).

Bei gleicher Schallkopfführung kann eine dynamische Untersuchung angeschlossen werden.

> **Durch Außenrotation im Hüftgelenk können größere Anteile des Hüftkopfes durchgemustert werden. Die Innenrotation erlaubt durch die Straffung der hinteren und Entspannung der vorderen Kapsel eine bessere Darstellung von kleinen Ergußmengen.**

Durch Drehung des Schallkopfes um 90 Grad entgegen dem Uhrzeigersinn erhält man einen *ventro-dorsalen Querschnitt*. Verschiebt man den Schallkopf in dieser Position nach kranial, kommt der bogenförmige, kräftige echoreiche Reflex des Hüftkopfes im Querschnitt zur Darstellung, ventral davon liegen der M. iliopsoas und das Gefäß-Nerven-Bündel (Abb. 2-42). In der Praxis zeigt sich allerdings, daß diese Schnittführung im Vergleich zum Längsschnitt weniger aussagekräftig ist und keine zusätzliche Information liefert. Sie sei hier nur der Vollständigkeit halber erwähnt.

Grundsätzlich gilt, daß ein Gelenk nur dann ausreichend beurteilt werden kann, wenn ein direkter Vergleich mit der Gegenseite geführt wird. Es müssen also immer beide Gelenke dargestellt und die Untersuchung beidseits dokumentiert werden.

Latero-mediale und dorso-ventrale Schnittebene beim Erwachsenen

Die latero-mediale und die dorso-ventrale Schnittführung dienen beim Erwachsenen zur Darstellung von Trochanter major und Weichteilprozessen (insbesondere Bursitiden) und zur Darstellung pathologischer Prozesse der Glutealmuskulatur (z. B. Abszesse).

2.2.4 Das Hüftgelenk

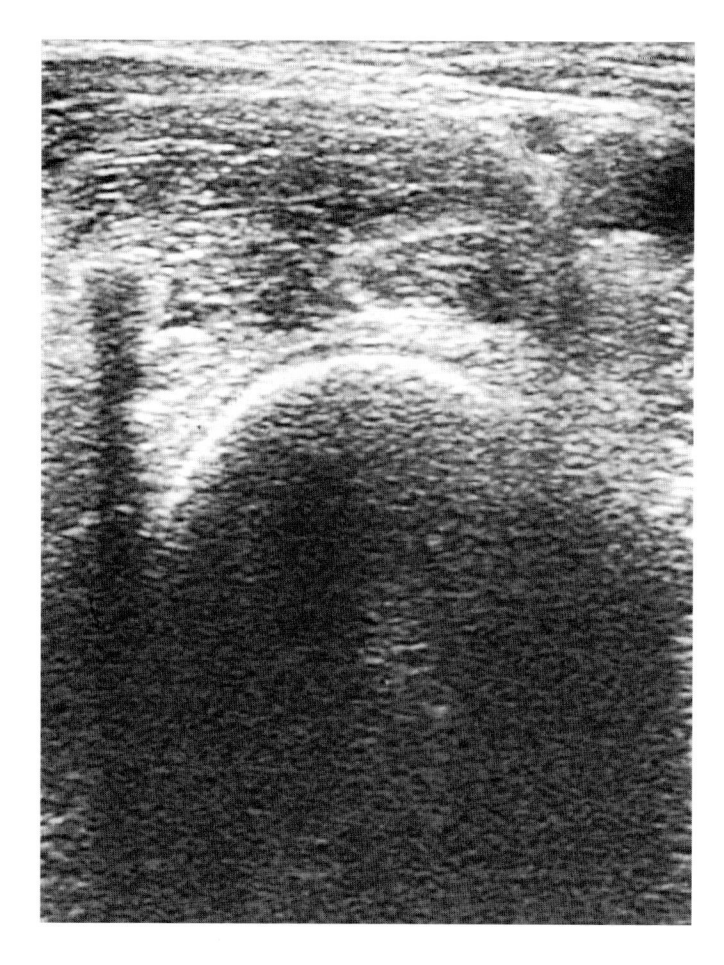

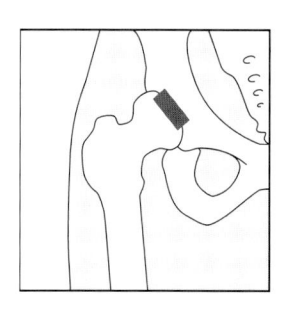

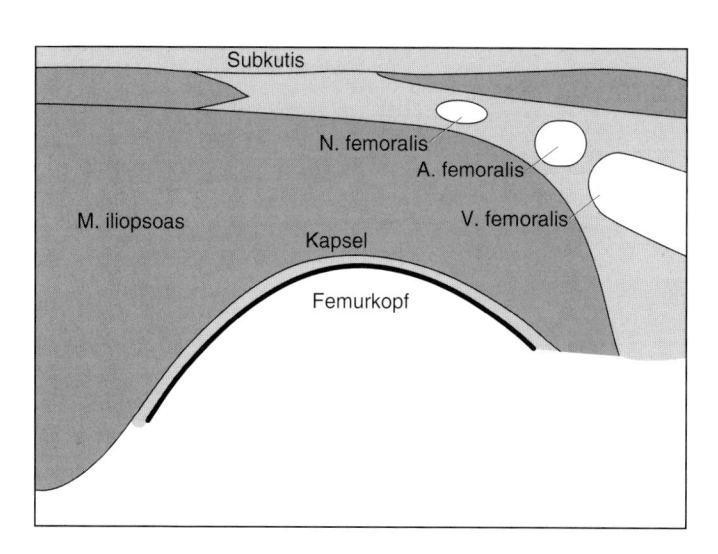

Abb. 2-42 Sonographischer Normalbefund beim Erwachsenen.
Ventro-dorsaler Querschnitt.

Subkutis
N. femoralis
A. femoralis
M. iliopsoas
V. femoralis
Kapsel
Femurkopf

2 Sonographie der Gelenke

Ventro-dorsale Schnittebene im Wachstumsalter

Vereinbarungsgemäß erfolgt die Darstellung des Hüftgelenks im Wachstumsalter so, daß die kranialen Strukturen rechts, die kaudalen Strukturen links im Bild dargestellt werden (im Gegensatz zum Erwachsenenalter).
Im ideal eingestellten sonographischen Bild des Normalbefunds stellen sich proximal die Konturen des vorderen Pfannenrands als echogene Strukturen mit dorsaler Schallauslöschung dar. Hiervon ausgehend legt sich die Hüftgelenkkapsel dem im Wachstumsalter durch die Epiphysenfuge geteilten, glatt begrenzten Hüftkopf an. Alle weiteren Strukturen entsprechen den Befunden im Erwachsenenalter (Abb. 2-43).
Die Größe der Epiphyse sowie die sonographische Breite der Epiphysenfuge sind altersabhängig. Die Fuge ist bis zum Wachstumsende einsehbar und verschmälert sich mit zunehmendem Fugenschluß. Größe und Rundung der Epiphyse nehmen hingegen *im Laufe des Wachstums* zu: Während sie im Kleinkindesalter noch leicht ellipsenförmig imponiert, erscheint sie mit zunehmendem Alter des Kindes mehr und mehr als Halbkreis.

Latero-mediale Schnittebene im Wachstumsalter

Ausgehend vom knöchernen Azetabulum spannt sich die laterale Hüftgelenkkapsel als dünne, echogene Struktur über den Hüftkopf zum Trochanter major, der im Kindesalter teilweise noch knorpelig präformiert ist. Das im Wachstumsalter gut zu differenzierende und durch ein Schalloch („Perichondrium-Loch") vom Azetabulum getrennte Labrum acetabulare liegt dem Hüftkopf direkt auf [2]. Der echoarme Raum zwischen Epiphyse und Labrum ist durch den Knorpelüberzug bedingt. Der Kapsel aufliegend, folgen der M. gluteus minimus, die vastogluteale Schlinge sowie Subkutis und Haut (s. Abb. 2-43).

Pathologische Befunde im Erwachsenenalter

Hüftgelenkerguß

Ein Hüftgelenkerguß ist ein unspezifischer Befund, der im Rahmen vieler unterschiedlicher Erkrankungen auftreten kann. Mögliche zugrundeliegende Erkrankungen sind in Tabelle 2-9 zusammengestellt.
Aufgrund der Anatomie des Hüftgelenks kann die klinische Untersuchung des Gelenks bei der Diagnosestellung kaum weiterhelfen, und auch konventionelle Röntgenaufnahmen bieten nur wenig Hilfestellung. Somit bleibt der Nachweis eines Ergusses im Bereich des Hüftgelenks nach wie vor eine Domäne der Sonographie.

> **Da sich der Erguß aus anatomischen Gründen vor allem im Bereich des Schenkelhalses sammelt, gelingt der Nachweis am besten im ventro-dorsalen Längsschnitt bei entspannter Gelenkkapsel, d. h., das Bein sollte in leichter Innenrotation gelagert sein.**

Tab. 2-9 Hüftgelenkerkrankungen und entsprechende pathologische Befunde.

	Knöcherne Veränderungen	Kapseldistension Synovialitis/Erguß	Bursitis
Coxitis fugax		+++	
rheumat. Koxitis	+	++	+
eitrige Koxitis		+++	
Koxarthrose	+	(+)	(+)
Morbus Perthes			
– Initialstadium		+	
– Kondensationsstadium	+	+	
– Fragmentationsstadium	+	(+)	
– Regenerationsstadium	(+)		
Epiphysiolysis	(+)	(+)	

2.2.4 Das Hüftgelenk

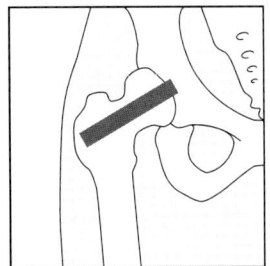

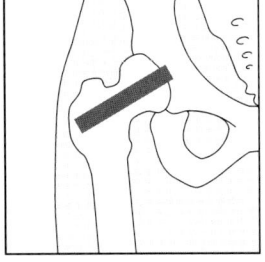

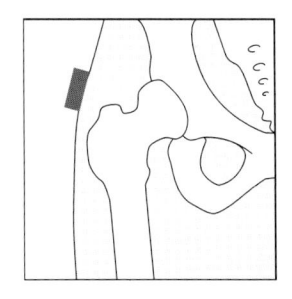

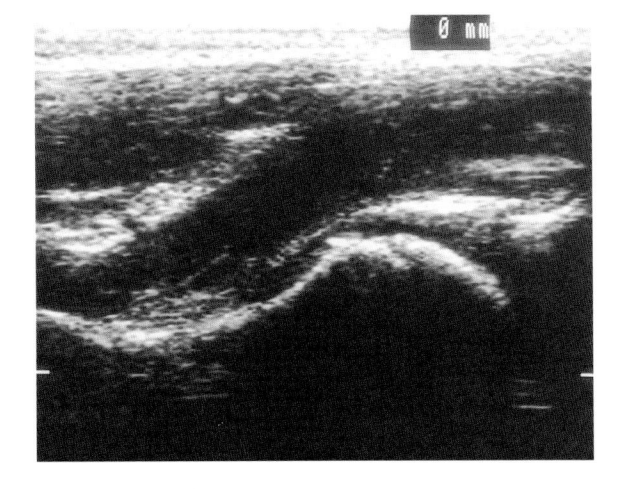

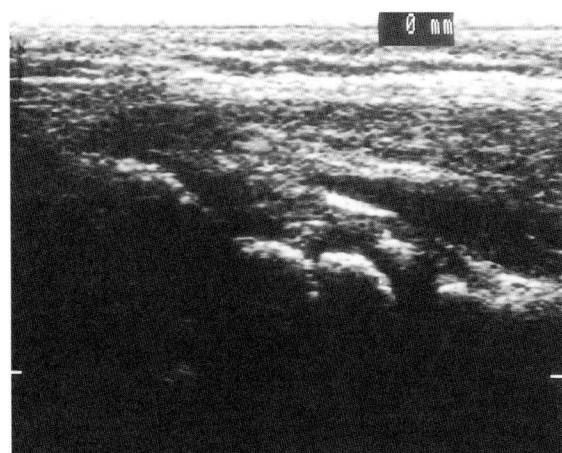

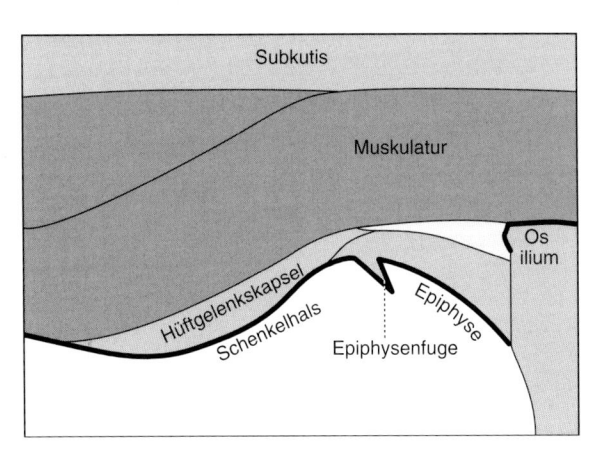

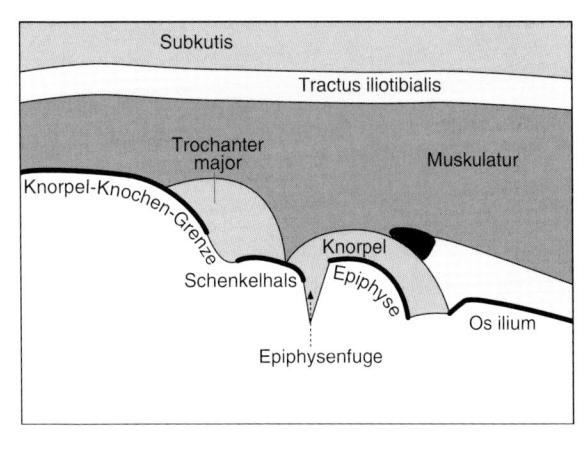

Abb. 2-43 Sonographischer Normalbefund der Hüfte im Wachstumsalter.

Links: ventro-dorsale Schnittebene. In der ventro-dorsalen Schnittebene stellt sich der knöcherne Pfannenrand mit Kapselansatz dar. Die Kapsel zieht nach distal über den Hüftkopf zum Schenkelhals. Darunter liegen die Epiphyse, die gut darstellbare Epiphysenfuge und die Hüftkopfmetaphyse. Der echoarme Raum zwischen Kapsel und Epiphysenkortikalis ist mit Knorpel ausgefüllt. Ventral der Kapsel liegen die Mm. iliopsoas, rectus femoris und sartorius.

Rechts: latero-mediale Schnittebene. Vom Os ilium ausgehend zieht die Hüftgelenkkapsel über das darstellbare und durch ein Schalloch vom Azetabulum getrennte Labrum acetabulare zum Schenkelhals. Das dreiecksförmige Labrum liegt dem schallarmen Knorpel der Epiphyse direkt auf. Die Epiphysenfuge stellt sich als Unterbrechung der Schallstruktur zwischen Epiphyse und Schenkelhals dar. Der schallarme, dem Schenkelhals ventral aufliegende Bezirk entspricht dem im Wachstumsalter z. T. noch knorpelig präformierten Trochanter major. Die vastogluteale Schlinge (Mm. gluteus medius, vastus lateralis) sowie der Tractus iliotibialis liegen seitlich dem Hüftgelenk auf.

Durch die Flüssigkeitsansammlung kommt es zu einer Abhebung der Gelenkkapsel vom Schenkelhals.

> Gemessen wird die Distanz zwischen Schenkelhals und fibröser Gelenkkapsel am Übergang vom Schenkelhals zum Hüftkopf an der Stelle der stärksten Konkavität der Gelenkkapsel.

Da diese Distanz bereits beim Gesunden von Patient zu Patient deutlich unterschiedlich sein kann, ist ein Vergleich mit der gesunden Seite zur Diagnosestellung unabdingbar.
Ganz allgemein gilt, daß eine Gelenkkapselabhebung und damit ein pathologischer Prozeß, sei es nun ein Erguß oder eine Synovitis, dann als wahrscheinlich gilt, wenn sich die Distanz zwischen Schenkelhals und Gelenkkapsel im Seitenvergleich um mehr als 2 mm unterscheidet. Sie gilt als gesichert, wenn der Unterschied mehr als 3 mm beträgt (Abb. 2-44) [8].
Die Untersuchungstechnik ist also sehr einfach, Probleme ergeben sich eher aus der Interpretation der sonographischen Ergebnisse. Grundsätzlich können, wie bereits erwähnt, eine ganze Reihe von unterschiedlichen Erkrankungen mit einem Hüftgelenkerguß einhergehen. Eine ätiologische Klärung, also z. B. eine Differenzierung zwischen entzündlicher und infektiöser Genese, kann aufgrund des sonomorphologischen Bildes alleine nicht getroffen werden, sondern muß durch eine ultraschallgezielte Punktion und eine zytologische, ggf. auch mikrobiologische Untersuchung des Punktats herbeigeführt werden.
Ein Problem bei der Interpretation eines sonographischen Befunds ist die Abgrenzung zwischen Gelenkflüssigkeit und synovitischer Gewebsvermehrung. Sie kann sehr schwierig oder sogar unmöglich sein. Dies erklärt, daß es bei Punktionen trotz sonographisch gesicherter Gelenkkapselabhebung und gesicherter intraartikulärer Nadellage zu einer Punctio sicca kommen kann [8].

Koxarthrose

Die primäre idiopathische Koxarthrose macht nur etwa 20 % der Hüftgelenkarthrosen aus. In der Mehrzahl der Fälle handelt es sich um eine Sekundärarthrose in der Folge von angeborenen Deformitäten, wie z. B. bei der Hüftgelenkdysplasie, von Erkrankungen des Wachstumsalters, wie beim Morbus Perthes und bei der Epiphysiolysis capitis femoris, von entzündlich-rheumatologischen Erkrankungen, von Hüftkopfnekrosen oder von traumatischen Verletzungen.
Subjektive Beschwerden und objektive sonographische und radiologische Befunde müssen durchaus nicht miteinander übereinstimmen. Fortgeschrittene Veränderungen können mit Schmerzfreiheit einhergehen, während andererseits Verläufe mit rezidivierenden entzündlichen Irritationen und Gelenkergüssen sonographisch und radiologisch weitgehend unauffällig sein können.
Anfangs kommt es zu flüchtigen Schmerzzuständen, die im Verlauf häufiger werden. Schließlich können rezidivierende Gelenkschwellungen mit Ergußbildung auftreten. Im weiteren Verlauf bleibt die Gelenkkapsel oft verdickt, es kommt zu einer Gelenkspaltverschmälerung. Die subchondrale Osteosklerose nimmt zu, es bilden sich knöcherne Schliffflächen aus, und es entstehen zunehmend osteophytäre Randwülste und arthrotische Geröllzysten. Durch Deformierung der artikulierenden Flächen, Osteophytenbildungen, schmerzbedingte muskuläre Kontrakturen und durch zunehmende Kapselschrumpfung kommt es zu einer weitgehenden Gelenksteife.
Sonographisch kann bei der Koxarthrose vor allem eine Abhebung der Gelenkkapsel durch begleitende Reizergüsse oder eine Synovialitis nachgewiesen werden. Die Gelenkkapsel ist häufig verdickt. Obwohl das Erfassen von knöchernen Veränderungen bei der Hüftgelenkarthrose sicherlich immer noch eine Domäne der konventionellen Radiologie ist, kann – vor allem zur Beurteilung des Verlaufes – der sonographische Nachweis von typischen osteophytären Anbauten insbeson-

2.2.4 Das Hüftgelenk

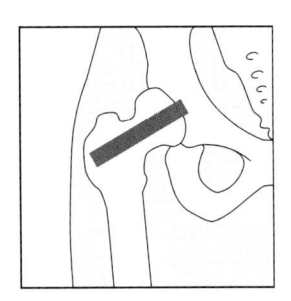

Abb. 2-44 43jähriger Patient, rechtsseitige Hüftgelenkschmerzen seit vier Monaten. Durch Punktion gesicherter Erguß.

Ventro-dorsaler Longitudinalschnitt.
Links: rechtes Hüftgelenk. Die Hüftkopffigur ist rund, die Gelenkkapsel ist deutlich vom Hüftkopf-Schenkelhals-Profil abgehoben.
Rechts: Normalbefund der linken Gegenseite.

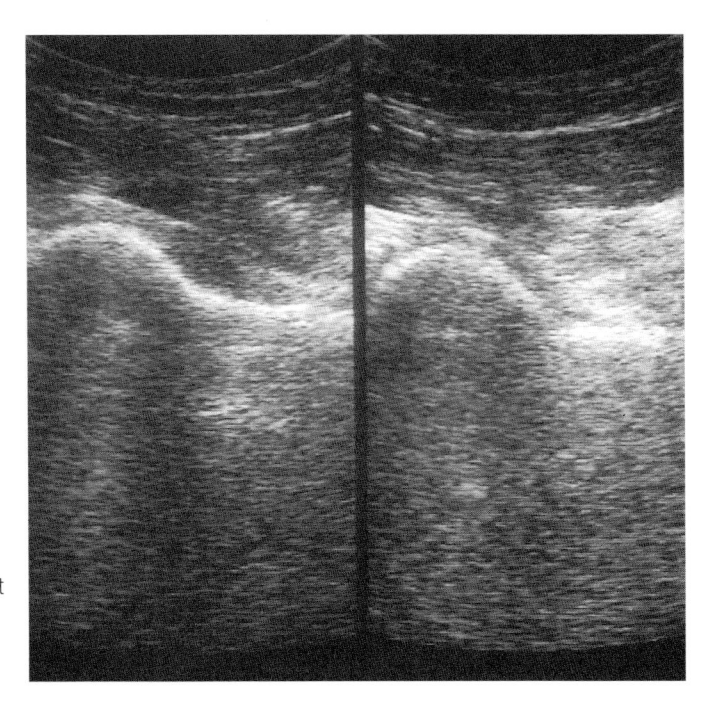

re am Übergang vom Hüftkopf zum Schenkelhals sinnvoll sein. Typische sonographische Korrelate sind Stufen- und Kantenbildungen. Auch eine Entrundung oder Abflachung des Hüftkopfes sowie eine Gelenkspaltverschmälerung sind sonographisch gut darstellbar und ein weiterer Hinweis für eine Koxarthrose [9].

Erkrankungen des rheumatischen Formenkreises

Bei Erkrankungen aus dem rheumatischen Formenkreis ist ebenfalls eine Beteiligung des Hüftgelenks möglich. Ähnlich wie die Arthrose beginnt auch die Arthritis mit exsudativen Veränderungen und Veränderungen von Knorpel und Synovia, also mit Phänomenen, die arthrosonographisch gut erfaßt werden können. Die Zerstörung der knöchernen Strukturen ist immer erst eine Spätfolge.

Sonographisch kann eine Abhebung der Gelenkkapsel als Ausdruck einer Synovialitis oder eines Ergusses nachgewiesen werden (Abb. 2-45). Aber auch hier ist selbstverständlich eine Differenzierung aufgrund des sonomorphologischen Bildes allein nicht möglich. Dies gilt ganz allgemein für alle arthrosonographischen Befunde, die auf eine entzündlich-rheumatologische Erkrankung weisen. Wegen fehlender differentialdiagnostischer Unterscheidungsmerkmale können die einzelnen Krankheitsbilder bisher noch nicht ausreichend arthrosonographisch voneinander unterschieden werden. Die Diagnose wird immer noch durch Zusammenschau aller diagnostischen Parameter gestellt [9].

Wenn auch nicht beweisend, so sind manche sonographischen Veränderungen doch mehr oder weniger ein gewichtiges Argument für ein bestimmtes Krankheitsbild.

> **So sind z. B. für die chronische Polyarthritis typische knöcherne Veränderungen die Usuren, die meist unregelmäßig begrenzt sind und immer eine Basisreflexion aufweisen.**

Im Kindesalter dagegen sieht man Veränderungen der knöchernen Strukturen nur in den seltensten Fällen einer aggressiven seropositiven chronischen Polyarthritis mit Destruktion von Epi- und Metaphyse.

Auch sekundärarthrotische osteophytäre Anbauten können bei längerem chronischem Verlauf typische Befunde sein. Die Unterscheidung zur primären Koxarthrose kann daher im fortgeschrittenen Stadium sonographisch sehr schwierig werden (Abb. 2-46).

Auch bei der Diagnose und Verlaufsbeobachtung der Spondylarthropathien kann die sonographische Untersuchung mit einem hochauflösenden Schallkopf hilfreich sein. Eine Untersuchung einer finnischen Gruppe hat erst kürzlich gezeigt, daß die Sonographie eine sehr sensitive Methode ist, um entzündliche Veränderungen im Sinne einer Enthesopathie wie echoarme Verdickungen sowohl der Sehnenansätze als auch des Periosts und andere fokale Sehnenveränderungen, z. B. Verkalkungen, darzustellen. Somit könnte nach Meinung der Autoren eine Enthesopathie evtl. sogar sonographisch diagnostiziert werden, bevor sie klinisch manifest wird. Allerdings stellen die Autoren fest, daß die Aussagekraft dieser Untersuchung im Bereich des Hüftgelenks gegenüber anderen Gelenken der unteren Extremität eingeschränkt ist, da die Sehnen hier nur sehr kurz sind und die Muskeln fast direkt am Knochen ansetzen [6].

Periartikuläre Weichteilveränderungen

Bei der Untersuchung von periartikulären Weichteilveränderungen ist die Sonographie ebenfalls eine sehr aussagekräftige Methode. Insbesondere *Bursitiden*, die klinisch oft nur sehr schwer im Bereich des Hüftgelenks erkannt werden, lassen sich sonographisch gut darstellen. Eine Bursa ist ein geschlossener Hohlraum mit einer der Synovialis sehr ähnlichen Auskleidung. Meist führen chronisch-mechanische Irritationen oder akute Traumen zur Entzündung. Eine weitere Ursache sind chronisch-entzündliche rheumatische Erkrankungen, wie z. B. die chronische Polyarthritis. Die Kenntnis der anatomischen Lage der Bursae ist eine wichtige Voraussetzung für die Diagnose einer Bursopathie.

2.2.4 Das Hüftgelenk

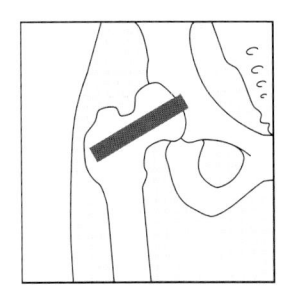

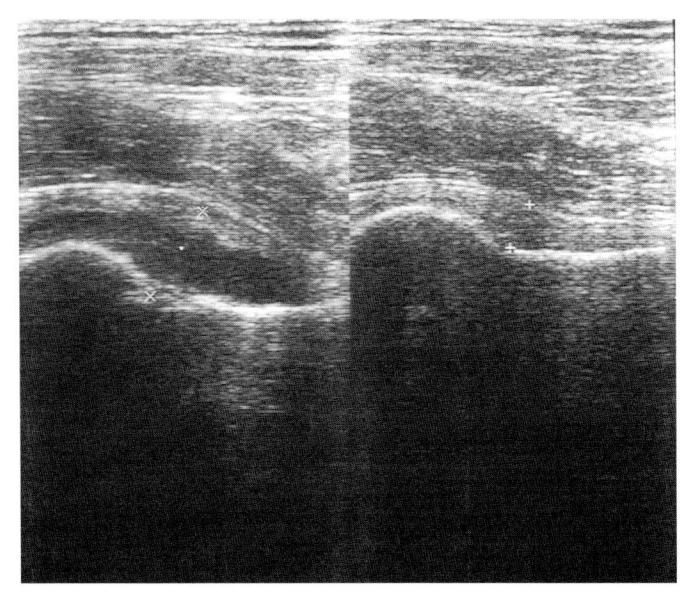

Abb. 2-45 25jähriger Patient mit einer reaktiven Arthritis, Hüftgelenkschmerzen rechts seit zwei Wochen nach vorausgegangenen heftigen Diarrhöen.
Ventro-dorsaler Longitudinalschnitt.
Links: rechtes Hüftgelenk. Der Hüftkopf stellt sich unauffällig dar, die Gelenkkapsel ist durch echoarme Formationen vom Hüftkopf-Schenkelhals-Profil abgehoben.
Rechts: Normalbefund der linken Gegenseite.

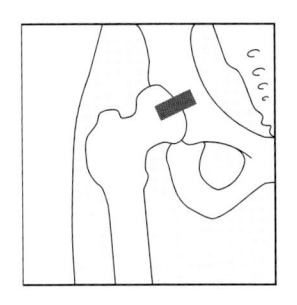

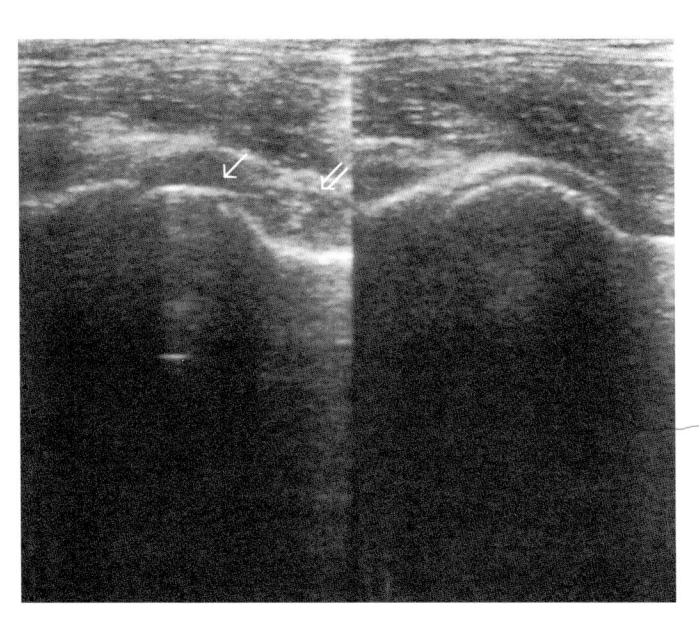

Abb. 2-46 35jähriger Patient mit rezidivierenden Hüftgelenkschmerzen rechts seit zehn Jahren, rezidivierende Koxitis bei Morbus Bechterew.
Ventro-dorsaler Längsschnitt.
Links: rechtes Hüftgelenk. Der Hüftkopf ist deutlich entrundet und in seinen zentralen Anteilen plateauartig abgeflacht (→). Lateral gelegen erkennt man eine Stufenbildung, die durch einen Osteophyten hervorgerufen wird. Die Gelenkkapsel ist vom Hüftkopf-Schenkelhals-Profil durch echoarme Formationen abgehoben (⇒).
Rechts: Normalbefund der linken Gegenseite.

Im Bereich des Hüftgelenks können über dem Os ischii die Bursa ischiadica und zwischen dem Trochanter major und dem Traktus im lateralen Längsschnitt die Bursa trochanterica als vorwiegend echoarme, glatt begrenzte Strukturen dargestellt werden, wenn sie entzündlich verändert sind. Eine ultraschallgezielte Punktion kann sowohl aus diagnostischen als auch aus therapeutischen Gründen sinnvoll sein. Bei chronischen Verläufen wird die Bursa zur Umgebung immer schwerer abgrenzbar. Die Binnenstruktur wird eher echoreich fleckig. Kleine Verkalkungen sind möglich, die sonographisch als sehr echoreiche Strukturen mit Schallschatten imponieren.

Hämatome stellen sich vor allem posttraumatisch meist unscharf begrenzt als echoarme Strukturen mit dorsaler Schallverstärkung in der Muskulatur dar. Je älter ein Hämatom ist, um so echoreicher wird es und um so schwerer läßt es sich von der umgebenden Muskulatur abgrenzen. Auch hier ist im Verlauf die Entstehung von Verkalkungen möglich.

Abszesse sind meist glatt begrenzt, lassen sich aber ansonsten aufgrund des sonographischen Bildes allein von frischen Hämatomen nicht unterscheiden. Ihre Ausdehnung ist sonographisch gut darstellbar.

Pathologische Befunde des Hüftgelenks im Wachstumsalter

Coxitis fugax

Zu den häufigsten Hüftgelenkerkrankungen im Kindesalter zählt die Coxitis fugax, auch Hüftschnupfen oder flüchtige Koxitis genannt [4, 7]. Das Risiko, im Wachstumsalter daran zu erkranken, wird mit bis zu 3% angegeben, wobei ein beidseitiges Auftreten selten ist [1, 3]. Die genaue Ätiologie ist weiterhin ungeklärt. Es werden allergische, traumatische und infektiöse Ursachen diskutiert [7, 11].

> **Sonographisch zeigt sich in den Fällen einer floriden Coxitis fugax eine Kapseldistension als Folge des intraartikulären Ergusses [2, 8].**

In der ventro-dorsalen Schnittebene ist die Kapsel zwischen ihren Ansatzpunkten im Bereich des vorderen Pfannenrands sowie der lateralen Kapsel konvex aufgebläht, wobei die Menge der Ergußbildung mit der meßbaren Differenz zwischen Schenkelhals und Kapsel korreliert (Abb. 2-47) [5, 11].

In manchen Fällen zeigt sich zwischen der Kapsel und der Epiphyse eine glatte echogene Struktur ohne Schallschatten (s. Abb. 2-47), welche durch einen Gewebesprung bedingt ist und die Grenze zwischen Erguß und knorpeligem Überzug markiert. Die sonstige Darstellung der Hüfte, insbesondere der Epiphyse und der Fuge, entspricht dem Normalbefund. Findet sich eine Veränderung in diesem Bereich, läßt dies auf eine ernstere Hüftgelenkerkrankung schließen. In der latero-medialen Schnittebene ist die Kapseldistension nicht zu erkennen, da sich durch die Lagerung in Adduktion die laterale Hüftgelenkkapsel anspannt. Hier ist differentialdiagnostisch vor allem auf Form- und Lageveränderungen der Epiphyse zu achten.

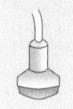

> **Beim typischen Verlauf einer Coxitis fugax kommt es in der Regel innerhalb von drei Wochen zum völligen Rückgang der Kapseldistension.**

Besteht der Befund länger als diese Zeit, wird das Vorliegen einer Coxitis fugax unwahrscheinlicher, und es müssen andere Erkrankungen in Erwägung gezogen werden. So erweist sich in bis zu 5% der Fälle die Verdachtsdiagnose Coxitis fugax im weiteren Verlauf als falsch, und es stellt sich heraus, daß der Patient an einem Morbus Perthes leidet [1, 3].

Morbus Perthes

Die häufigste differentialdiagnostische Erkrankung zur Coxitis fugax in der ersten Lebensdekade stellt der Morbus Perthes dar. Hierbei kommt es nach initialer Epiphysennekrose zur anschließenden Revaskularisierung mit Nekrosenabbau und Wiederaufbau des Hüftkopfes. Die Ätiologie ist nicht ganz geklärt,

2.2.4 Das Hüftgelenk

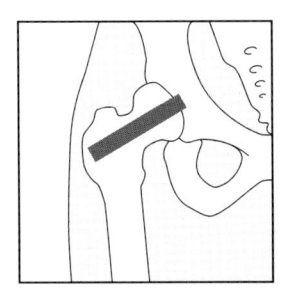

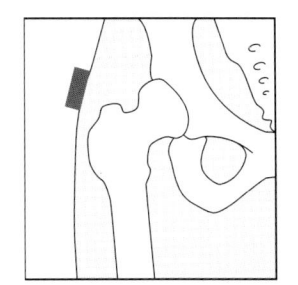

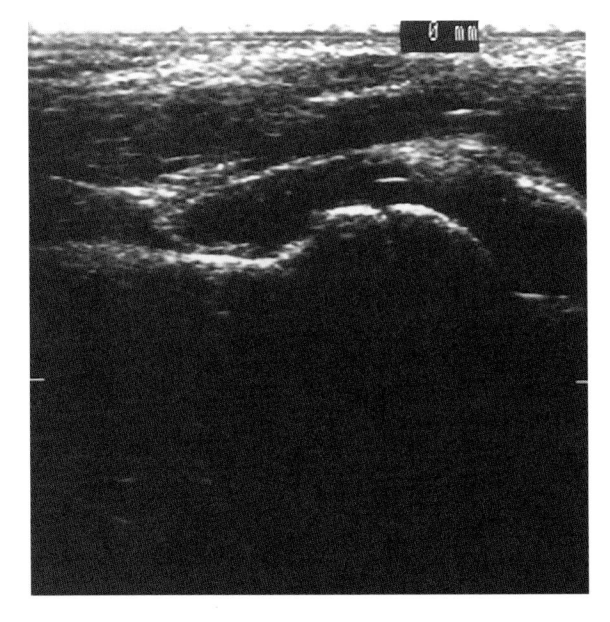

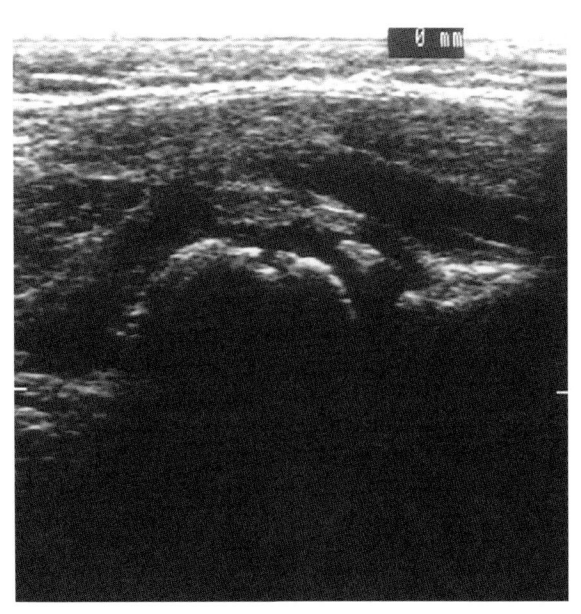

Abb. 2-47 Coxitis fugax. 4jähriger Junge mit akuten Hüftgelenkbeschwerden links. Vor einer Woche an einer Pharyngitis erkrankt. Klinisch deutliches Schonhinken und schmerzhafte Bewegungseinschränkung der linken Hüfte.

Links: ventro-dorsale Schnittebene. Die Hüftgelenkkapsel ist zwischen ihren Ansatzpunkten am Pfannenrand und Schenkelhals als Zeichen des intraartikulären Ergusses konkav ausgebeult. Die Grenze zwischen Erguß und Knorpel stellt sich als glatte echogene Struktur ohne Schallschatten dar.
Rechts: latero-mediale Schnittebene. In dieser Schnittebene kein Unterschied zum Normalbefund. Aufgrund der Lagerung in Adduktion kommt es nicht zur Abhebung der Kapsel.

2 Sonographie der Gelenke

wenn auch eine Einschränkung der Blutversorgung der Epiphyse angenommen wird. Vieles spricht für eine Mitwirkung genetischer und konstitutioneller Faktoren. Auch eine traumatische Genese wird diskutiert [5, 7].

Der Verlauf des Morbus Perthes wird in vier Stadien eingeteilt: Initialstadium, Kondensationsstadium, Fragmentationsstadium und Regenerationsstadium. Der Schweregrad der Erkrankung ist abhängig von dem Grad des Befalls der Epiphyse, hier hat sich die Einteilung nach Catterall (Grad I bis Grad IV) oder nach Salter (A und B) bewährt.

Initialstadium

Eine Vorstellung des Patienten beim Arzt im Initialstadium ist aufgrund des meist symptomarmen Verlaufes zu Erkrankungsbeginn selten. Weniger als 20 % der betroffenen Kinder werden in diesem Stadium auffällig. Pathogenetisch ist dieses Stadium als entzündliche Vorstufe der Erkrankung mit Knorpelödem und Ergußbildung, welche im weiteren Verlauf in eine synoviale Kapselschwellung übergeht, zu bezeichnen. Durch das Knorpelödem kommt es in einigen Fällen zur Größenzunahme des Hüftkopfes, was eine Lateralisation und Ventralisation der Hüfte zum Pfannenrand im Ultraschallbild zur Folge hat.

Sonographisch ist das Initialstadium des Morbus Perthes nicht von dem Befund bei Coxitis fugax zu unterscheiden. In Ausnahmefällen ist die mögliche Lateralisierung oder Ventralisation der Epiphyse in der seitlichen und ventralen Ebene erkennbar.

> **Die Kapselschwellung persistiert im gesamten Verlauf des Initialstadiums [5].**

Kondensationsstadium

Durch die Osteonekrose kommt es zur Verdichtung und zum Zusammenbruch der knöchernen Epiphyse bei gleichzeitig zunehmendem Knorpelödem. Je nach Schweregrad der Erkrankung entsteht hierdurch eine entsprechende Lateralisierungstendenz des Hüftkopfes. Beim „typischen" Morbus Perthes ist immer der lateroventrale Anteil der Epiphyse befallen, also der Anteil, der sonographisch darstellbar ist. Im Ultraschallbild erkennt man weiterhin die bestehende Kapseldistension, welche nun durch eine Synovialitis bedingt ist (Abb. 2-48).

2.2.4 Das Hüftgelenk

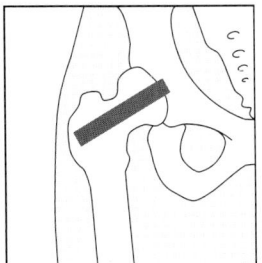

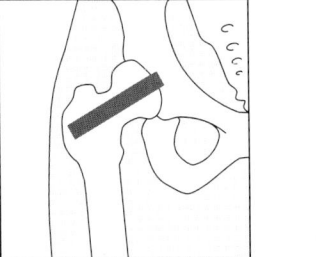

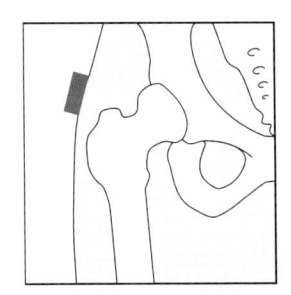

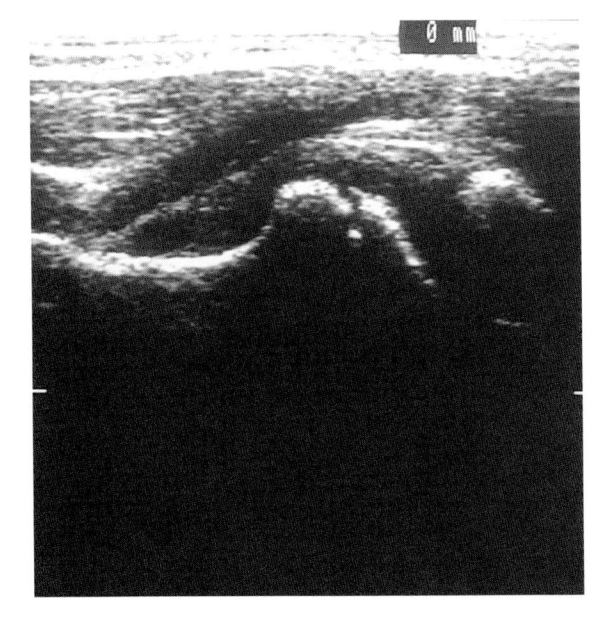

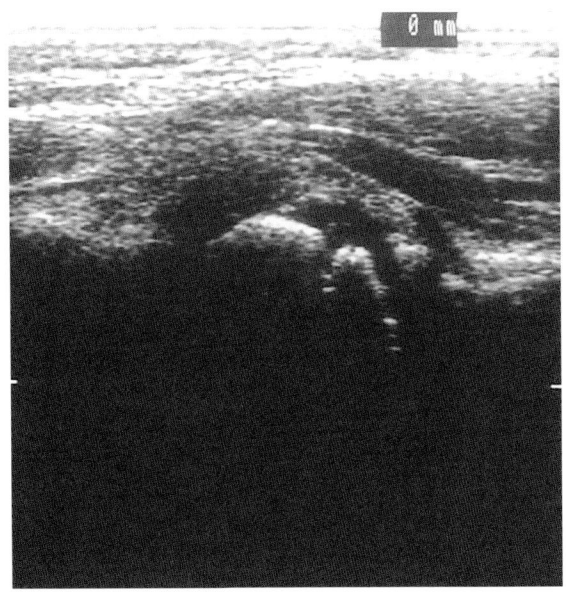

Abb. 2-48 Morbus Perthes, Kondensationsstadium. 6jähriger Junge mit seit ca. einem Monat bestehenden Beschwerden in der rechten Hüfte. Keine Infektanamnese. Der Mutter fällt zunehmendes Hinken und Aktivitätsarmut auf.

Links: ventro-dorsale Schnittebene. Die Epiphyse erscheint abgeflacht und der Knorpel verbreitert. Der Hüftkopf ist ventralisiert und überragt das Pfannendach. Die Kapsel ist vom Schenkelhals deutlich abgehoben.

Rechts: latero-mediale Schnittebene. Hier zeigt sich ein steil angehobenes Labrum acetabulare als Zeichen der Lateralisierung des durch das Knorpelödem vergrößerten Hüftkopfes. Die knöcherne Epiphyse ist abgeflacht und läßt eine Unterbrechung der Knorpel-Knochen-Grenze erkennen. Der Knorpel ist ödematös verbreitert.

2 Sonographie der Gelenke

> Im ventro-dorsalen Strahlengang oder in der latero-medialen Ebene, meist sogar in beiden Schnittebenen, ist eine Abflachung der Epiphyse zu erkennen.

Oftmals bestehen im Seitenvergleich zur gesunden Seite eine Ventralisation und Lateralisation des Hüftkopfes. In manchen Fällen ist eine Unterbrechung der Epiphysenkortikalis zu erkennen (s. Abb. 2-48) [5]. Die synovialitisch bedingte Kapseldistension läßt sich während des gesamten Kondensationsstadiums nachweisen. Die knöcherne Epiphyse wird zunehmend flacher, Ventralisation und Lateralisation des Hüftkopfes nehmen je nach Ausprägung der Erkrankung zu. Im weiteren Verlauf erfolgt der Übergang zum Fragmentationsstadium.

Fragmentationsstadium

Dieses Stadium ist gekennzeichnet durch ein Nebeneinander von abgebauten und noch bestehenden Nekrosezonen des Hüftkopfes, was zu dem typischen Bild des „scholligen" Zerfalls der Epiphyse führt.

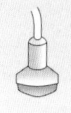

> Das sonographische Bild in diesem Stadium ist geprägt durch ein unregelmäßiges Echomuster mit Wechsel von echoarmen und echoreichen Bezirken. Der Hüftkopf ist deutlich abgeflacht, die homogen echogene Oberflächenkontur der Epiphyse aufgehoben (Abb. 2-49).

Zum Teil sind auch Veränderungen im Bereich der Metaphyse zu erkennen, die den metaphysären Befall kennzeichnen und Ausdruck eines schweren Verlaufes sind. Die Kapseldistension ist in diesem Stadium nicht mehr in allen Fällen nachzuweisen [5]. In einigen Fällen ist in der latero-medialen Ebene eine Delle in der Knorpelfläche im Bereich des Labrum acetabulare zu erkennen, welche sich bei lateralisiertem und nekrotisch „weichem" Hüftkopf durch den belastungsbedingten Andruck des Azetabulums bildet.

Im Extremfall kommt es zur sog. hinge abduction. Dies bedeutet die Einschränkung der Abduktion durch eine druckbedingte Knorpelnase am lateralen Hüftkopf.

2.2.4 Das Hüftgelenk

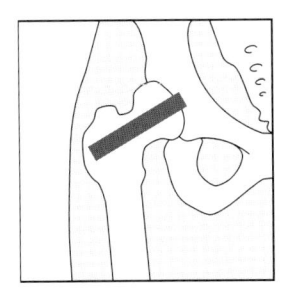

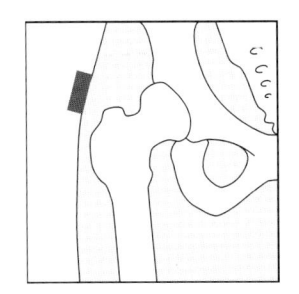

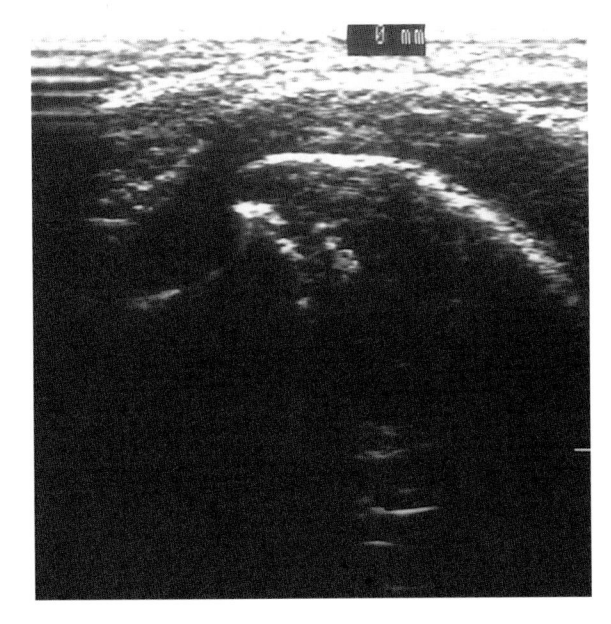

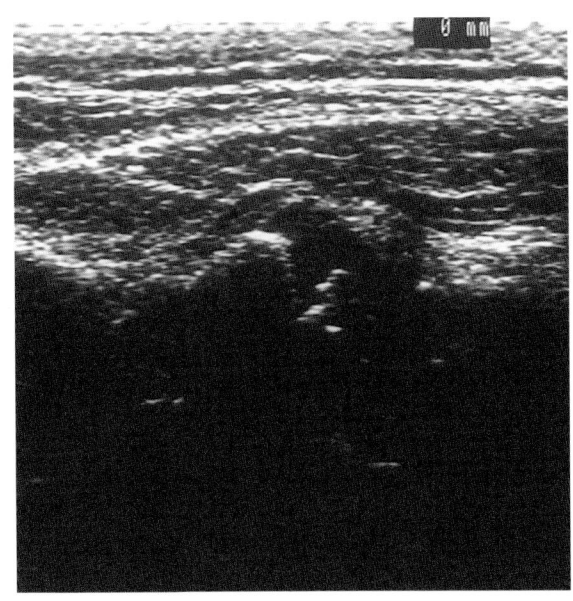

Abb. 2-49 Morbus Perthes, Fragmentationsstadium. Derselbe Patient wie in Abb. 2-48 nach sechsmonatigem Krankheitsverlauf.

Links: ventro-dorsale Schnittebene. Die Epiphyse ist weiter abgeflacht, es besteht ein Wechsel zwischen echoarmen und echoreichen Bezirken als Ausdruck von nebeneinander bestehenden Nekrosen und Wiederaufbauherden. Die homogene Oberflächenstruktur ist aufgehoben.

Rechts: latero-mediale Schnittebene. Das Labrum acetabulare ist angehoben und die knorpelige Epiphyse verbreitert. Deutliche Lateralisierung des Hüftkopfes. Durch den Andruck des Azetabulums bei lateralisiertem Hüftkopf entsteht eine druckbedingte Delle im weichen Knorpel unterhalb des Pfannenrands.

2 Sonographie der Gelenke

Regenerationsstadium

Im Stadium der Regeneration kommt es zu einem zunehmenden knöchernen Wiederaufbau, wobei die resultierende Form von der in den Vorstadien erfolgten Deformierung und somit von der Ausprägung der Erkrankung abhängt.

Das sonographische Bild der Epiphyse ähnelt dem Befund im Kondensationsstadium. In manchen Fällen zeigen sich noch inhomogene Strukturen durch Bezirke mit unterschiedlichen Echomustern neben glatt begrenzten Bereichen. Die Epiphyse erscheint abgeflacht und baut sich im weiteren Verlauf zunehmend auf (Abb. 2-50).

> **Im Unterschied zum Kondensationsstadium ist nun keine Kapseldistension mehr nachzuweisen.**

Je nach Schweregrad der Erkrankung ist noch eine Hüftkopflateralisation oder -ventralisation zu erkennen, in schwersten Fällen in der latero-medialen Schnittebene eine knorpelige Nase (hinge abduction).

2.2.4 Das Hüftgelenk

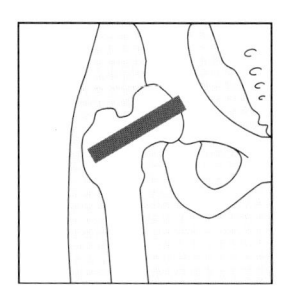

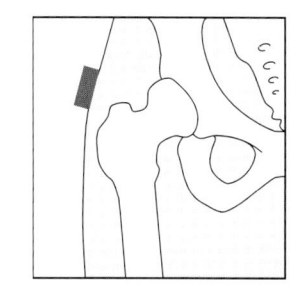

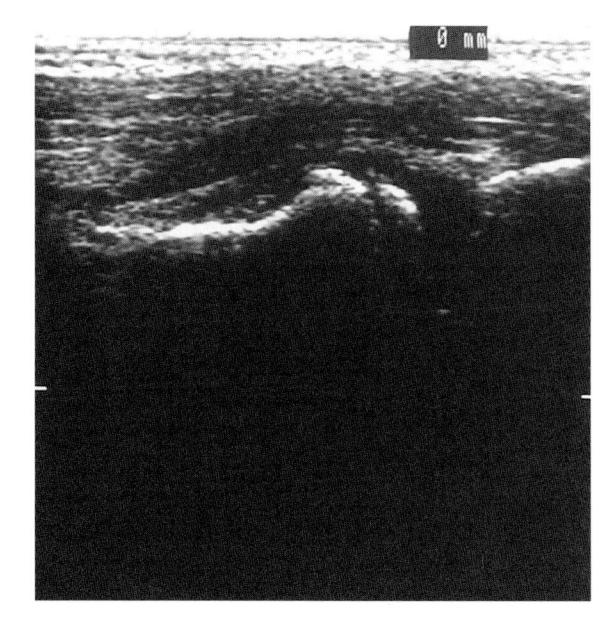

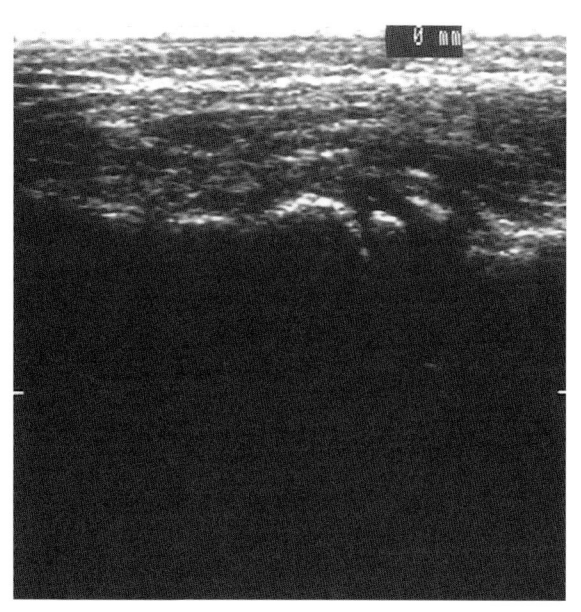

Abb. 2-50 Morbus Perthes, Regenerationsstadium. Derselbe Patient wie in Abb. 2-48 und Abb. 2-49 nach eineinhalbjährigem Krankheitsverlauf.

Links: ventro-dorsale Schnittebene. Zunehmender Wiederaufbau des Hüftkopfes. Die Epiphyse ist noch weiterhin abgeflacht, der Hüftkopf leicht ventralisiert. Die Kapseldistension ist zwischenzeitlich aufgehoben.
Rechts: latero-mediale Schnittebene. Die latero-mediale Schnittebene zeigt eine wiedereingetretene Homogenisierung der Epiphysenkortikalis, das Labrum acetabulare ist nicht mehr angehoben. Es bestehen jedoch weiterhin eine leichte Lateralisierung und eine abgeflachte Epiphyse.

2 Sonographie der Gelenke

Epiphysiolysis capitis femoris

Durch eine ätiologisch ungeklärte Lösung zwischen Wachstumsfuge und Schenkelhals kommt es zum Abrutschen der Epiphyse nach dorso-medial. Der Erkrankungsgipfel liegt zwischen dem 10. und 14. Lebensjahr. Jungen sind häufiger betroffen als Mädchen, und in bis zu 20% der Fälle tritt die Erkrankung beidseitig auf. Man unterscheidet ein akutes Abrutschen von der chronischen Verlaufsform. Während bei der akuten Form die Symptomatik meist eindeutig ist und aufgrund des akuten Abrutschens mit obligatem Kapselerguß ein sofortiges Eingreifen erforderlich macht, gelingt die Diagnosestellung der Lenta-Form oftmals erst verzögert.

Sonographisch zeigt die Epiphysiolysis capitis femoris acuta eine Kapseldistension sowie ein oftmals in beiden Schnittebenen feststellbares Abrutschen des Hüftkopfes mit sichtbarer Stufenbildung zwischen Schenkelhals und Epiphyse (Abb. 2-51).

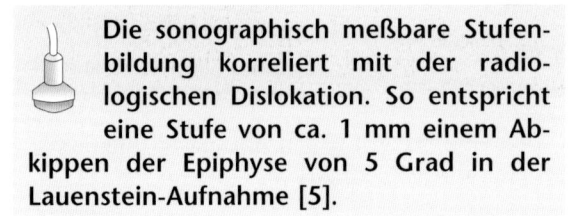

> **Die sonographisch meßbare Stufenbildung korreliert mit der radiologischen Dislokation. So entspricht eine Stufe von ca. 1 mm einem Abkippen der Epiphyse von 5 Grad in der Lauenstein-Aufnahme [5].**

Schwieriger wird die sonographische Darstellung bei der Epiphysiolysis capitis femoris chronica. Der Abrutschwinkel ist hier meist geringer als bei der akuten Form, des weiteren liegt nicht in allen Fällen eine Kapseldistension vor. Da die Hüftkopfepiphyse nach dorso-medial abrutscht, empfiehlt sich ein tomogrammartiges Durchmustern zwischen den beiden Standardebenen. Die größte Stufenbildung liegt gewöhnlich in diesem Bereich.

> **In Zweifelsfällen ist ab dem 9. Lebensjahr bei Verdacht auf eine Epiphysiolyse die radiologische Diagnostik jedoch noch nicht zu ersetzen.**

Wertigkeit der Sonographie im Vergleich zu anderen bildgebenden Verfahren und weiterführende Diagnostik

In einer jüngsten Untersuchung zeigte sich, daß durch eine Ultraschalluntersuchung der Hüfte vermehrt pathologische Befunde aufgedeckt und auch dokumentiert werden konnten. So war es möglich, wichtige Befunde zu diagnostizieren, die mit zur Frühdiagnose einer Gelenkerkrankung beitrugen [10].

Dies gilt insbesondere für den Befund eines Hüftgelenkergusses. Aufgrund der hohen Aussagekraft, der leichten und für den Patienten nicht belastenden Anwendung, der geringen Kosten und der beliebig häufigen Kontrollmöglichkeit ist der Ultraschall Mittel der 1. Wahl zur Klärung eines intraartikulären Ergusses, insbesondere bei Hüftgelenkschmerzen. Allerdings ist dann eine weitere ätiologische Abklärung bzw. eine Differenzierung zur Synovialitis aufgrund des sonomorphologischen Bildes allein in der Regel nicht möglich. Ebenso unumstritten sind die Vorteile einer ultraschallgezielten Punktion bei der Verdachtsdiagnose eines Hüftgelenkergusses, da hier die Punktionsnadel präzise plaziert werden kann. Gute Dienste leistet die Sonographie in der Verlaufskontrolle von Hüftgelenkerkrankungen, seien sie nun entzündlich oder degenerativ bedingt. Wenn auch insbesondere für die Diagnosestellung und Therapieplanung in den meisten Fällen auf konventionelle Röntgenaufnahmen bisher noch nicht verzichtet werden kann, so stellen die sonographischen Befunde, da sie Ausprägung und Lokalisation der entzündlichen Veränderungen exakt und reproduzierbar dokumentieren können, ein wertvolles Mittel zur Therapiekontrolle dar. Bei erfolgloser Basistherapie einer entzündlich-rheumatischen Erkrankung können sie außerdem einen guten Beitrag zur Indikationsstellung für einen operativen Eingriff leisten [4].

Bei Verdacht auf periartikuläre Weichteilveränderungen wie Abszesse, Hämatome oder Bursitiden sollte die Sonographie primär, vor allen anderen Untersuchungen, eingesetzt werden.

2.2.4 Das Hüftgelenk

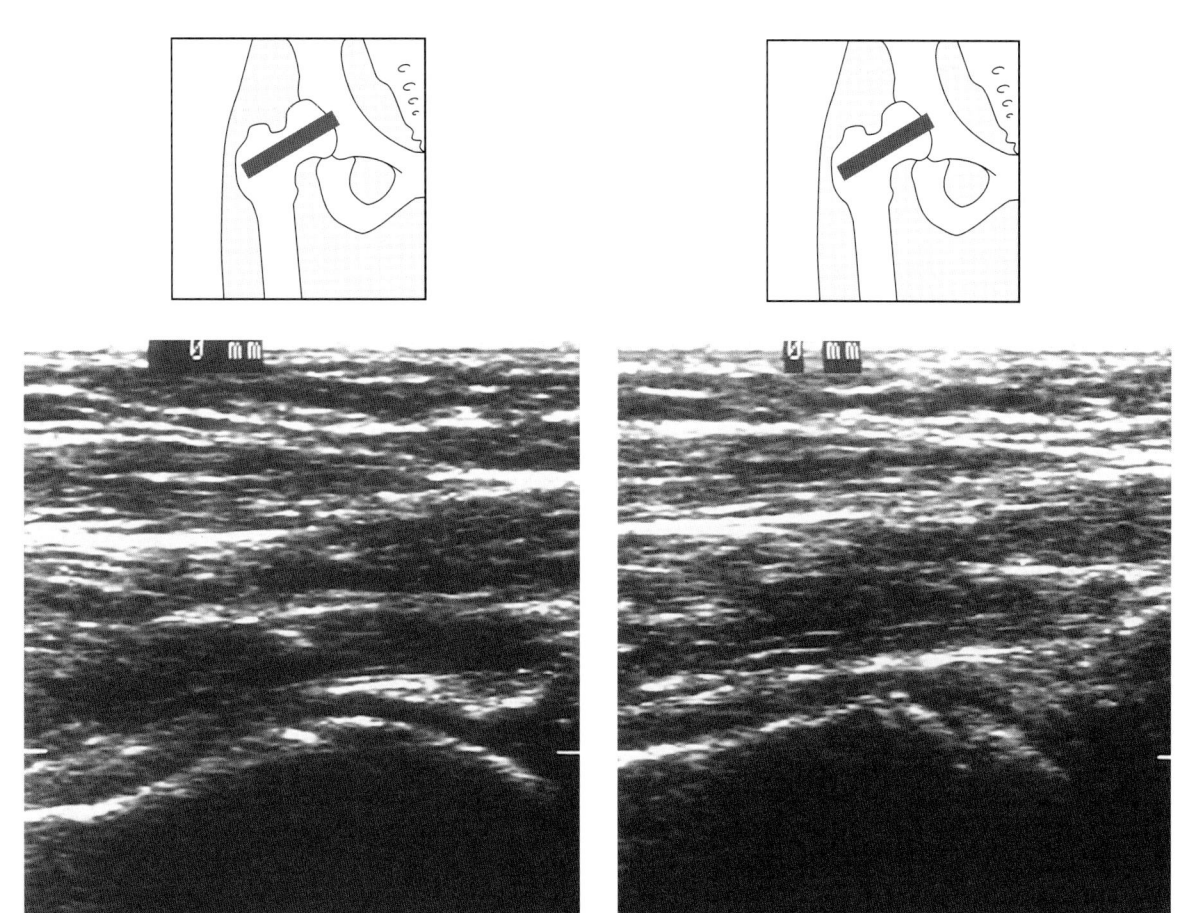

Abb. 2-51 Epiphysiolysis capitis femoris. 14jähriger adipöser Junge mit Hüftgelenkbeschwerden links seit vier Wochen. Keine Traumaanamnese. Klinisch deutlich schmerzhafte Bewegungseinschränkung. Angedeutet positives Drehmann-Zeichen.

Links: Normalbefund der Gegenseite in der Ebene zwischen latero-medialer und ventro-dorsaler Schnittrichtung. Dem Hüftgelenk liegen die Kapsel und die Hüftmuskulatur auf. Die Epiphysenfuge ist in diesem Alter fast geschlossen und stellt sich nur als punktförmige Unterbrechung der Kortikalis dar.
Rechts: Auf der erkrankten Seite ist die Epiphyse deutlich sichtbar nach dorso-medial abgerutscht. Eine Dislokation um 1 mm entspricht einem Abrutschwinkel von ca. 5 Grad. Kein Nachweis eines Hüftgelenkergusses.

2 Sonographie der Gelenke

Zunehmend an Bedeutung gewinnt die Sonographie in der Diagnostik und bei Verlaufsbeobachtungen der kindlichen Hüftgelenkerkrankungen. Während bei der Coxitis fugax die primäre Röntgendiagnostik völlig in den Hintergrund gedrängt wurde, ist beim Morbus Perthes aufgrund der Aussagekraft der sonographischen Untersuchung zumindest eine Reduktion der notwendigen konventionellen Röntgenuntersuchungen und damit auch der Strahlenbelastung möglich. Bei der Epiphysiolysis capitis femoris ist die sonographische Darstellung insbesondere bei geringem Abrutschwinkel mitunter nicht aussagekräftig genug. In Zweifelsfällen sollte deshalb auf die radiologische Diagnostik nicht verzichtet werden.

Zusammenfassung

Die Sonographie des Hüftgelenks hat zweifellos inzwischen den Stellenwert einer Routineuntersuchung erreicht. Da sich viele Frühveränderungen des Hüftgelenks ansonsten der Diagnose entziehen würden, sollte bei allen Patienten mit Hüftgelenkschmerzen eine Arthrosonographie durchgeführt werden.

Aufgrund der Anatomie des Hüftgelenks besitzt der ventro-dorsale Längsschnitt unter allen Standardschnittebenen die höchste Aussagekraft zur Frage einer Kapseldistension. Eine Differenzierung zwischen Erguß und Synovialitis ist aufgrund der fehlenden Echogenitätsunterschiede meist nicht möglich. Periartikuläre Weichteilveränderungen können von latero-medial und dorso-ventral dargestellt werden. Aufgrund der besseren Einsehbarkeit des Hüftgelenks im Wachstumsalter spielt der latero-mediale Längsschnitt bei der Diagnose eines Morbus Perthes oder einer Epiphysiolysis capitis femoris eine wichtige Rolle (s. Tab. 2-9).

Bewährt hat sich die Hüftsonographie insbesondere bei der Fragestellung Erguß bzw. Synovialitis und zum Nachweis von Weichteilveränderungen. Eine weitere Indikation sind Verlaufsbeobachtungen entzündlicher oder degenerativer Gelenkerkrankungen unter Therapie. Auch zur Diagnostik und Verlaufsbeobachtung von Coxitis fugax und Morbus Perthes ist die Sonographie sicherlich eine aussagekräftige Untersuchungsmethode. Dies gilt allerdings nicht im gleichen Maße für die Epiphysiolysis capitis femoris. Hier ist die Sonographie als alleinige Untersuchungsmethode im allgemeinen nicht ausreichend.

Literatur

1. Bernd, L., F. U. Niethard, J. Graf, H.-P. Kaps: Die flüchtige Hüftgelenksentzündung (Coxitis fugax). Z. Orthop. 130 (1992) 529–535.
2. Bickerstaff, D.R., L.M. Neal, A.J. Booth, P.O. Brennan, M. J. Bell: Ultrasound examination of the irritable hip. J. Bone Jt. Surg. 72-B (1990) 549–553.
3. Graf, J., L. Bernd, F. U. Niethard, H.-P. Kaps: Die Diagnostik der Coxitis fugax, der häufigsten Hüfterkrankung beim Kind. Klin. Pädiat. 203 (1991) 448–451.
4. Huppertz, H.-I., H.-J. Suschke: Chronisch entzündliche Gelenkerkrankungen im Kindes- und Jugendalter. Mschr. Kinderheilk. 142 (1994) 367–382.
5. Konermann, W., M. de Pellegrin: Die Differentialdiagnose des kindlichen Hüftschmerzes im Sonogramm. Orthopäde 22 (1993) 280–287.
6. Lethinen, A., M. Taavitsainen, M. Leirisalo-Repo: Sonographic analysis of enthesopathy in the lower extremities of patients with spondylarthropathy. Clin. exp. Rheum. 12 (1994) 143–148.
7. Parsch, K.: Das schmerzhafte Hüftgelenk des Kindes: Differentialdiagnose und Therapie von Coxitis fugax, Morbus Perthes und eitriger Coxitis. Pädiat. Pädol. 27 (1992) A55–A61.
8. Rauch, G., P. Schuler, T. Wirth, P. Griss, P. Dörner: Zur Diagnostik und Therapie der Coxitis fugax unter besonderer Berücksichtigung der Wertigkeit der sonographisch gestützten Diagnostik und Hüftgelenkpunktion. Z. Orthop. 131 (1993) 105–110.
9. Sattler, H.: Zur aktuellen Bedeutung der Arthrosonographie in der Diagnostik von rheumatischen Erkrankungen. Ultraschall in Med. 15 (1994) 168–173.
10. Sell, S., J. Zacher, S. König, S. Goethe: Sonographie bei entzündlich-rheumatischen Gelenkerkrankungen. Ultraschall in Med. 14 (1993) 63–67.
11. Tolat, V., H. Carty, L. Klenerman, C. A. Hart: Evidence for a viral etiology of transient synovitis of the hip. J. Bone Jt. Surg. 75-B (1993) 973–974.

2.2.5 Das Kniegelenk

Irmingard Kamilli

Die Sonographie des Kniegelenks hat in den letzten Jahren stark an Bedeutung gewonnen. Das bessere Auflösungsvermögen der Schallköpfe und die Standardisierung der Methode, sowohl der Untersuchungsebenen als auch der Dokumentation, hat wesentlich zum Erfolg beigetragen. Die Arthrosonographie stellt wie andere diagnostische Methoden nur einen Baustein in der Diagnostik von Erkrankungen des Kniegelenks dar; eine exakte Diagnose ist nur unter Berücksichtigung aller klinischen, laborchemischen und anderen Befunde möglich. Als einziges bildgebendes Verfahren ermöglicht sie eine direkte Darstellung von Bewegungsabläufen und damit eine funktionelle Beurteilung. Durch den frühen Nachweis intra- und extraartikulärer Veränderungen, insbesondere solcher mit Exsudation, ergänzt sie die konventionelle Röntgenuntersuchung in idealer Weise. Sie erleichtert durch sonographisch gesteuerte Punktion die Ergußgewinnung aus dem Kniegelenk zu diagnostischen oder therapeutischen Zwecken.

Die Nachteile der Methode bestehen insbesondere in dem hohen Grad der Subjektivität des Untersuchers sowohl bei der Bildgewinnung als auch bei der Bildbeurteilung, der nur begrenzt exakten Reproduzierbarkeit und in den sonographisch nicht einsehbaren Gelenkanteilen.

Indikation

Durch die schnelle technische Entwicklung der Arthrosonographie ergab sich in letzter Zeit eine erhebliche Ausweitung des Indikationsspektrums (Tab. 2-10). Die Arthrosonographie ermöglicht auf nicht-invasive Weise eine Beurteilung aller nicht-ossären Gelenkanteile des Kniegelenks. Die Hauptindikationen für die sonographische Diagnostik am Kniegelenk sind Veränderungen der *para- und periartikulären Strukturen* wie der Quadrizepssehne, der Patellarsehne und die entsprechenden pathologischen Veränderungen in diesem Bereich, *Bursen*, wie Bursa praepatellaris und infrapatellaris, *Zysten*, wie Baker-Zyste, *Weichteiltumoren*, wie Synovialom, Rhabdomyosarkom und Leiomyosarkom.

Bei entzündlichen Erkrankungen stellt die Frage nach einem *Gelenkerguß* die häufigste Indikation dar. Hier muß bei Nachweis von Pannus in erster Linie an einen Gelenkerguß im Rahmen einer entzündlich-rheumatischen Erkrankung gedacht werden. Eine gewisse Differenzierung zwischen serösem Erguß und Hämarthros ist möglich, da dieser, wenn er einige Tage alt ist, vermehrt Binnenechos zeigt. Es kann vor jeder Gelenkpunktion festgestellt werden, ob der Erguß fibrinoide Anteile enthält, gekammert oder bereits organisiert ist und ob die Ergußmenge für eine erfolgreiche Punktion ausreichend ist.

Bei *diffuser Schwellung* des Kniegelenks und der Frage, ob es sich um eine intra- oder extraartikuläre Schwellung handelt, können mit Hilfe der Sonographie eindeutig subkutane Hämatome von intraartikulären Ergüssen abgegrenzt werden.

Tab. 2-10 Indikationen zur Kniegelenksonographie.

- Arthralgien (diagnostisch ungeklärte Beschwerden des Kniegelenks)
- Arthritiden: Erguß, Synovialitis
- Hämarthros/Hämatom
- Patellarsehnenruptur
- Quadrizepssehnenruptur
- Baker-Zyste/Tumor
- Ganglion
- Bursitiden in Gelenknähe
- Veränderungen des femoropatellaren Gleitlagers
- Bandläsionen/Meniskus
- degenerative Kniegelenkveränderungen
- Osteochondrosis dissecans, Morbus Osgood-Schlatter
- Gelenkchondromatose
- Periarthropathien/Tendinitis mit und ohne Verkalkungen

> **Eine Domäne der Arthosonographie sind der Nachweis und der Ausschluß von *Baker-Zysten*. Die sonographische Untersuchung erlaubt Aussagen zu Lage, Größe und Alter einer Baker-Zyste.**

2 Sonographie der Gelenke

Die Sonographie bietet sich insbesondere zu *Verlaufskontrollen unter Therapie* an. Die klinisch oft schwierige Differenzierung zwischen einer *rupturierten Baker-Zyste* und einer *tiefen Unterschenkelvenenthrombose* ist sonographisch leicht möglich. Der sonographische Nachweis einer *Bursitis* ist nur dann möglich, wenn die Bursa mit entzündlicher Flüssigkeit gefüllt ist. *Degenerative Veränderungen* sind sonographisch am meist verschmälerten Gelenkspalt und dem nicht darstellbaren hyalinen Knorpelüberzug festzustellen. Darüber hinaus können in fortgeschrittenen Fällen eine Deformierung der Gelenkflächen und osteophytäre Reaktionen an den Gelenkrändern nachgewiesen werden. Eine mögliche Indikation für die Sonographie ist auch *die Analyse des femoropatellaren Gleitlagers* bei Gleitlagerdysplasie, bei Knorpeldefekten durch degenerative Veränderungen oder osteochondrale Frakturen und bei Zustand nach Patellaluxation. *Kollateralbandrupturen* sind meist nur indirekt durch Streßaufnahmen in Form eines erweiterten Gelenkspalts erkennbar und können hier die Röntgendiagnostik ablösen. Bei der Frage nach der Ausdehnung von *Weichteilverletzungen* am Kniegelenk, z. B. bei Verdacht auf Ruptur der langen Bizepssehne, leistet die Sonographie eine gute Hilfestellung. Zur Differenzierung von *Kapselverkalkung* und *Corpus liberum* ist die Sonographie besonders indiziert, da die röntgenologische Darstellung bei fehlender Verkalkung nicht immer gelingt. Begrenzt bewährt hat sich die Sonographie zur Darstellung von *intraartikulären Strukturen*, wie Kreuzband, Meniskus und Knorpel, mit Ausnahme von Läsionen des femoropatellaren Gleitlagers.

Topographie

Die knöchernen Strukturen des Kniegelenks setzen sich zusammen aus Femur mit medialem und lateralem Kondylus sowie dem femoropatellaren Gleitlager, aus Tibiakopf und Patella. Die Stabilisierung des Kniegelenks erfolgt durch das mediale und laterale Kollateralband, die dorso-mediale, dorso-laterale, ventro-mediale und ventro-laterale Kapsel sowie durch das vordere und hintere Kreuzband. Der sonographischen Diagnostik gut zugänglich sind kräftige, überwiegend subkutan gelegene Sehnen wie die Quadrizepssehne, die vom M. quadriceps in die Patella einstrahlt, die Patellarsehne, die am Fibulaköpfchen inserierende Bizepssehne, die medial gelegenen Sehnen der Pes-anserinus-Gruppe, der lateral gelegene Tractus iliotibialis und der Reservestreckapparat. In der dorsalen Kniekehle befindet sich das Gefäß-Nerven-Bündel. Die intraartikulären Strukturen wie der Knorpel an Femur, Tibia und am femoropatellaren Gleitlager, die Kreuzbänder sowie die Menisci sind nur begrenzt beurteilbar.

Untersuchungstechnik

Technik

Die Gelenk- und Weichteilsonographie kann mit einem Linear- oder einem Sektorschallkopf (5 MHz, 7,5 MHz) durchgeführt werden. Linearschallköpfe besitzen den Vorteil eines meist größeren Bildausschnitts, der die anatomische Orientierung vereinfacht. Der Nachteil ist die größere Auflagefläche, die eine ausreichende Ankopplung oft schwierig macht. Sektorschallköpfe verfügen aufgrund ihrer kleineren Auflagefläche über eine bessere Ankopplung, die besonders für die sonographische Untersuchung des Meniskus geeignet ist. Das Kniegelenk wird in der Regel in voller Streckung untersucht, mit Ausnahme der Darstellung des femoropatellaren Gleitlagers. Es werden grundsätzlich beide Kniegelenke im Seitenvergleich und in Bewegung untersucht. In der Regel wird das Kniegelenk durch mehrere Longitudinal- und Transversalschnitte ventral und dorsal durchgemustert. Als Referenzstrukturen dienen immer die knöchernen Strukturen von Femur, Tibia und Patella. Der Schallkopf wird so ausgerichtet, daß die proximalen Strukturen links und die distalen rechts am Monitor erscheinen.

Bei den ventralen Schnittebenen ist manchmal die Verwendung einer Vorlaufstrecke zur Ankopplung, insbesondere im Bereich der Patella, empfehlenswert. Eine mangelnde Ankopplung kann jedoch auch durch Verwen-

2.2.5 Das Kniegelenk

dung von reichlich Kontaktgel ausgeglichen werden. Dorsal kann die Untersuchung meist ohne Vorlaufstrecke durchgeführt werden, da der Weichteilmantel in der Regel ausreichend ist.

Lagerung

Die Untersuchung erfolgt am liegenden Patienten in Rücken- oder Bauchlage. Bei den ventralen Schnittebenen liegt der Patient auf dem Rücken. Der Schallkopf gleitet von einer Standardebene zur nächsten, das Knie wechselt hierbei von der Streck- zur Beugestellung in Abhängigkeit von der durchgeführten Schnittebene. Wichtig ist der dynamische Untersuchungsgang in den einzelnen Standardpositionen bei angespanntem und entspanntem M. quadriceps femoris. Hierdurch wird auch die Differenzierung der einzelnen Strukturen erleichtert.

Beim dorsalen Untersuchungsgang liegt der Patient in Bauchlage. Der Schallkopf gleitet vom medialen über den medianen bis zum lateralen Längsschnitt. So kann das dorsale Kompartiment flächendeckend erfaßt werden.

Gleiches gilt für die dorsale Querschnittsführung von proximal nach distal.

Standardschnittebenen

Bei der sonographischen Untersuchung des Kniegelenks empfiehlt sich ein systematisches Vorgehen, das möglichst alle zugänglichen Kompartimente des Kniegelenks berücksichtigt (Abb. 2-52). Nur so kann mit der Sonographie ein Beitrag zur Differentialdiagnose und zu einer gewissen Vereinheitlichung der Befunderhebung geleistet werden (Tab. 2-11). Die Untersuchung beginnt mit *ventralen Längs- und Querschnitten* bei gestrecktem und gebeugtem Kniegelenk in dynamischer Untersuchung. Nach den ventralen Schnittführungen werden *mediale und laterale Längsschnitte*, die im Verlauf der Kollateralbänder liegen, angelegt. Anschließend folgen die *dorsalen Schnittführungen*. Bei gestrecktem Kniegelenk werden *Längs- und Querschnitte* über dem medialen und lateralen Kondylus und dem Gefäß-Nerven-Bündel mit Darstellung der A. poplitea gemacht.

Schnittebenen zur Untersuchung des medialen und lateralen Meniskus und der Kreuzbänder sind noch nicht ausreichend standardisiert, so daß sie nicht routinemäßig durchgeführt werden. Der Ansatz des vorderen Kreuzbands kann durch leichte Kippung des Schallkopfes im dorsalen Querschnitt leicht eingestellt werden. Dynamische Bandprüfungen (Lachmann-Test) sind z. B. im infrapatellaren Längsschnitt möglich.

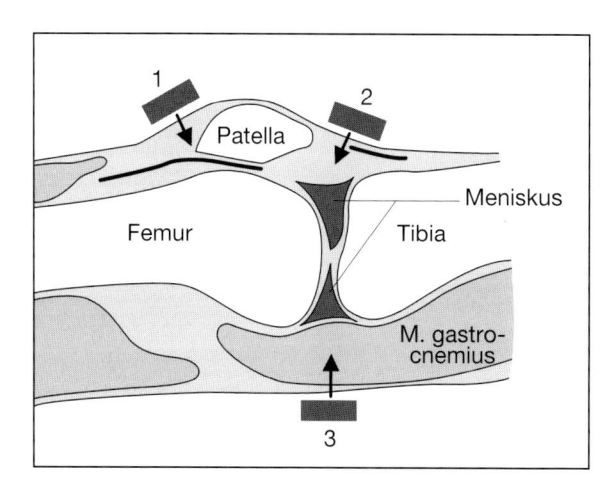

Abb. 2-52 Schematische Darstellung der sonographischen Zugangsmöglichkeiten am Kniegelenk.
1 suprapatellarer Schnitt
2 infrapatellarer Schnitt
3 dorsaler Schnitt

Tab. 2-11 Standardschnittebenen des Kniegelenks.

- ventraler suprapatellarer Längsschnitt
- ventraler suprapatellarer Querschnitt (gestrecktes und 70 Grad gebeugtes Knie)
- ventraler infrapatellarer Längsschnitt

- medialer Längsschnitt
- lateraler Längsschnitt

- dorsaler medialer Längsschnitt
- dorsaler medianer Längsschnitt
- dorsaler lateraler Längsschnitt
- dorsaler Querschnitt

2 Sonographie der Gelenke

> Weichteilveränderungen hingegen werden obligatorisch in zwei aufeinanderstehenden Schnittebenen dargestellt, um die Ausdehnung und den Bezug zu benachbarten Strukturen feststellen zu können. Die Schnittführung wird dabei maßgeblich von der Lokalisation der pathologischen Struktur beeinflußt.

Normalbefund

Die ventralen Abschnitte des Kniegelenks umfassen den Streckapparat und das Gleitlager der Patella. Aufschlußreich sind ferner der Rec. suprapatellaris, das Lig. patellae und die Tuberositas tibiae.

Ventraler suprapatellarer Längsschnitt

Der Schallkopf wird in Längsrichtung knapp proximal der Patella auf die Mitte des gestreckten Oberschenkels aufgelegt. Die Schnittführung verläuft über dem Faserverlauf der Quadrizepssehne. Knöcherne Orientierungspunkte sind die Femurschaftachse und die Patella (Abb. 2-53). Die Patella wird mit Daumen und Zeigefinger gefaßt und der Schallkopf dazwischen positioniert. Ventral des Femurs liegt ein echoreiches, langgezogenes Dreieck mit patellanaher Basis, das der Fett- und Bindegewebsschicht entspricht, die den Rec. suprapatellaris ausfüllt. Bei einem Erguß im Rec. suprapatellaris vergrößert sich dieser und bildet einen deutlich echoarmen bis echofreien Bezirk.

> Der Erguß ist besonders gut bei gestrecktem Kniegelenk darstellbar und in der Regel komprimierbar. Wichtig ist, den Schallkopf nur leicht aufzulegen, um auch kleinere Ergüsse darzustellen, die sonst komprimiert werden und dadurch nicht zur Darstellung kommen.

Die Quadrizepssehne stellt sich bei entspannter Muskulatur bogenförmig dar. Zur Untersuchung bei Quadrizepssehnenruptur kann das Knie aktiv gestreckt oder die Patella passiv nach unten gedrückt werden. Dadurch kommt es in der Regel zu einer Vergrößerung des Defekts. Auf die orthograde Schallkopfpositionierung und eine gute Ankopplung ist zu achten. Am proximalen Rand der Patella, unterhalb der Quadrizepssehne, liegt eine echoreiche dreiecksförmige Struktur, die einem Fettgewebskörper entspricht.

2.2.5 Das Kniegelenk

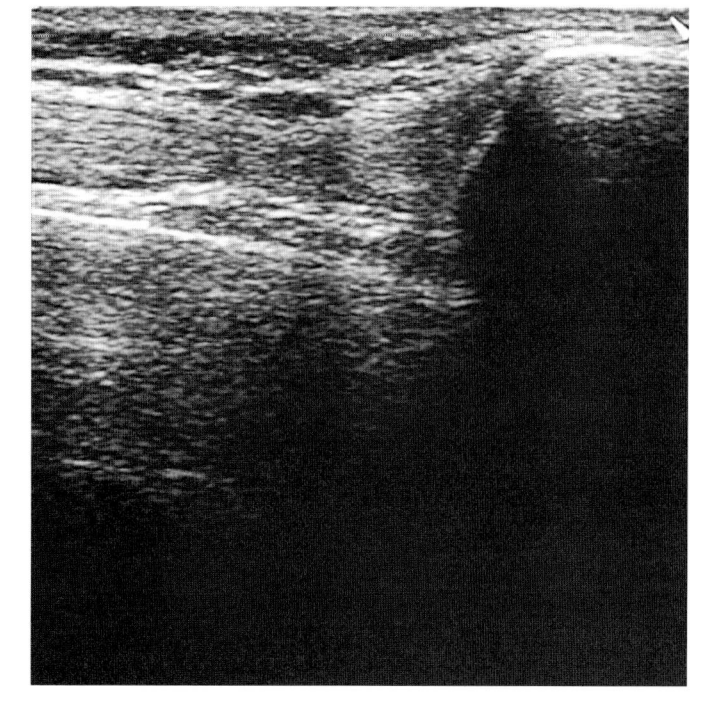

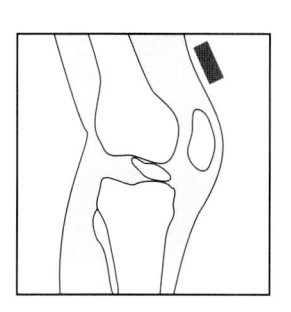

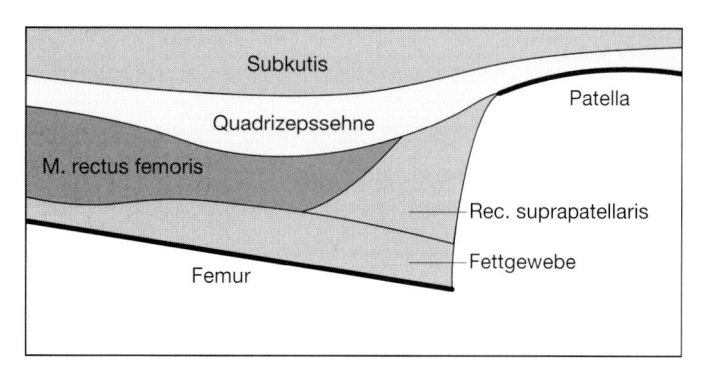

Abb. 2-53 Normalbefund.
Suprapatellarer Längsschnitt des Kniegelenks.

2 Sonographie der Gelenke

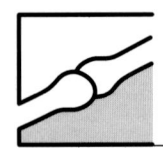

Ventraler suprapatellarer Querschnitt

Der Querschnitt liegt oberhalb der Patella, senkrecht zum Gleitlager der Femurkondylen. Knöcherne Orientierungspunkte sind medialer und lateraler Femurkondylus. Das Kniegelenk wird bei der Frage nach Ergüssen im Rec. suprapatellaris in Streckstellung untersucht (Abb. 2-54). Zur Darstellung des femoropatellaren Gleitlagers sollte das Kniegelenk 70 Grad gebeugt werden. Der Schallkopf wird proximal senkrecht zur Femurschaftachse aufgesetzt und gleitet nach distal bis zum oberen Patellapol. In Abhängigkeit vom Beugungswinkel kann das femoropatellare Gleitlager dargestellt werden. Die Patellarückfläche selbst liegt im Schallschatten der Patella und ist deshalb sonographisch nicht einsehbar. Das femoropatellare Gleitlager verläuft bogenförmig geschweift und wird in der Mitte von der ovalären Struktur der Quadrizepssehne ausgefüllt.

2.2.5 Das Kniegelenk

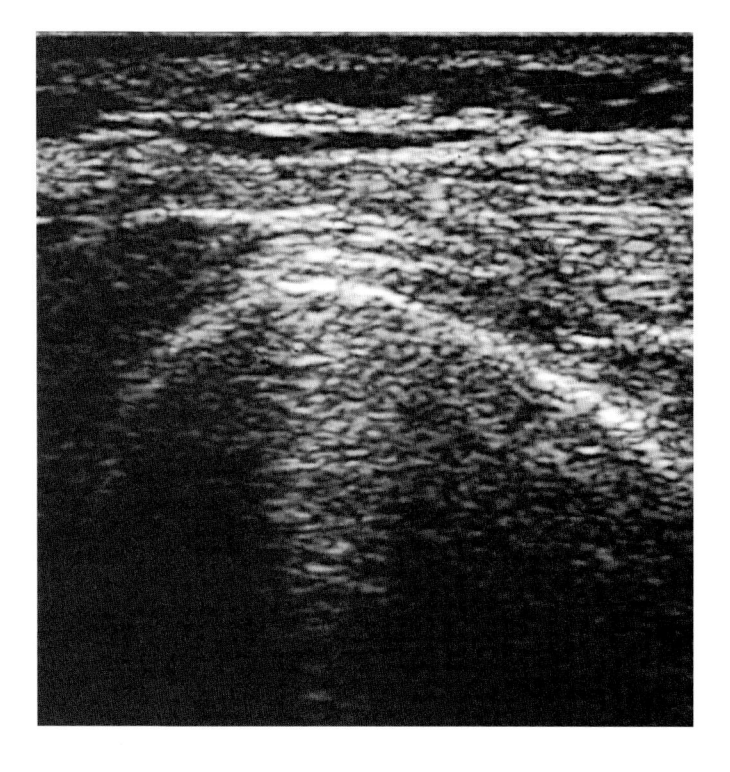

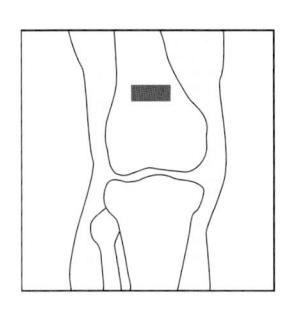

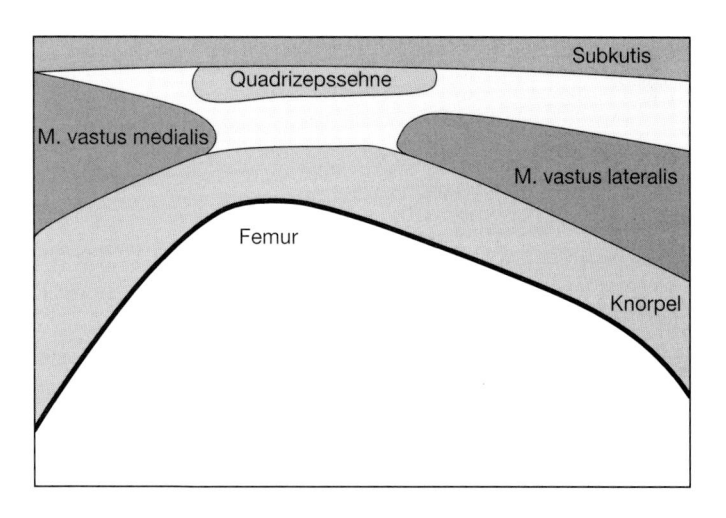

Abb. 2-54 Normalbefund.
Suprapatellarer Querschnitt des Kniegelenks in Streckstellung.

2 Sonographie der Gelenke

Ventraler infrapatellarer Längsschnitt

Der infrapatellare Längsschnitt liegt im Verlauf des Lig. patellae. Als knöcherne Struktur bilden sich proximal die Patellaspitze und distal die proximale Tibia mit der Tuberositas tibiae ab (Abb. 2-55). Das Lig. patellae, das knapp unter der Hautoberfläche liegt, stellt sich je nach Schallwinkel echoreich oder echoarm dar. Dorsal des Lig. patellae sieht man die runde, nach dorsal verlaufende Kontur des Femurs mit einem feinen Knorpelüberzug. Nach distal liegt der homogene echoreiche Hoffa-Fettkörper am Knorpel an und füllt den Zwischenraum bis zur Tibia aus. Das Tibiaplateau fällt schräg nach dorsal ab und wird oft wegen seines ungünstigen Winkels zur Schallkopfebene nur knapp abgebildet. Die Tibiavorderkante ist jedoch meist gut sichtbar. Die Bursa infrapatellaris liegt dorsal des Lig. patellae, die Bursa praepatellaris liegt ventral des Lig. patellae. Beide Bursen sind sonographisch nur bei pathologischer Flüssigkeitsfüllung und nicht als Normalbefund darstellbar. Zur Einstellung empfiehlt es sich, die Patella zwischen zwei Fingern zu fixieren und den Schallkopf dazwischen zu positionieren. Die Untersuchung wird in Streckstellung des Kniegelenks durchgeführt. Zur dynamischen Prüfung wird nun das Knie bis etwa 90 Grad flektiert und das Drehverhalten beobachtet.

Medialer Längsschnitt

Der mediale Längsschnitt liegt entlang der Verlaufsrichtung des Lig. collaterale mediale. Hier dienen proximal der Femurepikondylus und distal der scharfkantige Tibiakopf mit seinem Schallschatten als knöcherne Referenzstrukturen (Abb. 2-56). Die fibröse Gelenkkapsel, das Lig. collaterale mediale und der Pes anserinus sind schlecht voneinander abzugrenzen.

> **Bei Verdacht auf Kollateralbandruptur sollte die sonographische Untersuchung in Varus- und Valgusstreß durchgeführt werden.**

Erfahrene Untersucher können mit einer 7,5-MHz-Sektorsonde den Gelenkspalt eingehender untersuchen und dabei den intermediären und ventralen Anteil des Meniskus darstellen. Hierbei ist es vorteilhaft, wenn für den intermediären Anteil die entsprechende Gelenkseite etwas aufgeklappt werden kann. Zur Beurteilung der vorderen Meniskusabschnitte wird das Knie

2.2.5 Das Kniegelenk

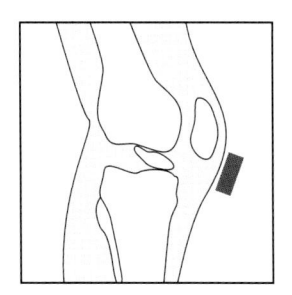

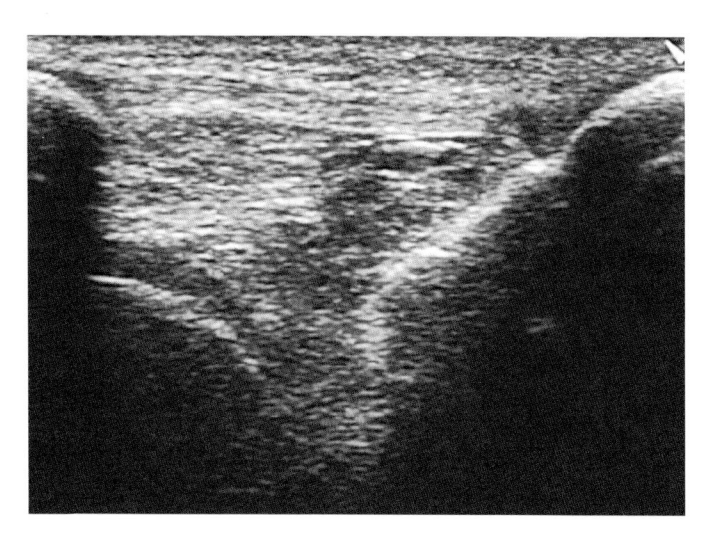

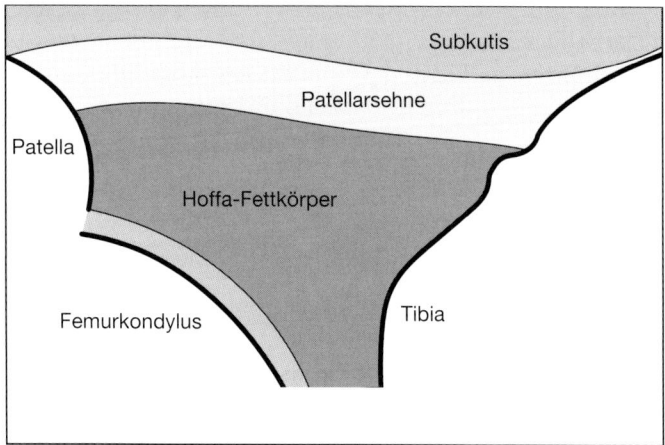

Abb. 2-55 Normalbefund.
Infrapatellarer Längsschnitt des Kniegelenks.

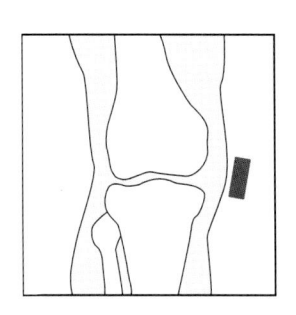

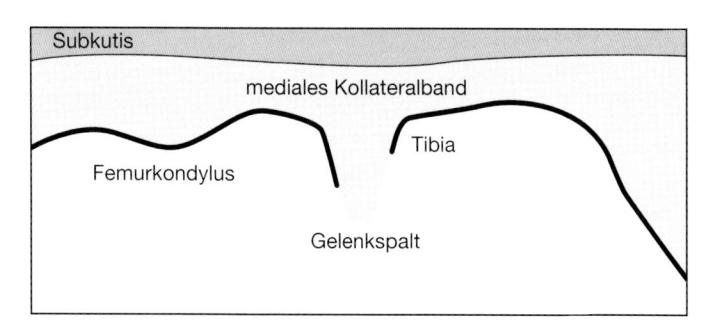

Subkutis
Patellarsehne
Patella
Hoffa-Fettkörper
Femurkondylus
Tibia

Abb. 2-56 Normalbefund.
Medialer Längsschnitt des Kniegelenks.

Subkutis
mediales Kollateralband
Tibia
Femurkondylus
Gelenkspalt

um etwa 60 Grad flektiert. Vorteilhaft wirkt sich auch die Seitlagerung aus. In manchen Fällen gelingt damit eine befriedigende Untersuchung der entsprechenden Meniskusanteile, dies gilt auch für den lateralen Längsschnitt.

Lateraler Längsschnitt

Der laterale Längsschnitt orientiert sich proximal am lateralen Femurepikondylus und distal an der proximalen Tibia und am Fibulaköpfchen. Etwa 2 cm distal des Kniegelenkspalts wird die proximale Tibia durch das ventral gelegene Fibulaköpfchen verdeckt (Abb. 2-57). Auf den knöchernen Strukturen liegen die fibröse Gelenkkapsel, das Lig. collaterale laterale und der Tractus iliotibialis. Die Beurteilung des Kollateralbands und des Meniskus ist bereits im Abschnitt „Medialer Längsschnitt" beschrieben.

Dorsaler medialer Längsschnitt

Der dorsale Kniegelenkanteil wird in Bauchlage und bei gestrecktem Knie untersucht, wobei auf eine gute Ankopplung des Schallkopfes zu achten ist. Die dorsale Schnittführung liegt über dem medialen Anteil der Regio poplitea, über dem medialen Femurkondylus, senkrecht zur Gelenkfläche. Als knöcherne Orientierungspunkte dienen proximal der mediale Femurkondylus und distal die Tibia (Abb. 2-58). Zwischen Femurkondylus und Tibia liegt die echoreiche Struktur des Hinterhorns des medialen Meniskus, die gut mit einem Sektorschallkopf dargestellt werden kann. Von kranial stellt sich die echoreiche Struktur vom Endverlauf der Mm. semitendinosus und semimembranosus dar, von distal erscheint das Caput mediale des M. gastrocnemius.

Dorsaler medianer Längsschnitt

Der Schallkopf wird vom dorsalen medialen Längsschnitt parallel bis zum Erreichen des Medianschnitts verschoben. Der dorsale mediane Längsschnitt liegt senkrecht zur Gelenkfläche in Höhe der Area intercondylaris. Als Leitstruktur wird die A. poplitea aufgesucht und so dargestellt, daß sie im ganzen Bildverlauf sichtbar ist. Die pulsierende A. poplitea hat einen Durchmesser von 2–3 mm, ist echofrei und scharf abgegrenzt. Häufig sieht man die Verzweigung der Poplitealarterie in die A. tibialis anterior und A. tibialis posterior. Die V. poplitea liegt oberflächlicher und läßt sich durch leichten Druck gut komprimieren. Mit dem Applikator wird nun die ganze Kniekehle orientierend abgefahren. Besonderes Augenmerk richtet man auf das Vorhandensein von echoarmen oder echofreien Raumforderungen, wie sie typischerweise durch sog. Baker-Zysten verursacht werden. Diese liegen typischerweise medial und können sich weit bis in die Wade nach distal erstrecken. Manchmal läßt sich auch eine Verbindung zum Gelenkinnenraum nachweisen.

In diesem Schnitt kann auch das hintere Kreuzband dargestellt werden. Es zieht vom medialen Femurkondylus durch die Fossa intercondylaris an den Hinterrand des Tibiaplateaus. Das echoarme Kreuzband erstreckt sich vom Hinterrand des Tibiaplateaus zuerst schmal, dann stets breiter werdend in Richtung Innenseite des medialen Femurkondylus.

Dorsaler lateraler Längsschnitt

Durch Parallelgleiten des Schallkopfes vom Medianschnitt nach lateral wird der dorsale laterale Längsschnitt erreicht. Knöcherne Orientierungspunkte sind proximal der halbrunde Femurkondylus und distal die Tibia. Der Rec. popliteus wird gebildet von der Tibiarückfläche und der fibrösen Kapsel, die durch einen echofreien Raum getrennt sind. Zwischen Tibia und Femur stellt sich das echoreiche Dreieck des Hinterhorns des lateralen Meniskus dar. Als oberflächliche Strukturen finden sich proximal der M. biceps femoris und distal das Caput laterale des M. gastrocnemius und der M. plantaris.

2.2.5 Das Kniegelenk

Abb. 2-57 Normalbefund.
Lateraler Längsschnitt des Kniegelenks.

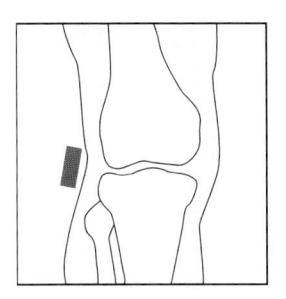

Subkutis — laterales Kollateralband — Fibula — Femurkondylus — Tibia — Gelenkspalt

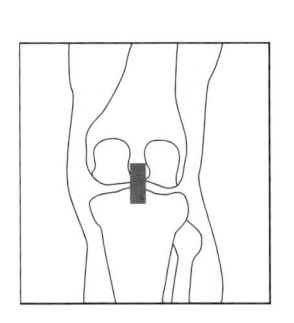

Abb. 2-58 Normalbefund.
Dorsaler medialer Längsschnitt des Kniegelenks.

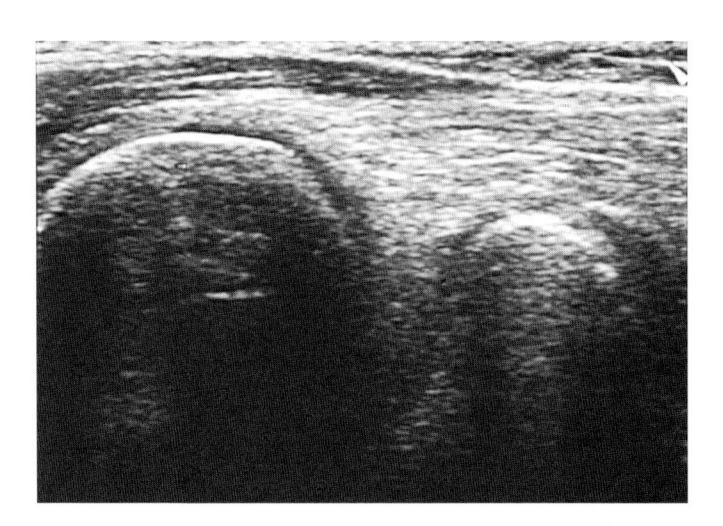

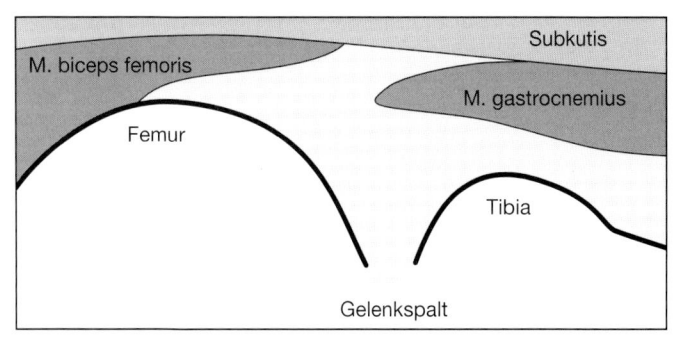

Subkutis — M. biceps femoris — M. gastrocnemius — Femur — Tibia — Gelenkspalt

Dorsaler Querschnitt

Der dorsale Querschnitt liegt über dem Femurkondylus, direkt über dem Gelenkspalt. Der Verlauf der Schnittebene ist parallel zur Kniegelenkebene. Die Einstellung der Untersuchungsebene bei gestrecktem Kniegelenk beginnt proximal über dem Femurschaft. Der Schallkopf wird dann parallel zur Kniegelenkebene bis zum Erreichen der Schnittebene nach distal verschoben. Die knöchernen Orientierungspunkte sind der dorsale mediale und der laterale Femurkondylus, die sich bogenförmig darstellen (Abb. 2-59). Der Knorpelbelag über den Kondylen stellt sich als echoarmer Saum dar. Osteophyten lassen sich in diesem Schnitt sehr gut darstellen, da sie oft durch Schallschattenbildung den Abstand zwischen den beiden Femurkondylen schmäler erscheinen lassen. In der Interkondylarregion liegen die proximalen Kreuzbandansätze und das Fettgewebe, in dem die A. poplitea eingebettet ist. Zur Darstellung des vorderen Kreuzbands wird der Unterschenkel in Innenrotation gehalten und der Schallkopf in Querstellung etwas nach medial gekippt. Das vordere Kreuzband stellt sich als runde echoarme Struktur am Innenrand des lateralen Femurkondylus dar. Die sonographische Beurteilung bleibt jedoch dem erfahrenen Untersucher vorbehalten. Zur Darstellung des quergetroffenen medialen und lateralen Meniskus-Hinterhorns kann der Unterschenkel bis zu 30 Grad flektiert werden. Die dynamische Untersuchung erlaubt die Beurteilung des Gleitverhaltens des Meniskus gegenüber dem Femurkondylus.

Pathologische Befunde

Nach der sonographischen Untersuchung aller Gelenkabschnitte im Seitenvergleich wird unter Einbeziehung der Anamnese, unter Berücksichtigung des klinischen Bildes und der gründlichen Untersuchung eine Interpretation der erhobenen Befunde angestrebt.

2.2.5 Das Kniegelenk

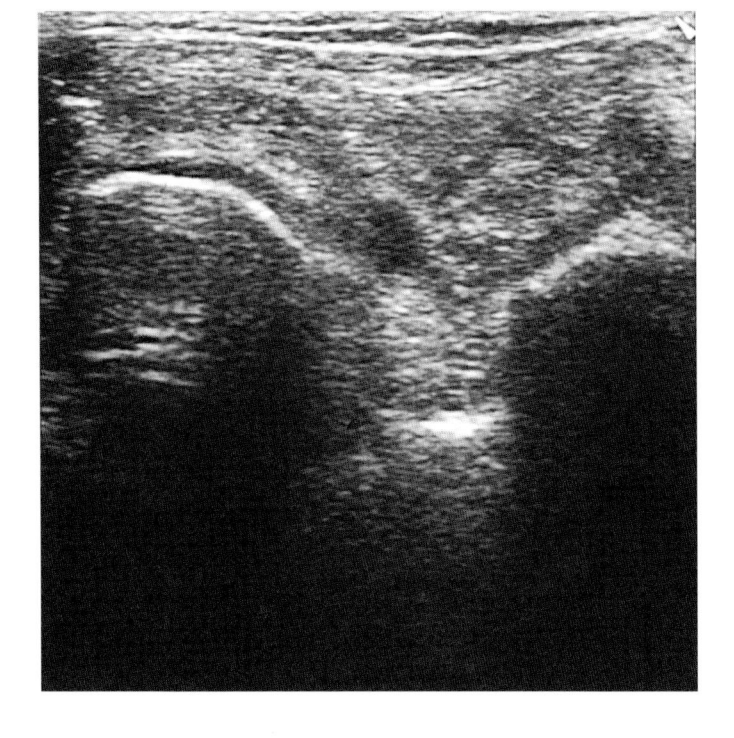

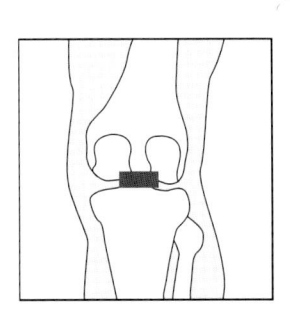

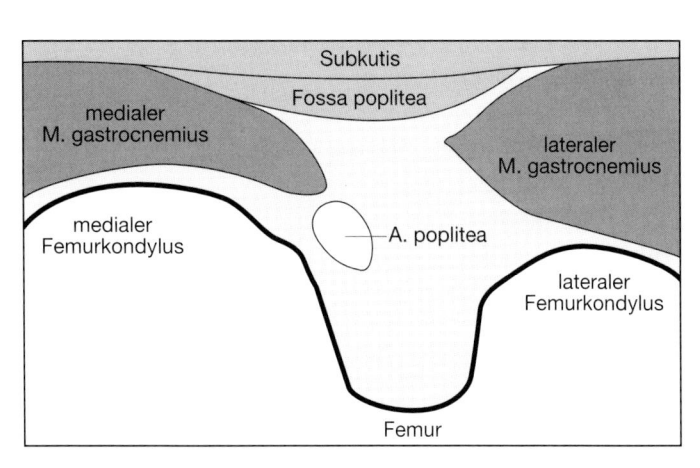

Abb. 2-59 Normalbefund.
Dorsaler Querschnitt des Kniegelenks.

Kniegelenkerguß

> Kniegelenkergüsse können sonographisch am besten im Rec. suprapatellaris dargestellt werden, sollten jedoch in allen Kompartimenten untersucht werden (Abb. 2-60).
> Ergußflüssigkeit läßt sich sonographisch schon ab einer Gesamtmenge von weniger als 20 ml darstellen.

Der Erguß kann sonographisch bereits nachgewiesen werden, bevor die klinische Untersuchung oder das Röntgenbild darauf hinweisen. Bei der sonographischen Untersuchung ist zu beachten, daß der Schallkopf nicht zu stark aufgedrückt wird, um den Erguß nicht zu komprimieren. Kniegelenkergüsse können ihre Lage, wie jede Flüssigkeit in einem präformierten Hohlraum, je nach Schwerkraft oder Muskeltonus verändern. Die sonographische Untersuchung wird zuerst in Rückenlage mit gestrecktem Kniegelenk im suprapatellaren Längs- und Querschnitt durchgeführt. In dieser Position werden die Ergüsse sowohl supra- als auch parapatellar nachgewiesen. Bei großen Ergußmengen ist der obere Rezessus deutlich erweitert, dies kann sogar zu einer Verdrängung der Quadrizepssehne führen. Durch einen Erguß erscheint das Periostecho des Femurs verdickt und echoreicher, so daß Pannusgröße und -dicke nicht immer eindeutig sonographisch nachweisbar sind. Eine sichere Abgrenzung des Ergusses von exsudativen und proliferativen Strukuren ist meist durch die Verlagerung des Ergusses bei Gelenkbewegung oder Kompression möglich.

Manchmal wird der Rezessus erst bei Flexion des Kniegelenks gefüllt, da bei dieser Bewegung die Flüssigkeit durch die Femurkondylen „hochgepumpt" wird. Geringe Ergußmengen können durch Ausstreichen des oberen Rezessus besser dargestellt werden. Dorsal findet man die Ergüsse im inferioren Rezessus, es kann hier auch zur Verlagerung des dorsalen Gefäß-Nerven-Bündels mit Druckschmerz kommen. Bei Vorliegen eines Ergusses muß immer an eine Arthritis oder aktivierte Arthrose gedacht werden. Auch Traumata können Ergüsse produzieren, wobei sonographisch nicht unterschieden werden kann, ob diese hämorrhagisch sind oder nicht. Im Rec. suprapatellaris, der bei einem Erguß besonders gut abgrenzbar ist, findet man oft flottierende Fibrinfäden oder Synovialzotten. Je nach Zusammensetzung des Ergusses finden sich echoarme bis echoreiche Binnenechos. Aufgrund der ausgeprägten Binnenechostruktur durch fibrinöse Organisation bei alten Hämatomen ist der Erguß nur schwer von einer Weichteilschwellung abgrenzbar.

Diagnostische und therapeutische Punktionen am Kniegelenk gehören seit vielen Jahren zur Routine in Klinik und Praxis. Zur Ergußpunktion wird dabei durch Palpation der Patellaränder oder des Gelenkspalts die geeignete Punktionsstelle gesucht. In den meisten Fällen kann die Punktion erfolgreich durchgeführt werden und verläuft unter sterilen Bedingungen in aller Regel auch komplikationslos. Nicht immer liegen der Erguß oder die Raumforderung (Tumor, Abszeß) in der Gelenkhöhle, oder die Form der zu punktierenden Strukturen kann von außen nicht ausreichend erfaßt werden. In diesen Fällen bringt die sonographische Untersuchung Aufschluß über den optimalen Punktionsort. Eine vor der Punktion durchgeführte Ultraschalluntersuchung bei gut tastbarem, jedoch gekammertem Erguß erspart dem Patienten mehrmalige frustrane Punktionen und mindert damit auch das Infektionsrisiko. Bei Punktionen in der Fossa poplitea müssen Gefäß- und Nervenstrukturen geschont werden. Der N. tibialis begleitet die Hauptgefäße und verläuft oberflächlich der V. poplitea. Die A. poplitea darf in dieser Region nicht verletzt werden, da sonst die arterielle Versorgung der distalen unteren Extremität nicht mehr gewährleistet werden kann. Das Kollateralnetz des Rete articulare reicht nicht aus, den Unterschenkel zu versorgen.

Synovialitis des Kniegelenks

Im Rahmen entzündlich-rheumatischer Erkrankungen können rezidivierende Ergüsse durch Ausflockung starke Binnenechos erzeu-

2.2.5 Das Kniegelenk

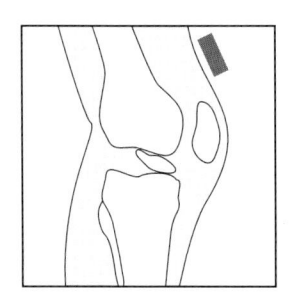

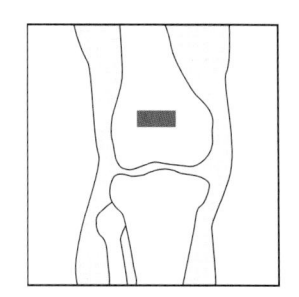

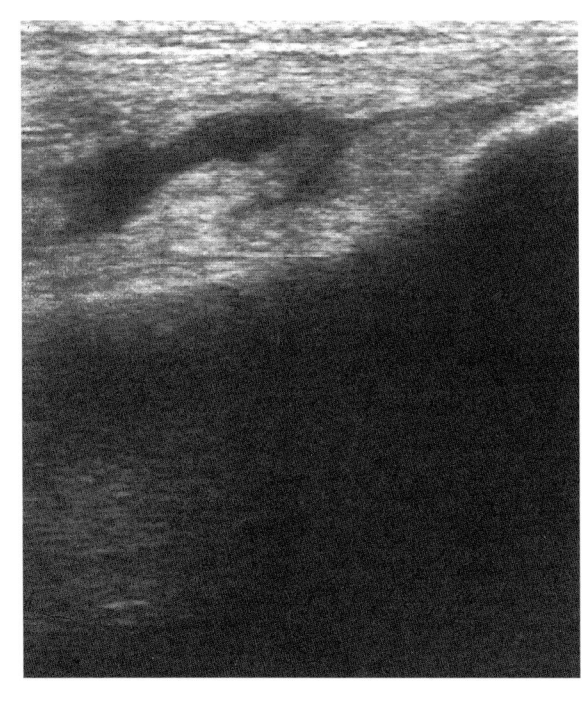

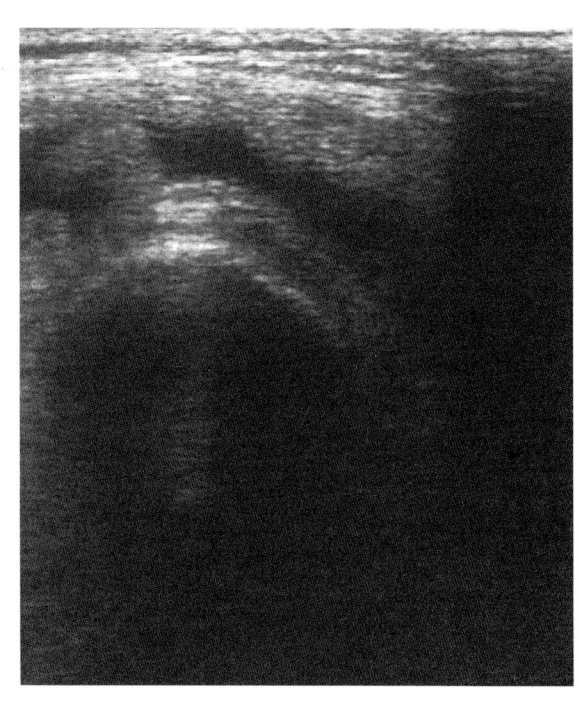

Abb. 2-60 49jährige Patientin mit chronischer Polyarthritis seit 15 Jahren.
Links: suprapatellarer Längsschnitt.
Rechts: suprapatellarer Querschnitt.
Nachweis eines Ergusses im Rec. suprapatellaris mit proliferativer Synovialitis und zottenartig verdickter Synovialmembran.

gen. Eine ausgeprägte Verdickung der inneren Gelenkkapsel mit Synovialzotten findet man bei entzündlich-rheumatischen Erkrankungen, die in verschiedenen Kompartimenten des Kniegelenks nachweisbar sind. Ein Pannus im oberen Rezessus läßt sich nur als solcher identifizieren, wenn er eine wellige, zottige Oberfläche zeigt, insbesondere an der Umschlagfalte des oberen Rezessus. Bei langjährigem Verlauf der entzündlich-rheumatischen Erkrankung kann sich die Synovialmembran zu einer riesigen, homogenen echoarmen Formation ausbilden, die den ganzen Knorpel überzieht und teilweise andere Strukturen verdrängt [5]. Zusätzlich entstehen durch den entzündlich-rheumatischen Prozeß knöcherne Usuren und Erosionen, die sonographisch nachweisbar sind.

> Bei Patienten mit entzündlich-rheumatischen Erkrankungen wird die Sonographie als nicht-invasive Methode häufig zur Verlaufskontrolle von Ergüssen und zur Darstellung der Pannusdicke unter Therapie angewandt.

Degenerative Veränderungen des Kniegelenks

Die Knorpelschicht stellt sich am Femurkondylus als echoarmer Saum dar, der bei degenerativen Veränderungen ausgedünnt und arrodiert sein kann. Usuren im Knorpel zeigen sich als Unterbrechung der echoarmen Knorpelstruktur mit Verstärkung des Knochenechos. Bei *Chondromalazie* findet sich oft eine wellige Konturierung des ansonsten glatten hyalinen Knorpels des femoropatellaren Gleitlagers. Bei *lateraler Patellaluxation* ist besonders an der lateralen Begrenzung des femoropatellaren Gleitlagers nach osteochondralen Defekten zu suchen. Bei maximaler Kniebeugung im suprapatellaren Querschnitt kann in der mittleren Zirkumferenz des Femurkondylus ein Defekt nachgewiesen werden.
Freie Gelenkkörper liegen sehr häufig im oberen Rezessus und stellen sich sonographisch als echoreiche Strukturen mit dorsaler Schallauslöschung dar. Der Nachweis vieler freier Gelenkkörper, die manchmal radiologisch noch nicht darzustellen sind, spricht für eine synoviale Chondromatose (Abb. 2-61). Bei der Differenzierung freier Gelenkkörper oder Kapselverkalkungen ist die Sonographie sehr hilfreich. Bei degenerativen Veränderungen des Kniegelenks kann es auch zu *Verkalkungen der Quadrizepssehne* kommen, die sich sonographisch als echoreiche Strukturen mit dorsaler Schallauslöschung darstellen (Abb. 2-62).
Aseptische Knochennekrosen des Kniegelenks finden sich am medialen Femurkondylus und an der Tibiaapophyse. Der bei *Morbus Osgood-Schlatter* auftretende verzögerte oder ausgebliebene Durchbau der Apophyse läßt sich sonographisch gut darstellen. Die Tuberositas tibiae stellt sich verbreitert und unscharf begrenzt dar. Auch können sonographisch eine Verdickung der echoarmen Ansatzregion der Patellarsehne und eine Bursitis infrapatellaris zu sehen sein.

Sehnenverletzungen

Die Quadrizepssehnenruptur läßt sich als Defekt der Quadrizepssehne oft unmittelbar proximal der Patella nachweisen. Frische Sehnenverletzungen gehen meist mit Hämatom- oder geringer Ergußbildung einher. Bei klinischem Verdacht auf eine Quadrizepssehnenruptur ist auf indirekte sonographische Rupturzeichen, wie eine wellige Konfiguration der Sehne, zu achten, insbesondere ist ein Seitenvergleich durchzuführen.
Eine dynamische Untersuchung mit aktiver Kniestreckung ist oft erforderlich, da es dadurch zu einem Auseinanderweichen der rupturierten Enden kommt. Der proximale Anteil der Sehne zieht sich zurück, die Patella bewegt sich nicht mit, der echoarme Teil proximal der Patella vergrößert sich.
Der Patellarsehnenriß findet sich häufig proximal am unteren Patellapol und ist meist ein Zeichen für degenerative Veränderungen des Streckapparats. Indirekte Zeichen sind ein subkutanes Hämatom in Rißnähe und eine wellige Kontur der Sehne. Bei aktiver Kniestreckung und Proximalisierung der Patella vergrößert sich der Defekt. Verdickungen am Unterrand der Patella, verbunden mit

2.2.5 Das Kniegelenk

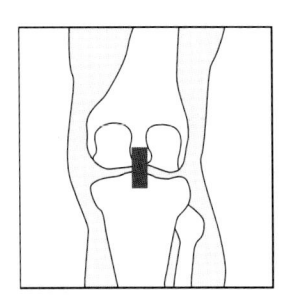

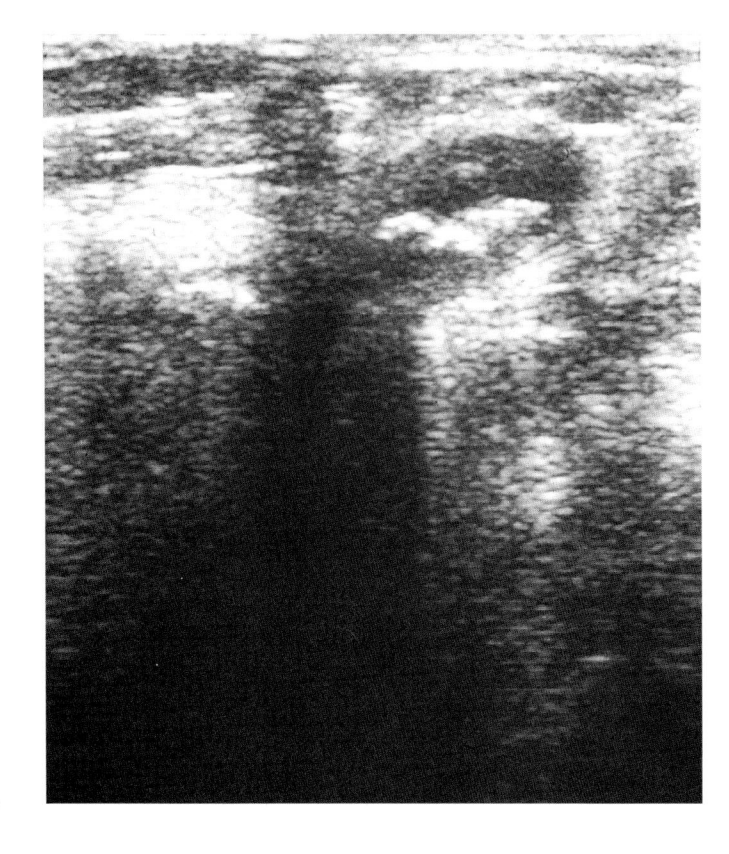

Abb. 2-61 50jähriger Patient mit synovialer Chondromatose.
Dorsaler medialer Längsschnitt des Kniegelenks. Sonographischer Nachweis von multiplen echoreichen freien Gelenkkörpern.

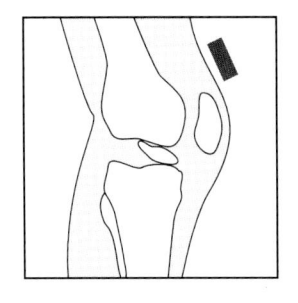

Abb. 2-62 60jähriger Patient mit Gonarthrose.
Suprapatellarer Längsschnitt des Kniegelenks. Echoreiche Verkalkungen in der Quadrizepssehne.

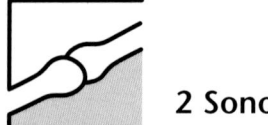

verminderter Echogenität, können Hinweise auf ein Patellaspitzensyndrom (jumper's knee) sein.

Distale Bizepssehnenrisse finden sich oft unmittelbar am Übergang der Sehne zum Muskel, der Defekt vergrößert sich bei Beugung und läßt sich dadurch sonographisch gut darstellen.

Bandverletzungen

Bei frischen Verletzungen des Bandapparats (Kollateral- und Kreuzband) kommt es zu Hämatomen, die sich sonographisch als echoarme Strukturen darstellen. Kollateralbandrupturen werden in den medialen und lateralen Längsschnitten dargestellt.

Da der Riß oft unmittelbar periostal liegt, ist die Unterbrechung des Bands nicht immer darstellbar. Hinweise auf eine Kollateralbandruptur sind Hämatome an der Rißstelle und eine vermehrte Aufklappbarkeit bei Streßuntersuchung. Distale Ausrisse der Kollateralbänder sind aufgrund der zahlreichen benachbarten Strukturen, wie Pes anserinus und Kapsel medial sowie Popliteussehne, Bizepssehne und Tractus iliotibialis lateral, kaum nachweisbar.

Bei der Darstellung des vorderen und hinteren Kreuzbands ergeben sich technische Probleme durch zahlreiche Artefakte, so daß eine sonographische Beurteilung der Kreuzbänder dem erfahrenen Untersucher vorbehalten bleibt.

Die Darstellung des vorderen Kreuzbands mit seinem proximalen Ursprung erfolgt sonographisch im dorsalen transkondylären Querschnitt. Das hintere Kreuzband findet sich im dorsalen Längsschnitt. Ein möglicher indirekter Nachweis von Kreuzbandläsionen ist die Dokumentation des vorderen und hinteren Lachmann-Zeichens bzw. Schubladenphänomens, indem man den Schallkopf auf das vordere Kompartiment aufsetzt. Bei einem Schubladenphänomen und Lachmann-Zeichen kann dann die Verschiebung der Tibia nach ventral oder dorsal, je nach verletztem Kreuzband, sonographisch aufgezeigt werden. Aufgrund von möglichen Ankopplungsproblemen bzw. Verrutschen oder Verkippen des Schallkopfes bei der dynamischen Untersuchung ergeben sich zahlreiche Fehlermöglichkeiten. Für alle Stabilitätsprüfungen gilt, daß aufgrund interindividueller Unterschiede immer ein Seitenvergleich durchzuführen ist [4].

Zysten

Bei der sonographischen Durchuntersuchung der Regio poplitea werden Zysten als häufige Zufallsbefunde beschrieben. Diese Zysten, die vor allem bei Arthritis oder Arthrose auftreten, werden als Baker-Zyste oder Semimembranosus-Zyste bezeichnet.

> **Die Baker-Zysten stellen sich im dorsalen Querschnitt meist rund und im dorsalen Längsschnitt oval, keulenförmig, sanduhrförmig oder eiförmig dar. Eine Verbindung zum Kniegelenk ist nicht immer eindeutig nachweisbar. Eine vermeintliche Septierung der Baker-Zyste entsteht durch die Gastroknemiussehne.**

Bei Wadenschmerzen müssen differentialdiagnostisch eine Phlebothrombose oder eine rupturierte Baker-Zyste ausgeschlossen werden. Da sich Baker-Zysten weit nach proximal oder distal ausdehnen können, sollte das gesamte dorsale Kniegelenkkompartiment mit proximaler Tibia und distalem Femur in Längs- und Querschnitten untersucht werden. Baker-Zysten können subkutan liegen – und damit durch starke Kompression ausgedrückt werden – oder auch sehr tief in der Fossa intercondylaris. Die Binnenechos der Baker-Zysten können von echofrei, echoarm bis echoreich mit Verkalkungen alle sonographischen Mischbilder aufweisen. Bei Patienten mit entzündlich-rheumatischen Erkrankungen kommt es aufgrund der starken Zotten- und Pannusbildung auch in der Zyste zu echoreichen Strukturen (Abb. 2-63 bis Abb. 2-65). Eine Differenzierung von Weichteiltumoren anderer Genese (Synovialom) ist dann problematisch, wenn der zystische Charakter nicht mehr zu erkennen ist.

2.2.5 Das Kniegelenk

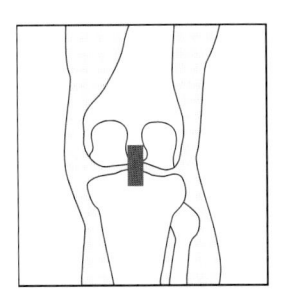

Abb. 2-63 63jähriger Patient mit Gonarthrose.
Dorsaler medianer Längsschnitt des Kniegelenks. Nachweis einer großen, gekammerten Baker-Zyste mit echoarmen Strukturen.

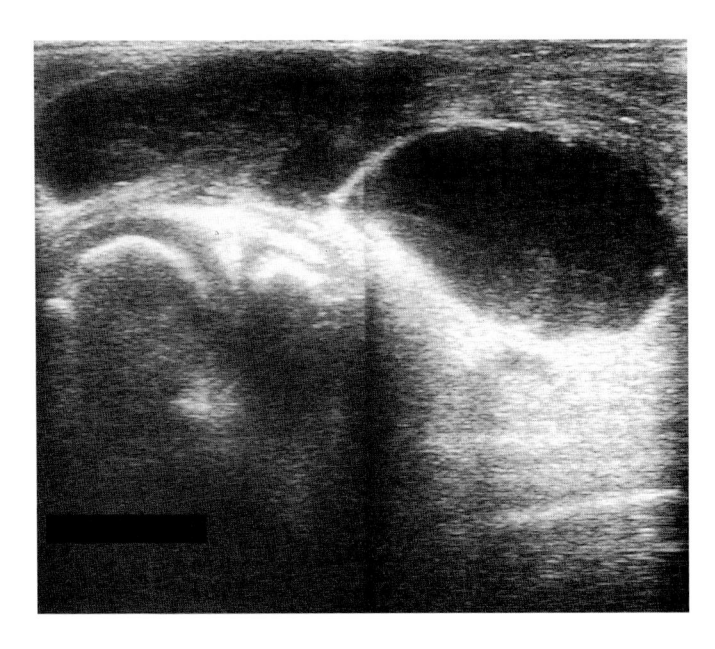

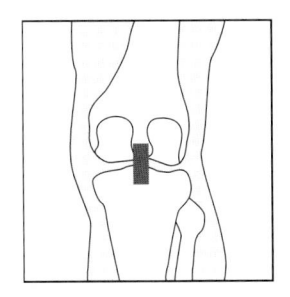

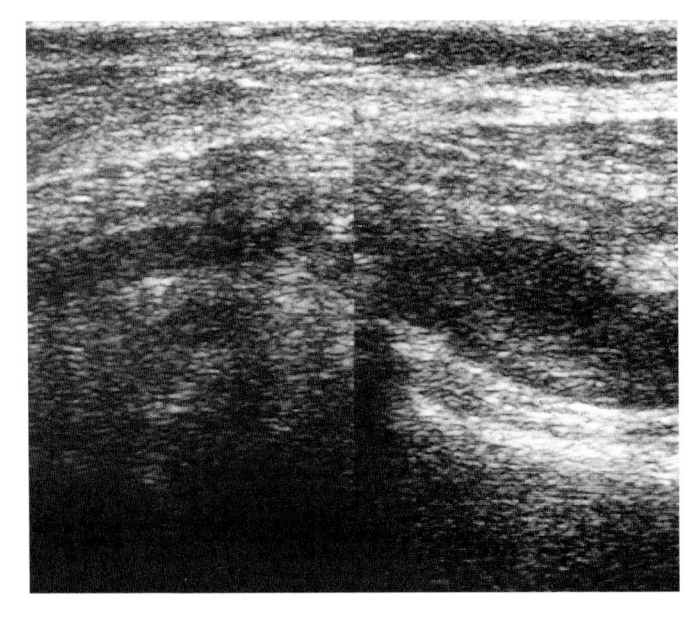

Abb. 2-64 45jährige Patientin mit chronischer Polyarthritis.
Dorsaler Längsschnitt des Kniegelenks, bis in das proximale Unterschenkeldrittel reichend. Rupturierte chronische Baker-Zyste mit teils echoreichen, teils echofreien Anteilen.

2 Sonographie der Gelenke

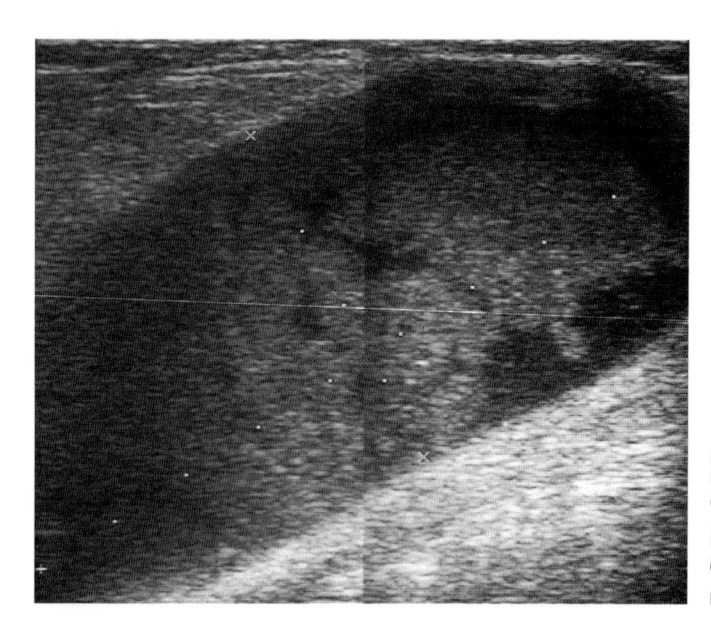

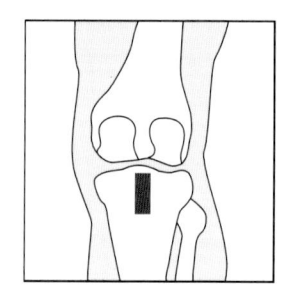

Abb. 2-65 39jährige Patientin mit chronischer Polyarthritis.
Dorsaler Längsschnitt des Kniegelenks. Chronische Baker-Zyste mit bizarren, echoreichen bis echoarmen Strukturen.

2.2.5 Das Kniegelenk

Bursitis

Bursen sind in der Regel nur bei pathologischer Vergrößerung sonographisch nachweisbar.

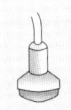

> **Bursitiden stellen sich als echoarme bis echofreie, glatt begrenzte Strukturen mit dorsaler Schallverstärkung dar.**

Der Schallkopf sollte bei Verdacht auf Bursitis nur leicht aufgesetzt werden, denn Bursen sind leicht komprimierbar und entgehen so der sonographischen Darstellung. Am Kniegelenk sonographisch nachweisbar sind die Bursitis suprapatellaris, die Bursitis infrapatellaris profunda und Bursitiden der Mm. gastrocnemius, semimembranosus und biceps femoris.

Meniskus

Die Meniskusdarstellung gelingt am besten im Bereich des Innen- und Außenmeniskus-Hinterhorns mit einem hochauflösenden 7,5-MHz-Schallkopf, der eine ausreichende axiale und laterale Auflösung zur Rißdiagnostik gewährleistet.

> **Die Menisci sollten normalerweise glatt berandet und von der Basis bis zur Spitze als homogen strukturiertes Dreieck einsehbar sein.**

Der Patient liegt zur Untersuchung des Meniskus-Hinterhorns in der Bauchlage bei entspannter Kniekehle (Beugung 20–30 Grad). Zur Untersuchung von Intermediärportion und Vorderhorn wird die seitliche Position bei 90 Grad gebeugtem Knie eingenommen. Die Menisci werden in dynamischer Untersuchungstechnik dargestellt, zur endgültigen Beurteilung ist ein exakter Seitenvergleich wichtig. Der typische randständige Innenmeniskus-Hinterhornabriß kann sonographisch gut dargestellt werden, wobei hier das echogene Dreieck des normalen Meniskus fehlt oder die Basis unterbrochen ist. Quereinrisse, die bis zur Basis ziehen, können ebenfalls gut nachgewiesen werden. Im mittleren Drittel läßt sich der Meniskus jedoch wegen des Schallschattens von Tibia und Femur auch im Valgus- und Varusstreß nicht sicher beurteilen [1, 2, 3, 6].

Weichteiltumoren

Die wichtigsten Weichteiltumoren in der Kniekehle sind das Synovialom und das Rhabdomyosarkom, sie zeigen homogene bis heterogene, echoarme bis echoreiche Binnenechos. Sie können glatt begrenzt sein oder infiltrierend in das Nachbargewebe wachsen. Die wichtigste Differentialdiagnose des Synovialoms ist die organisierte Baker-Zyste. Im Gegensatz zum Synovialom ist die Baker-Zyste jedoch scharf von der Umgebung abgegrenzt.

Gefäßalterationen

Die Fossa poplitea wird von der A. und V. poplitea geradlinig längs durchlaufen. Die Gefäße sind sonographisch gut darstellbar, die Arterie ist durch ihre Pulsation zu erkennen und ist nicht kompressibel, während die Vene durch den Schallkopf zusammengedrückt werden kann.

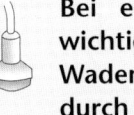

> **Bei einer Phlebothrombose, einer wichtigen Differentialdiagnose des Wadenschmerzes, kann die Vene durch Druck nicht mehr komprimiert werden, und es läßt sich manchmal ein Thrombus nachweisen.**

Arteriosklerotische Plaques in der A. poplitea können sonographisch als echoreiche Strukturen mit teilweise dorsaler Schallauslöschung dargestellt werden. Aneurysmen der A. poplitea können sonographisch gut als echofreie pulsierende Strukturen dargestellt werden, die zu einer Vergrößerung des Gefäßquerschnitts führen.

2 Sonographie der Gelenke

Wertigkeit im Vergleich zu anderen bildgebenden Verfahren und weiterführende Diagnostik

Die Weichteil- und Arthrosonographie ergänzt bzw. ersetzt die bisher üblichen bildgebenden Verfahren am Kniegelenk. Bewährt hat sich die Sonographie in der Diagnostik von Gelenkergüssen, Baker-Zysten und Bursitiden. Hier sind meist keine weiteren diagnostischen Maßnahmen durchzuführen. Eine wichtige Indikation zum Einsatz der Sonographie ist die Darstellung von periartikulären Strukturen, wie Quadrizeps-, Bizeps- und Patellarsehnenrupturen. Besonders bei unbekannter Genese einer Einschränkung der Streckung im Kniegelenk kann die Ursache oft sonographisch eindeutig geklärt werden. Die Beurteilung des femoropatellaren Gleitlagers kann durch die sonographisch bessere Darstellung der Knorpelveränderungen das Röntgenbild ersetzen oder ergänzen. Aufgrund der schlechten sonographischen Darstellbarkeit der intraartikulären Strukturen des Kniegelenks haben hier die Arthroskopie oder die Kernspintomographie Vorrang. Die sonographische Beurteilung der Kreuzbänder und Menisci erfordert einen erfahrenen Untersucher. Sie ist in ihrer Trefferquote sehr umstritten.

Nachteile der Sonographie des Kniegelenks sind der hohe Grad an Subjektivität, die begrenzte Reproduzierbarkeit und die sonographisch eingeschränkte Darstellung im Schallschatten knöcherner Strukturen. Knöcherne Veränderungen der Kniegelenke werden auch heute noch in erster Linie durch die konventionelle Röntgendiagnostik dargestellt.

Trotz einiger Einschränkungen bietet die Ultraschalldiagnostik dem erfahrenen Untersucher am Knie sehr gute diagnostische Möglichkeiten bei einem großen Spektrum an Indikationen. Die Sonographie sollte deshalb als erstes bildgebendes Verfahren nach der klinischen Untersuchung eingesetzt werden. Bei noch akut-entzündlichen Gelenkerkrankungen, bei denen sonographisch ein Erguß nachgewiesen wurde, liefert die Skelettszintigraphie mit früh- und spätstatischer Anreicherung aussagekräftigere Befunde. Aufgrund zahlreicher Überlagerungen und Artefakte wird sich die Sonographie zur Darstellung intraartikulärer Strukturen nur begrenzt einsetzen lassen. Hier hat die Arthroskopie Vorrang, da sie gleichzeitig einen operativen Zugriff ermöglicht. Computertomographie und Kernspintomographie ermöglichen eine umfassende Beurteilung von knöchernen und bindegewebigen Strukturen am Kniegelenk.

Zusammenfassung

Die Sonographie des Kniegelenks hat in den letzten Jahren stark an Bedeutung gewonnen, insbesondere durch die Standardisierung der Methode und die bessere Auflösung der Schallköpfe. Als einziges bildgebendes Verfahren ermöglicht sie eine direkte Darstellung von Bewegungsabläufen und damit eine funktionelle Beurteilung des Kniegelenks. Sie erleichtert die Ergußgewinnung am Kniegelenk für diagnostische Zwecke durch sonographisch gesteuerte Punktion.

Die Arthrosonographie ermöglicht eine Beurteilung aller nicht-ossären Gelenkanteile. Die häufigsten Indikationen zur Sonographie des Kniegelenks sind Sehnenveränderungen, Bursitiden, Baker-Zysten, Ergüsse, Weichteiltumoren und Veränderungen des femoropatellaren Gleitlagers. Die sonographische Meniskusdarstellung und der Nachweis von Kreuzbandrupturen bleiben dem erfahrenen Untersucher vorbehalten. Durch störende Schallauslöschung überlagernder Knochenabschnitte können nicht alle Gelenkanteile des Kniegelenks dargestellt werden. In diesem Fall kann ergänzend die konventionelle Röntgentechnik der Beurteilung der knöchernen Strukturen herangezogen werden.

2.2.6 Das Sprunggelenk

Literatur

1. Casser, H. R., C. Sohn, A. Kiekenbeck: Current evaluation of sonography of the meniscus. Results of a comparative study of sonographic and arthroscopic findings. Arch. orthop. Unfall-Chir. 109 (1990) 150–154.
2. Dragonat, P., C. Claussen: Sonographische Meniskusdarstellung. Fortsch. Geb. Röntgenstr. Neuen Bildgeb. Verfahr. 133 (1980) 185–187.
3. Röhr, E.: Sonographie des Kniegelenkes. Orthop. Prax. 11 (1984) 934–939.
4. Röhr, E.: Sonographische Darstellung des hinteren Kreuzbandes. Röntgen-Bl. 38 (1985) 377–382.
5. Sattler, H.: Die Arthrosonographie des Kniegelenkes bei rheumatoider Arthritis. Ultraschall klin. Prax. 2 (1986) 99–113.
6. Sohn, C., H. Gerngroß, P. Meyer, G. Sohn: Meniskussonographie – Aussagekraft und Treffsicherheit im Vergleich zur Arthrographie und Arthroskopie oder Operation. Fortschr. Med. 105 (1987) 81–85.

2.2.6 Das Sprunggelenk

Hartmut Gaulrapp

Im Zuge der Etablierung der diagnostischen Sonographie am Stütz- und Bewegungsapparat als Routinemethode gewinnt auch die Ultraschalluntersuchung des Sprunggelenks und seiner Nachbarstrukturen auf orthopädisch-chirurgischem und rheumatologischem Fachgebiet an Bedeutung.

Indikation

Die Ultraschalluntersuchung ist geeignet, Veränderungen an den Weichteilen, Gefäßen und knöchernen Oberflächen im Sprunggelenkbereich in Bildform zu zeigen. Dazu gehören Verletzungen, Entzündungen, Degenerationen, Fehlbildungen und Neubildungen. Daneben lassen sich therapeutische Maßnahmen, operative wie auch konservative, kontrollieren. Die Sonographie kann dem Untersucher zusätzlich Einblick und Informationen verschaffen, die für die Entscheidung ausschlaggebend sind, welche weiteren Therapiemaßnahmen nötig sind.

Topographie

Das Sprunggelenk, insbesondere das obere Sprunggelenk, zeigt eine große Variationsbreite der Bandverläufe. Es sei darauf hingewiesen, daß es schwierig sein kann, die einzelnen Gelenke der Fußwurzel klinisch zu lokalisieren. Das obere Sprunggelenk (OSG) ist prinzipiell ein Scharniergelenk, welches sich aus distaler Tibia als Pfannenäquivalent, Talusrolle als konvexem Anteil und distaler Fibula als Führungsstab zusammensetzt. Aufgrund der Form des Talus kommt es zu nicht unbedeutenden komplexen Bewegungsvorgängen im Bereich der Knöchelgabel, der Fibula, des proximalen Tibiofibulargelenks und des Talus selbst. Während medial eine straffe Bandstabilität durch das kräftige mehrschichtige Deltaband gewährleistet ist, erfolgt lateral eine knöcherne Führung durch die distale Fibula, an der in teilweise sehr variabler Weise mehrere Bänder ansetzen. Das am häufigsten verletzte Lig. fibulotalare anterius verläuft von der Vorderkante der Fibulaspitze zum lateralen Talus. Es ist das strukturell schwächste der fibularen Sprunggelenkbänder, oft zweigeteilt ausgebildet, und stellt eine Kapselverstärkung dar. In Plantarflexion und Inversion ist es maximal gespannt. Das Lig. calcaneofibulare, die am zweithäufigsten verletzte Struktur, zieht vom seitlichen Teil der Fibulaspitze zum lateralen Kalkaneus und überbrückt damit oberes und unteres Sprunggelenk. Es hat als extrakapsuläres Band engen Kontakt zur Peronealsehnenscheide, welche bei Verletzungen des Bands oft mit einreißt. In Dorsalextension und Varusposition des Rückfußes ist es am stärksten gespannt. Das Lig. fibulotalare posterius ist das stärkste fibulare Band, es verläuft intrakapsulär vom hinteren Teil der Fibulaspitze zum Proc. posterior des Talus und ist nur selten mitverletzt. Für die dynamische Untersuchung kann weiter wichtig sein, welche Muskelgruppen als Agonisten und Antagonisten bestimmter Bandstrukturen wirken. Hier kommt den peronealen Muskeln als Pronatoren mit ihrem Sehnenansatz am fünften Mittelfußknochen bzw. der medialen Fußwurzel zusammen mit dem supinierenden und plantar flektierenden M. tibialis posterior große Bedeutung zu.

> Die Sehne des kräftig dorsal extendierenden und supinierenden M. tibialis anterior ist als Leitstruktur wichtig.

Die Achillessehne als kräftigste Sehne des Menschen ist wesentlicher Plantarflektor. Neben der Kenntnis der funktionellen Anatomie ist bei Patienten mit akuten oder überlastungsbedingten Verletzungen die Kenntnis des Verletzungsmusters notwendig. Auf Gegenspannung durch den Patienten bei der Untersuchung muß dabei geachtet werden.

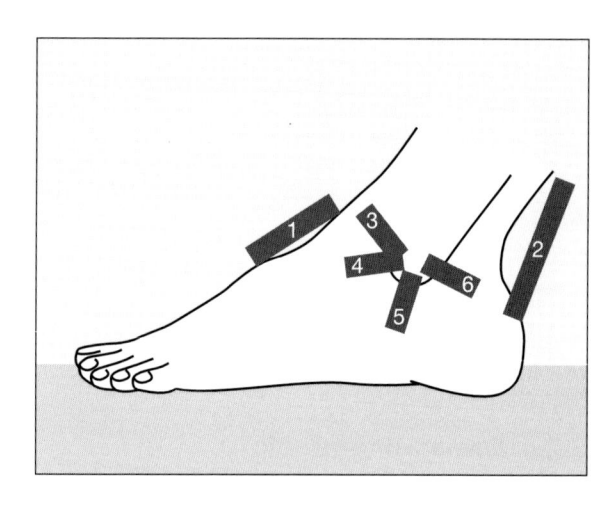

Abb. 2-66 Sonographische Schnittebenen am oberen Sprunggelenk:
1 ventraler Längsschnitt
2 dorsaler Längsschnitt
3 ventrales Syndesmosenband
4 Lig. fibulotalare anterius
5 Lig. calcaneofibulare
6 Lig. fibulotalare posterius

Untersuchungstechnik

Technik

Verwendet werden zur Übersichtsdarstellung ein 5-MHz-Schallkopf und zur besseren Detailauflösung ein 7,5-MHz-Schallkopf. Bestehen Ankopplungsschwierigkeiten, ist eine Wasservorlaufstrecke empfehlenswert.
Zunächst werden die Standardschnittebenen ventral und dorsal längs eingestellt. Dann können Spezialschnitte für die einzelnen Band- oder Gelenkabschnitte folgen (Abb. 2-66). Der Schallkopf muß dabei so gehalten werden, daß der Schall orthograd auftrifft und auf dem Monitorbild ein maximaler Schallreflex am Knochen als Referenzstruktur erscheint. Immer sollte auch dynamisch untersucht werden, d. h. das entsprechende Gelenk passiv, aktiv und evtl. aktiv gegen Widerstand bewegt werden. Ein Seitenvergleich ist hilfreich. Am Ende der Untersuchung sollten gegebenenfalls notwendige Stabilitätstests stehen.

Lagerung

Der Patient liegt auf einer Untersuchungsliege, je nach zu untersuchender Struktur in Rücken-, Bauch- oder Seitlage, wobei die freie Beweglichkeit des OSG durch eine Fußrolle gewährleistet werden kann.

Standardschnittebenen

Die Standardschnittebenen werden in den Abbildungen 2-67 und 2-68 gezeigt. Im *ventralen Längsschnitt* in Rückenlage des Patienten sind als Referenzstrukturen die distale Tibiakante und die Talusrolle mit Anteilen des Gelenkknorpels und der darüberliegenden Gelenkkapsel des OSG erkennbar. Weiterhin sichtbar sind Talushals und Os naviculare mit dem Talonavikulargelenk. Ventral darüber ziehen die Strecksehnen (Mm. extensor digitorum longus und tibialis anterior). Durch Bewegung im OSG kann der Gelenkspalt bestimmt werden. Durch Seitverschiebung des Schallkopfes kann das OSG in seiner ganzen Breite in Einzelschnitten dargestellt werden.
Der *dorsale Längsschnitt* in Bauchlage des Patienten zeigt als Referenzstrukturen die distale Tibiakante mit ihren hinteren Anteilen, den dorsalen Talus, den Kalkaneus, die Achillessehne, die Flexorenmuskulatur (Mm. flexor

2.2.6 Das Sprunggelenk

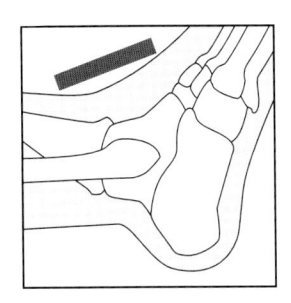

Abb. 2-67 Normalbefund.
Ventraler Längsschnitt des OSG.

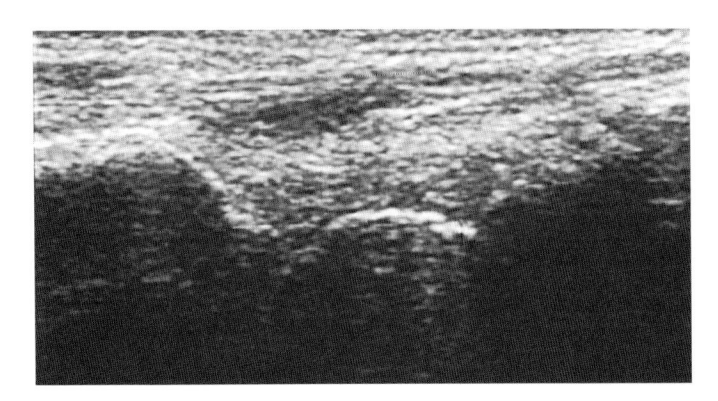

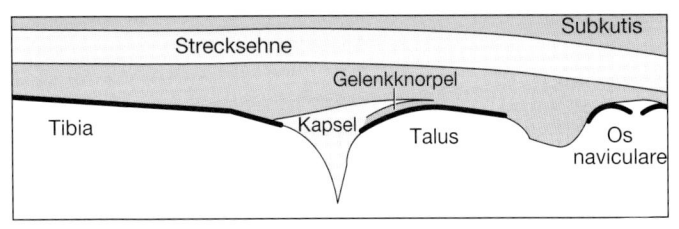

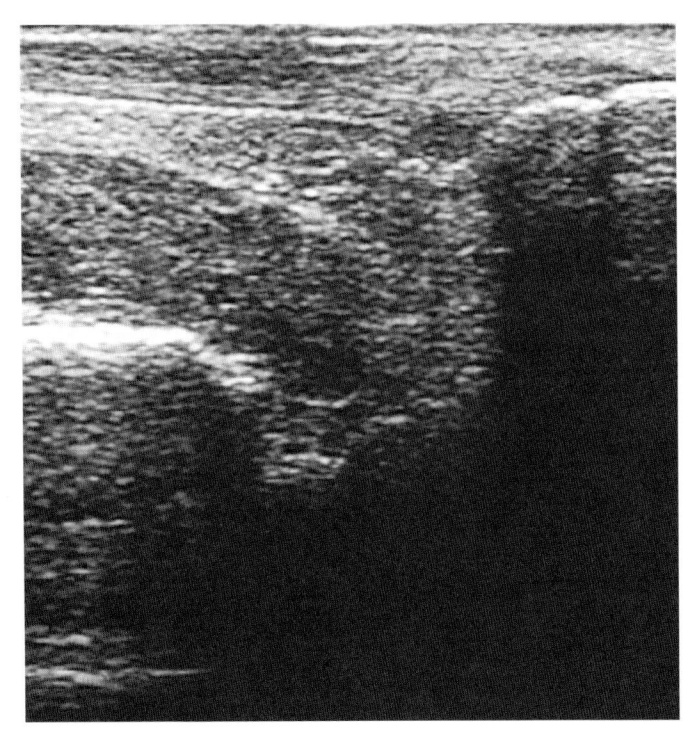

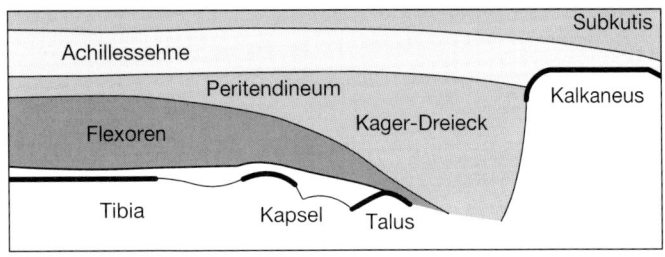

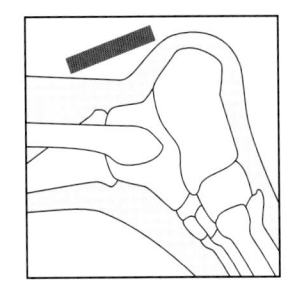

Abb. 2-68 Normalbefund.
Dorsaler Längsschnitt des OSG.

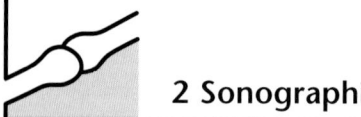

hallucis longus flexor, digitorum longus und tibialis posterior) sowie das charakteristische fettgefüllte Kager-Dreieck (s. Abschn. „Normalbefund").

Darstellung des Kapselapparats und Instabilitätsmessungen

Der Kapselbandapparat des OSG kann direkt und indirekt dargestellt werden.
Hierzu sind bei direkter Darstellung Schnittebenen über dem jeweiligen Band und bei indirekter Darstellung der dorsale Längsschnitt nötig.
Die Referenzstrukturen sind im Bereich des Lig. fibulotalare anterius die Fibulaspitze und der laterale Talus bzw. im Bereich des Lig. calcaneofibulare das Tuberculum innominatum calcanei (Abb. 2-69). Zwischen den genannten Strukturen spannt sich das jeweilige Band aus, das je nach Anschallwinkel als mehr oder weniger echoreiche Linie erscheint. Unter dem jeweiligen Band findet sich in typischer Weise ein echoarmes Dreieck [2, 3, 11]. Die Struktur des einzelnen Bands ist jedoch sonographisch nicht darzustellen [3, 6, 7, 9]. Der Ultraschall erzeugt nur ein Schnittbild. Die Oberfläche der betreffenden Bandstruktur wird dabei relativ übergewichtet im Verhältnis zu tieferen Schichten und somit die ganze Dicke nicht gleichmäßig gezeigt. Die direkte Übersichtsdarstellung des Bands als Gesamtstruktur ist dadurch am Monitor nicht möglich.
Streßtests sind manuell oder über instrumentierte Systeme in der Schnittebene über der Bandstruktur möglich [5]. Bei der indirekten Darstellung wird im dorsalen Längsschnitt ebenso vorgegangen und ein Streß im Sinne eines Talusvorschubs oder einer Talusvaruskippung über den Kalkaneus ausgeübt. Am Monitor wird dann die Distanzvergrößerung zwischen den knöchernen Meßpunkten an distaler Tibia und dorsalem Talus, evtl. auch dorsalem Kalkaneus, gemessen [1, 9, 12]. Bei indirekter sonographischer Streßtestung ist häufig eine Hilfsperson erforderlich.

Normalbefund

Im Ventral- wie im Dorsalschnitt zeigt sich ein durchgängiger, stark echogener Knochenreflex, der im Bereich von Wölbungen schwächer erscheint. Unter Umständen sind dort auch Wiederholungsechos zu sehen. Dann kann gegebenenfalls die Gesamtverstärkung etwas reduziert werden.
Ventral ist bei guter Plantarflektierbarkeit hyaliner Gelenkknorpel als echoarmer Streifen über dem Talus zu sehen. Gelenkkapselgewebe ist meist als reflexreiche Struktur vom periartikulären Gewebe abzugrenzen.
Die Strecksehnen sind ebenso echoreich sichtbar, wenn sie genau orthograd getroffen werden. An ihren Ansatzarealen am Knochen, wo eine Umlenkung der Fasern erfolgt, stellen sie sich echoärmer dar.
Dorsal sind die distale Tibia und der dorsale Kalkaneus als sehr echogene Strukturen erkennbar. Hintere Kapselanteile des OSG, der dorsale Talus mit seinem Proc. posterior und der nach unten ziehende Anteil des Kalkaneus sind mit dem Linearschallkopf meist nur schwach echogen zu sehen. Der dorsalen Tibiakante liegt als mäßig echogene, breite Struktur mit teilweise gefiedert erscheinenden Binnenechos der M. flexor hallucis longus auf. Weiter nach kaudal und dorsal liegt zwischen ihm und der Achillessehne das Kager-Dreieck, ein fettgefüllter Binnenraum, der nach unten vom Kalkaneus begrenzt wird. Ganz oberflächlich unter der dünnen Hautschicht liegt die Achillessehne als längsgerichtete, gleichmäßig sehr echoreiche Struktur, die am Übergang in den knöchernen Kalkaneus an Echogenität verliert, da hier die gerichteten Sehnenstrukturen nicht orthograd dargestellt werden. Wenn der Schallkopf in Längsrichtung leicht zehenwärts gekippt wird, erscheint dieser Bezirk entsprechend der nunmehr orthograden Schallrichtung vermehrt echogen.

2.2.6 Das Sprunggelenk

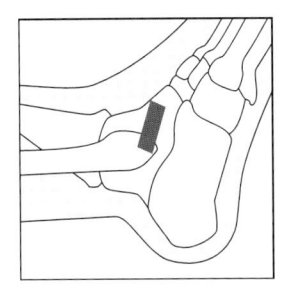

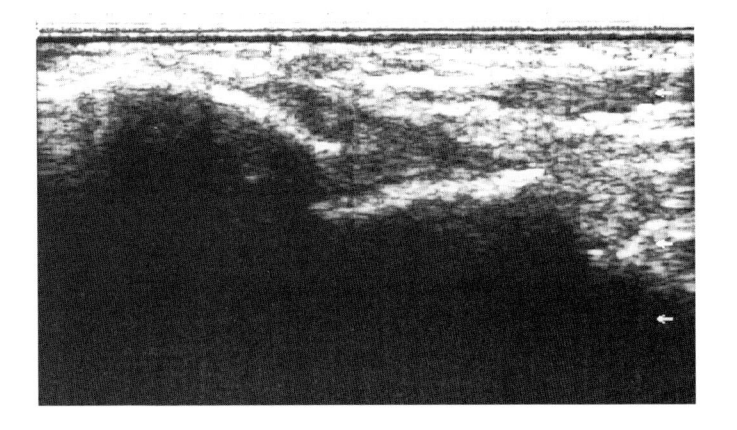

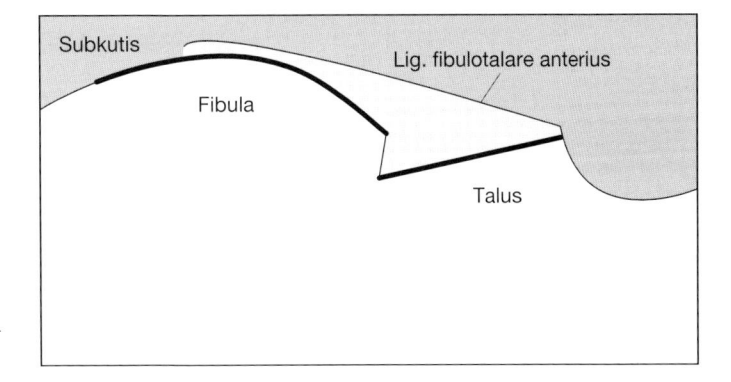

Abb. 2-69 Normalbefund.
Sonographischer Schnitt über dem Lig. fibulotalare anterius.

2 Sonographie der Gelenke

> Die durchschnittliche Dicke der Achillessehne beträgt knapp proximal des Kalkaneus ca. 5–7 mm. Ab 10 mm ist von einer pathologischen Verdickung zu sprechen.

Der Schnitt für das Lig. fibulotalare anterius zeigt die Fibulaspitze und die laterale Taluskante als stark echogene Strukturen. Dazwischen spannt sich als dünne, mäßig echoreiche bandförmige Linie das Lig. fibulotalare anterius aus. Darunter zeichnet sich meist ein echoarmer dreieckiger Bezirk ab. Der Schnitt für das Lig. calcaneofibulare zeigt ähnliche Charakteristika, wobei in unmittelbarer Nachbarschaft oft ein Querschnitt der Peronealsehnen zu sehen ist. Der Schnitt über dem nicht selten verletzten ventralen Verstärkungsband der tibiofibularen Syndesmose zeigt als starken Reflex distale Tibia und Fibula, hier quer getroffen und durch eine dünne, leicht gebogene, echoreiche Linie verbunden.

Pathologische Befunde

Die Ultraschalluntersuchung des Sprunggelenks und seiner Nachbarstrukturen kann pathologische Veränderungen im Bereich der Gelenke wie auch der gelenknahen Weichteilstrukturen aufdecken.
Pathologische Befunde der Achillessehne werden in Kapitel 3 erläutert. Auch an den anderen sprunggelenküberspannenden *Sehnen* können pathologische Veränderungen wie Rupturen, Luxationen (vor allem der Peronealsehnen) und Tenosynovitiden aufgezeigt werden. Bei einer *Ruptur* weisen die gerichteten Strukturen der Sehne in Kontur und Binnenecho echoarme Unterbrechungen auf, die normale starke Echogenität wird geringer oder ganz aufgehoben, die Sehne erscheint gewellt. Echoarme Einblutungen ins Gleitgewebe mit evtl. dorsaler Schallverstärkung sind zu erkennen. Bei passiver und aktiver Bewegung vergrößert sich die Dehiszenz, Rupturen lassen sich von Teilrupturen abgrenzen. Nach Sehnennaht bilden sich mehr und mehr gerichtete echogene Strukturen heraus, Bewegung und Anspannung lassen Auskünfte über die wiedergewonnene Festigkeit zu. Bei *entzündlichen Veränderungen* findet sich zumeist ein echoarmer Rand um die echogene Sehnenstruktur, was als „Halo-Phänomen" bezeichnet wird. *Luxationen* zeigen wie Rupturen nicht mehr ortsständiges Sehnengewebe und sind oft von einem echoarmen Hämatom umrandet, wobei bei Luxationen die Sehne selbst normal dargestellt werden kann (s. Kap. 3).
Am *Kalkaneus* sind manchmal achillessehnennahe *Bursitiden* als schwach echogene Bezirke sichtbar. Sie weisen keine dorsale Schallvermehrung auf, im Gegensatz zu *Zysten* und *Ganglien*, die im Fußwurzelbereich nicht selten sind. Durch letztere können Einengungen des Tarsaltunnels bedingt sein. Hervorragend geeignet ist die Sonographie zur genauen *Lokalisation von Fremdkörpern*. Sie zeigen sich je nach Dichte als echogene Strukturen mit oder ohne dorsale Schallauslöschung.
Im Gelenkbereich ist die *Gelenkkapsel*, die bei *intraartikulärer Erguß- und posttraumatischer Hämatombildung* nach ventral vorgewölbt erscheint, von besonderem Interesse (Abb. 2-70). Für die klinische Differentialdiagnose zur Synovialitis des OSG und diffuser Weichteilschwellung oder periartikulärer Tenosynovitis ist hier die Sonographie von herausragender Bedeutung [8, 10]. Sie kann Hinweise über Vorliegen, Größe und Lage eines Ergusses geben und so eine erfolgversprechende *Punktion*, evtl. auch unter sonographischer Kontrolle, ermöglichen. Intraartikuläre Flüssigkeit ist zunächst meist sehr echoarm. Bei einsetzender Organisation von Hämatom oder Fibrin im weiteren zeitlichen Ablauf kann jedoch auch ein zunehmend echoreiches Bild resultieren.
Am *Gelenkknorpel* sind *oberflächliche Schäden*, *freie Gelenkkörper*, eine *Osteochondrosis dissecans der Talusrolle* sowie *osteochondrale Frakturen* zusätzlich zum Röntgenbild lokalisierbar. Hier finden sich unterschiedlich echogene Bezirke im echoreichen Knochen- oder echoarmen Knorpelreflexmuster. Ob radiologisch gesicherte *Exostosen* tatsächlich zu Einklemmungserscheinungen im Sinne eines *Impingements* führen, kann in der dynamischen sonographischen Untersuchung geklärt werden (Abb. 2-71) [4].

2.2.6 Das Sprunggelenk

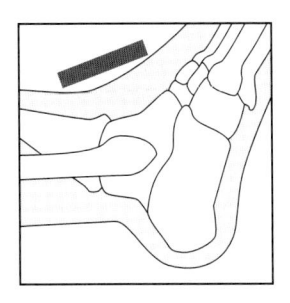

Abb. 2-70 35jähriger Fußballspieler, Distorsionstrauma des oberen Sprunggelenks.
Ventraler Längsschnitt. Intraartikuläres Hämatom.

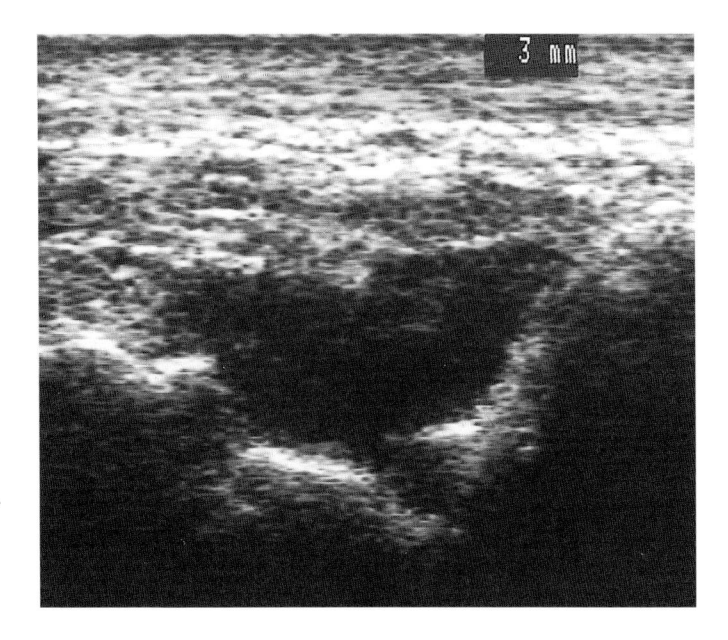

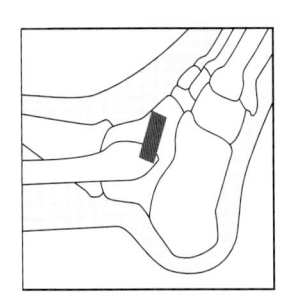

Abb. 2-71 22jähriger Patient, Fußballspieler, Einschränkung der Dorsalextension des rechten oberen Sprunggelenks, dumpfer Schmerz ventromedial nach dem Fußballspielen.
Sonographisches Impingement einer Talusnase (→) an der ventralen Tibiakante.

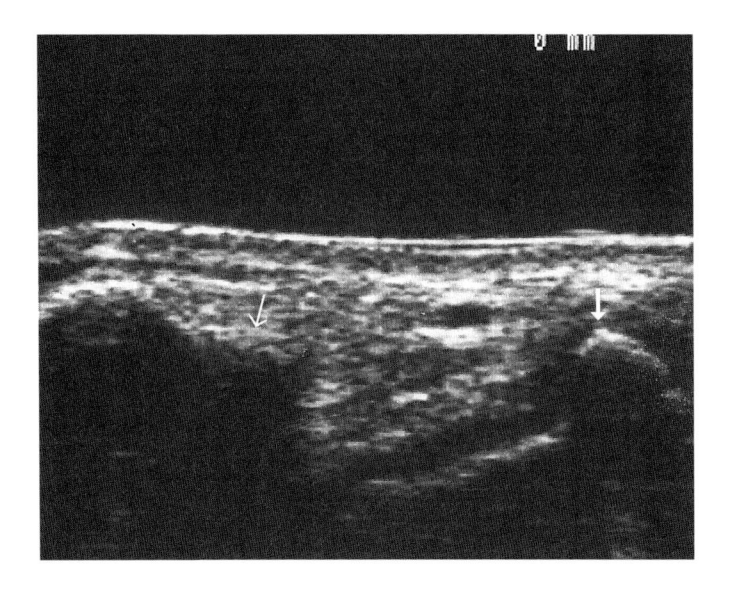

Im *Knochenbereich* sind mitunter *Frakturspalten* als Unterbrechung des echogenen Knochenreflexes mit gelegentlicher subperiostaler, echoarmer Hämatombildung darstellbar. Die Echozunahme bei *Kallusbildung* nach Fraktur oder Osteotomie läßt sich verfolgen. Bei *kindlichen Verletzungen* sind teilweise komplette Brüche mit Einriß des Periosts von Grünholzfrakturen und Wulstbrüchen oder gar reinen Kontusionen unterscheidbar, ohne daß allerdings das Röntgenbild ersetzt werden könnte. Von besonderem Interesse am *Kapselbandapparat* sind *frische Bandrupturen, knöcherne Ausrisse und Bandverkalkungen* nach alter Verletzung sowie *chronische Instabilitäten*. Das echoarme Dreieck unterhalb des dargestellten Bands weist bei Verletzungen sehr häufig Unterbrechungen, Vorwölbungen oder Einziehungen auf (Abb. 2-72) [2, 3, 11]. Weitere indirekte Hinweise auf Kapselbandverletzungen sind intraartikuläre Hämatome, die sich allerdings nur in etwa 50 % der Fälle finden lassen [10, 13].

Posttraumatisch und *postoperativ* läßt sich die einsetzende *Narbenbildung* sonographisch verfolgen. Im Verlauf der Bandheilung ist eine Zunahme der Echogenität zu sehen. Verletzungen der Syndesmose sind bei Unterbrechungen und (echoarmen) Einblutungen am ventralen Verstärkungsband zu vermuten [5].

Bei den *Instabilitätsmessungen* entfernen sich im Seitenvergleich bei direkter Messung über dem jeweiligen Band die knöchernen Referenzpunkte von fibularem Ursprung und talarem bzw. kalkanearem Ansatz, wobei mehr als 6 mm als Rupturhinweis gelten [5]. Diese Distanz gilt auch für die indirekte Meßmethode im dorsalen und ventralen Schnitt [1, 7, 9].

> Die knöchernen Referenzpunkte an distaler Tibia, am Talus und am Kalkaneus dürfen bei der Streßtestung nicht aus dem Monitorbild verrutschen, da durch sie Meßlinien gelegt werden und der Unterschied auf der verletzten Seite festgehalten wird.

Wertigkeit im Vergleich zu anderen bildgebenden Verfahren und weiterführende Diagnostik

Als direkt neben der Untersuchungsliege in beliebiger Schnittrichtung einsetzbares bildgebendes Untersuchungsverfahren kann die Sonographie am Sprunggelenk wertvolle Informationen über Weichteile und Oberflächenstrukturen liefern, die das Röntgenbild als bisherigen Standard ergänzen.

Die Möglichkeit der dynamischen Untersuchung ist eine Domäne des Ultraschalls.

Wenn Anamnese, Untersuchungsbefund, Röntgenbild und Sonographie Hinweise auf pathologische Veränderungen am Sprunggelenk geben, kommen je nach Fragestellung verschiedene weiterführende bildgebende Techniken zur Anwendung. Bei Schäden am Weichteilmantel einschließlich des Gelenkknorpels, bei Entzündungen oder Einblutungen und bei Neubildungen steht die Kernspintomographie zur Verfügung. Auch über die Vitalität des Knochens sind Aussagen möglich, während bei Frakturen oder knöchernen Veränderungen der Computertomographie der Vorzug zu geben ist. Gehaltene Röntgenaufnahmen können Instabilitäten dokumentieren, aber auch falsch negative, stabile Ergebnisse vortäuschen. Bei frischen Verletzungen kann die Arthrographie relevante Kontinuitätsunterbrechungen am Kapselbandapparat verdeutlichen.

2.2.6 Das Sprunggelenk

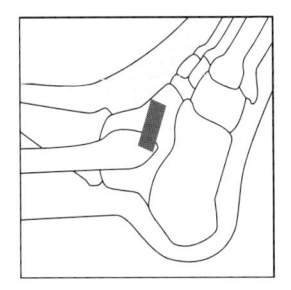

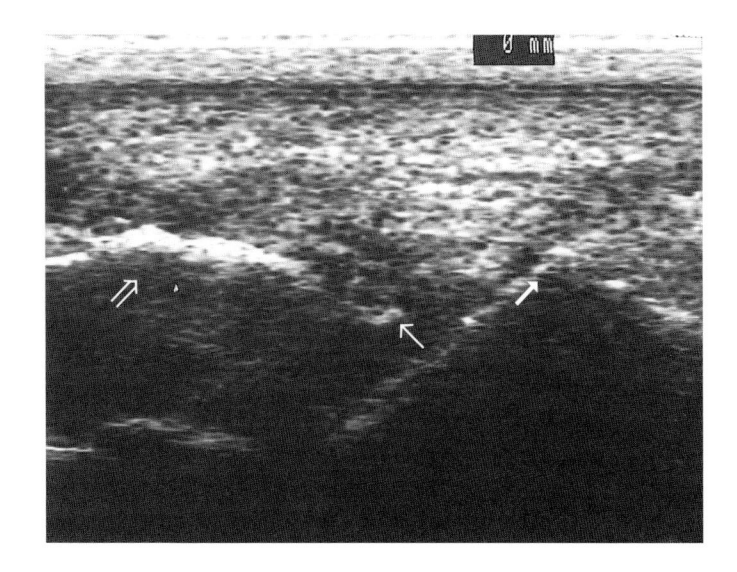

Abb. 2-72 Frisches Distorsionstrauma. Klinischer Befund: Talusvorschub, geringgradige seitliche Aufklappbarkeit im Sinne einer Rotationsschublade.

Sonographische Darstellung einer fibularen Bandruptur im direkten Schnitt über dem Lig. fibulotalare anterius. → = unterbrochen dargestelltes Lig. fibulotalare anterius, ⇒ = distale Fibula und ➜ = lateraler Talus.

Zusammenfassung

Die Ultraschalluntersuchung liefert eindrucksvolle Zusatzinformationen über das Sprunggelenk.

Probleme bereiten aber während der Untersuchung häufig die korrekte Einstellung der Standardebenen mit ihren Referenzstrukturen und die Ankopplung bei schlanken Patienten ohne Weichteilschwellung. Bei schrägem Anschallen kann vor allem an Sehnen ein vermeintlich pathologisches Bild gewonnen werden. Auf Artefakte, gerätebedingte Auflösung und korrekte Fokussierung muß geachtet werden.

Vorteile der sonographischen Stabilitätsdiagnostik liegen in der manuell dosierbaren, meist gut tolerierten Streßtestung unter Sichtkontrolle am Monitor. Vergleichbarkeit mit der Gegenseite und sofortige Wiederholbarkeit sind wie bei der Nativsonographie auch hier wesentliche Vorteile gegenüber der entsprechenden radiologischen Untersuchung. Probleme liegen in der geforderten Reproduzierbarkeit und der standardisierten Belastung unter evtl. verändertem Gelenkwinkel im OSG.

Möglicherweise kann in Zukunft auf gehaltene Röntgenaufnahmen, wie sie bisher zur Dokumentation von Instabilitäten bevorzugt werden, durch die genannten Maßnahmen verzichtet werden. Eine Quantifizierung, die einen Vergleich mit gehaltenen Röntgenaufnahmen zuließe, ist derzeit aber noch nicht sicher möglich.

2 Sonographie der Gelenke

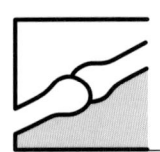

Literatur

1. Ernst, R., J. Grifka, R. Gritzan, M. Kemen, A. Weber: Sonographische Kontrolle des Außenbandapparates am oberen Sprunggelenk bei der frischen Bandruptur und chronischen Bandinstabilität. Z. Orthop. 128 (1990) 525–530.
2. Friedrich, J. M., T. Heuchemer, K. A. Schumacher, G. Bargon: Einsatz der Sonographie in der Diagnostik der frischen fibulo-talaren Bandläsion. Fortschr. Geb. Röntg. Strahl. 152, 2 (1990) 173–179.
3. Friedrich, J. M., P. Schnarkowski, S. Rübenacker, B. Wallner: Ultrasonography of capsular morphology in normal and traumatic ankle joints. J. clin. Ultrasound 21 (1993) 179–187.
4. Gaulrapp, H., P. Bernett: Die operative Behandlung des Fußballer-Sprunggelenks. Sportverl. Sportschad. 3 (1993) 129–135.
5. Glaser, F., W. Friendl, E. Welk: Die Wertigkeit des Ultraschalls in der Diagnostik von Kapselbandverletzungen des oberen Sprunggelenkes. Unfallchirurg 92 (1989) 540–546.
6. Harland, U., H. Sattler: Sprunggelenk und Fuß. In: Harland, U., H. Sattler (Hrsg.): Ultraschallfibel Orthopädie – Traumatologie – Rheumatologie, S. 169–174. Springer, Berlin–Heidelberg–New York 1991.
7. Hoffmann, R., H. Thermann, B. W. Wippermann, H. Zwipp, H. Tscherne: Standardisierte sonographische Instabilitätsdiagnostik nach Distorsion des oberen Sprunggelenkes. Unfallchirurg 96 (1993) 645–650.
8. Kellner, H., S. Späthling, P. Herzer: Ultrasound findings in Löfgren's syndrome: Is ankle swelling caused by arthritis, tenosynovitis or periarthritis? J. Rheum. 19 (1992) 38–41.
9. Kemen, M., R. Ernst, K. H. Bauer, A. Weber, V. Zumtobel: Sonographische versus radiologische Beurteilung der chronischen Außenbandinstabilität am oberen Sprunggelenk. Unfallchirurg 94 (1991) 614–618.
10. Löffler, L.: Ultraschalldiagnostik am Bewegungsapparat, S. 239–243. Thieme, Stuttgart–New York 1989.
11. Schnarkowski, P., T. M. Glücker, J. M. Friedrich, S. Rübenacker: Sonographische Befunde bei lateralen Bandläsionen des oberen Sprunggelenkes nach konservativer und operativer Therapie. Fortschr. Geb. Röntg. Strahl. 157, 6 (1992) 561–565.
12. Schricker, T., N. M. Hien, C. J. Wirth: Klinische Ergebnisse sonographischer Funktionsuntersuchungen bei Kapselbandläsionen am Knie- und Sprunggelenk. Ultraschall 8 (1987) 27–31.
13. Striepling, E., P. Behrens, J. M. Doniec, D. Havemann: Die sonographische Beurteilbarkeit des oberen Sprunggelenkes bei Supinationstraumen. Akt. Traumat. 21 (1991) 194–196.

2.2.7 Die Finger- und Zehengelenke

Irmingard Kamilli

Die Sonographie der Finger- und Zehengelenke hat in den letzten Jahren stark an Bedeutung gewonnen, insbesondere durch die Standardisierung der Methode und die bessere Auflösung der Schallköpfe. Die Sonographie ist das einzige bildgebende Verfahren, das eine direkte Darstellung von Bewegungsabläufen ermöglicht und damit eine funktionelle Beurteilung erlaubt.

Indikation

Durch die verbesserte Technik in der Arthrosonographie ergab sich in den letzten Jahren eine zunehmende Zahl von Indikationen in der Untersuchung von Finger- und Zehengelenken (Tab. 2-12). Die Arthrosonographie ermöglicht auf nicht-invasive Weise eine Beurteilung ossärer und nicht-ossärer Gelenkanteile der Finger und Zehen. Die Sonographie ist aus rheumatologischer Sicht zum Nachweis von *artikulären* und *periartikulären Veränderungen entzündlicher* oder *nicht-entzündlicher Ursache* sowie bei *Arthralgien* ungeklärter Genese angezeigt. Von klinischer Bedeutung sind hauptsächlich *Gelenkergüsse*, die im Rahmen entzündlich-rheumatischer Erkrankungen auftreten.

Tab. 2-12 Indikationen zur Sonographie der Finger- und Zehengelenke.

- Arthralgien der Finger- und Zehengelenke
- Arthritiden: Erguß, Synovialitis
- Gelenkdestruktionen bei chronischer Polyarthritis (Usuren, Erosionen)
- Hämatom
- Tenosynovitis
- Sehnen- und Bandrupturen
- Fremdkörper
- Ganglien
- Weichteiltumoren, z. B. Retikulohistiozytose
- Rheumaknoten
- Gichtophi

2.2.7 Die Finger- und Zehengelenke

Typische sonographische Zeichen für entzündlich-rheumatische Erkrankungen sind Synovialitis, Rheumaknoten und knöcherne Destruktionen wie Usuren und Erosionen.

Sonographisch gut darstellbar sind *Ganglien, Gichttophi, Zysten, Tumoren, Gefäße* und *Muskelatrophien*. Weiter können *Traumafolgen* wie *Rupturen, Hämatome*, evtl. *Luxationen* und *Frakturstufen* nachgewiesen werden. *Tenosynovitiden* sind durch den echoarmen Saum, der die echoreiche Sehne umgibt, sonographisch sehr gut darstellbar.

Topographie

Fingergelenke

Die knöchernen Strukturen der Finger setzen sich aus den kurzen Röhrenknochen und den Grund-, Mittel- und Endgelenken zusammen. Das Grundgelenk der Finger, Articulatio metacarpophalangea (II–IV), ist jeweils ein Kugelgelenk. Die Gelenkkapsel ist weit und schlaff, durch kräftigen Zug am gestreckten Finger kann man die Gelenkpfanne vom Kopf abziehen. Auf der Palmarseite ist in die Kapselwand das Lig. palmare eingelassen, eine faserknorpelige Platte, welche die Pfanne nach proximal vergrößert. Die Seitenbänder, Ligg. collateralia, entspringen an den Seitenflächen des Kopfes der Mittelhandknochen, verlaufen dorsal der Beugeachse palmar- und distalwärts und heften sich seitlich am Pfannenrand der Grundphalangen an. Das Daumengrundgelenk ist ein Scharniergelenk. Es entspricht hinsichtlich der Form der Gelenkflächen, der Anordnung der Seitenbänder und der Führung der Bewegung den Interphalangealgelenken. Die Mittel- und Endgelenke der Finger, Articulationes interphalangeales manus, sind reine Scharniergelenke. Palmar ist auch in die Kapsel der Mittel- und Endgelenke eine derbe Faserplatte, das Lig. palmare, eingewebt, welche die Pfanne nach proximal ergänzt. Die kräftigen Ligg. collateralia sichern die Führung der Bewegung. In jeder Gelenkstellung ist ein Teil ihrer Fasern angespannt. Das Mittelstück jeder Phalanx ist auf der Palmarseite plan als Anlagerungsfläche für die Sehnen der Fingerbeuger, auf der dorsalen Fläche gerundet. Das Kaput der Endphalangen ist abgeplattet. Die rauhe Fläche auf der Palmarseite wird als Tuberositas phalangis distalis bezeichnet. An ihr sind straffe Bindegewebszüge angeheftet, die von den Tastballen der Finger ausgehen.

Die Mm. interossei palmares entspringen jeweils an einem Os metacarpale und inserieren an der Dorsalaponeurose des entsprechenden Fingers. Die Mm. interossei dorsales entspringen zweiköpfig jeweils an den einander zugewandten Seiten zweier Ossa metacarpalia und strahlen in die Dorsalaponeurose des 2., 3. und 4. Fingers ein. Sonographisch sind die Sehnen der Fingerbeuger, der Mm. flexor digitorum superficialis, flexor digitorum profundus, flexor pollicis longus und flexor pollicis brevis, und der Fingerstrecker, der Mm. extensor digitorum, extensores pollicis brevis und longus, in der dynamischen Untersuchung darstellbar.

Zehengelenke

Die Zehenglieder, Phalanges pedis, entsprechen in Zahl, Anordnung und Grundgestalt den Phalangen der Finger, sie sind nur wesentlich kürzer. Die knöchernen Strukturen der Zehengelenke bestehen an der 2.–5. Zehe aus Grund-, Mittel- und Endgelenk, an der Großzehe aus Grund- und Endgelenk. Die Zehengrundgelenke, Articulationes metatarsophalangeales, sind der Form der Gelenkflächen nach Kugelgelenke, wobei der kugelförmige Kopf der Mittelfußknochen eine ausgedehntere Gelenkfläche besitzt als die relativ kleine, flache Pfanne an der Basis der Grundphalangen. Die Ligg. collateralia verlaufen etwas schräg von proximal und dorsal nach distal-plantar. Die Köpfe aller Ossa metatarsalia werden auf der Plantarseite durch das Lig. metatarsale transversum profundum miteinander verbunden. Mittel- und Endgelenke der Zehen, Articulationes interphalangeales, sind reine Scharniergelenke mit einer Führungsrinne am proximal gelegenen Gelenkkopf und einer Führungsleiste an der distalen Gelenkpfanne. Beuge- oder Streckbewegungen werden durch Ligg. collateralia geführt. Die Muskulatur des Fußes besteht aus den Muskeln des Fußrückens (Extensoren) und aus den Muskeln an der Fußsohle (Flexoren). Sonographisch sind am Fußrücken die Sehnen der Mm. extensor digitorum brevis, extensor digitorum longus, extensores hallucis brevis und longus und an der Fußsohle die Sehnen der Mm. flexores digitorum brevis und longus, flexor hallucis brevis und abductor hallucis in der dynamischen Untersuchung darstellbar. Die drei Mm. interossei plantares ziehen von der plantaren Fläche der Ossa metatarsi III–V und vom Lig. plantare longum zur Medialseite der Basis der Grundphalanx der 3.–5. Zehe, meist erreichen sie die Dorsalaponeurose der Zehen nicht. Die vier Mm. interossei dorsales entspringen zweiköpfig an den einander zugewandten Flächen aller Ossa metatarsi und am Lig. plantare longum. Sie setzen ebenfalls an der Basis der Grundphalangen an.

Untersuchungstechnik

Technik

Die Gelenk- und Weichteilsonographie der Finger- und Zehengelenke kann mit einem Linear- oder einem Sektorschallkopf (7,5 bis 13 MHz) durchgeführt werden. Aufgrund der fehlende Weichteildicke benötigt man meist bei 7,5-MHz-Schallköpfen eine breite Wasservorlaufstrecke, bei 10–13-MHz-Schallköpfen nur eine kleine Wasservorlaufstrecke. Linearschallköpfe besitzen den Vorteil eines größeren Bildausschnitts, der die anatomische Orientierung vereinfacht. Der Nachteil ist die größere Auflagefläche, die eine ausreichende Ankopplung oft nur durch die Wasservorlaufstrecke erreicht.

> **Sektorschallköpfe verfügen aufgrund ihrer kleineren Auflagefläche über eine bessere Ankopplung, die besonders zur dynamischen Untersuchung geeignet ist.**

Die Fingergelenke werden meist in Streckung untersucht und nur zur Beurteilung der Dynamik bei Streck- oder Beugesehnenverletzungen gebeugt. Es werden grundsätzlich beide Finger- oder Zehengelenke im Seitenvergleich untersucht.

> **Als Referenzstrukturen dienen die knöchernen Strukturen der jeweiligen Gelenke. Der Schallkopf wird so ausgerichtet, daß die proximalen Strukturen links und die distalen rechts auf dem Monitor erscheinen.**

Lagerung

Zur Untersuchung der Fingergelenke wird der Patient in sitzende Position gebracht und die Hand auf eine Unterlage gelegt. Je nach dorsaler oder volarer Darstellung der Fingergelenke wird die Hand nach dorsal oder volar gedreht. Bei den seitlichen Schnitten versucht man, die jeweiligen Finger möglichst weit abzuspreizen.

Zur Untersuchung der Zehengelenke wird der Patient entweder in sitzende oder liegende Position gebracht. Zur Darstellung der plantaren Schnitte liegt der Patient in Bauchlage und die Füße ragen frei beweglich über die Untersuchungsliege. Bei den dorsalen Schnitten kann der Patient sowohl auf dem Rücken liegend oder sitzend untersucht werden. Der Schallkopf gleitet von einer Standardebene zur nächsten, die Gelenke wechseln hierbei von der Streck- zur Beugestellung, dadurch wird die Differenzierung der einzelnen Strukturen erleichtert.

Standardschnittebenen

Bei der sonographischen Untersuchung der Finger- und Zehengelenke empfiehlt sich ein systematisches Vorgehen. Nur so kann mit der Sonographie ein Beitrag zur Differentialdiagnose und zu einer Vereinheitlichung der Befunderhebung geleistet werden (Tab. 2-13 und Tab. 2-14). Die Untersuchung beginnt mit den *dorsalen Längs- und Querschnitten* bei gestreckten und gebeugten Gelenken in dyna-

2.2.7 Die Finger- und Zehengelenke

Tab. 2-13 Standardschnittebenen der Fingergelenke.

- dorsaler Längsschnitt Fingergrundgelenk
- dorsaler Querschnitt Fingergrundgelenk
- medialer (radialer) Längsschnitt Fingergrundgelenk
- lateraler (ulnarer) Längsschnitt Fingergrundgelenk
- volarer Längsschnitt Fingergrundgelenk
- volarer Querschnitt Fingergrundgelenk

Tab. 2-14 Standardschnittebenen der Zehengelenke.

- dorsaler Längsschnitt Zehengrundgelenk
- dorsaler Querschnitt Zehengrundgelenk
- plantarer Längsschnitt Zehengrundgelenk
- plantarer Querschnitt Zehengrundgelenk

mischer Untersuchung. Nach den dorsalen Schnittführungen werden *mediale und laterale Längsschnitte*, die im Verlauf der Bänder liegen, angelegt. Anschließend folgen die *volaren* und *plantaren Schnittführungen*.

Normalbefund

Exemplarisch werden hier die Normalbefunde der Finger- und Zehengrundgelenke beschrieben. Die sonographische Untersuchung ist jedoch in den gleichen Schnittebenen an den jeweiligen Mittel- und Endgelenken durchzuführen.

Fingergrundgelenke

Dorsaler Längsschnitt

Der Schallkopf wird in Längsrichtung direkt über dem tastbaren Metakarpalköpfchen aufgelegt (Abb. 2-73). Die Schnittführung verläuft entlang der Sehne des Fingerstreckers. Durch Bewegung des Fingers läßt sich eine Ruptur der Sehne bei Verletzungen oder entzündlich-rheumatischen Erkrankungen sonographisch sehr gut darstellen. Auf die orthograde Schallkopfpositionierung und eine gute Ankopplung ist zu achten.

> **Gelenkergüsse werden stets an der Dorsalseite des Gelenks sichtbar, da sich die dünne dorsale Kapselwand vorwölbt.**

Dadurch wird eine gute sonographische Darstellung ermöglicht. Im Längsschnitt können

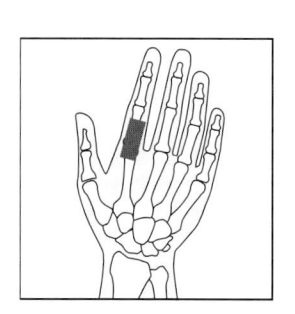

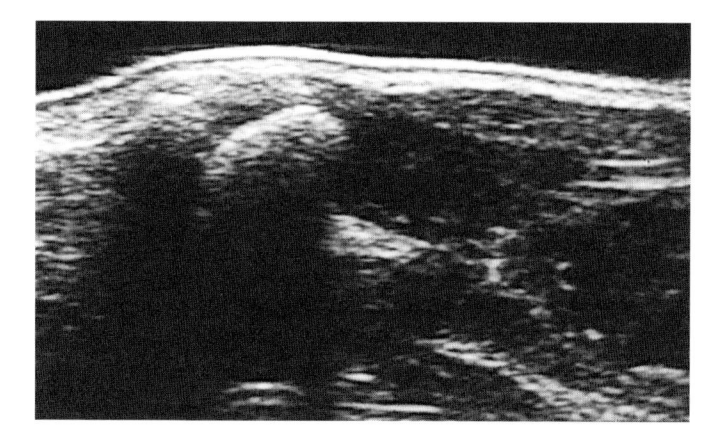

Abb. 2-73 Normalbefund.
Dorsaler Längsschnitt des Fingergrundgelenks (mit Wasservorlaufstrecke).

2 Sonographie der Gelenke

die knöchernen Strukturen wie Metakarpalköpfchen und Basis der Grundphalanx sonographisch sehr gut eingesehen werden. Nach sonographischer Beurteilung des Grundgelenks werden in gleicher Weise Mittel- und Endgelenk dargestellt.

Dorsaler Querschnitt

Der Schnitt liegt dorsal quer über den Fingergrundgelenken (Abb. 2-74). Die quergetroffenen Metakarpalköpfchen stellen sich als halbrunde echoreiche Strukturen mit dorsaler Schallauslöschung dar. Verwendet man einen Linearschallkopf, können wegen des größeren Bildausschnitts gleichzeitig mehrere Grundgelenke quer beurteilt werden. Bei dynamischer Untersuchung können teilweise die Sehnen voneinander unterschieden werden. Einzelne Muskeln können im Querschnitt nur schlecht abgegrenzt werden. Eine Beurteilung der knöchernen Strukturen ist im Querschnitt oft nur eingeschränkt möglich. Zu beiden Seiten der Metakarpalköpfchen erkennt man sonographisch das quergetroffene Gefäß-Nerven-Bündel.

Medialer (radialer) Längsschnitt

Der Schallkopf wird beim medialen Längsschnitt bei abgespreiztem Finger über dem Grundgelenk aufgesetzt. Wegen fehlender Ankopplung des Schallkopfes lassen sich die medialen Längsschnitte des Grundgelenks nur an Daumen und Zeigefinger durchführen. Eine Beurteilung der Mittel- und Endgelenke im medialen Längsschnitt ist jedoch bei kleinen Schallköpfen an allen Fingern möglich. Durch eine dynamische Untersuchung ist eine Beurteilung der kräftigen Ligg. collateralia möglich. Die Seitenbänder sichern die Führung der Bewegung, da in jeder Gelenkstellung ein Teil ihrer Fasern angespannt ist. An den beiden Seitenflächen eines jeden Fingers verlaufen im Unterhautbindegewebe, jeweils kantennah, insgesamt je vier Fingerarterien und Fingernerven, die sich sonographisch in ihrem Längsverlauf darstellen lassen. Abgesehen vom Daumen sind die dorsalen Arterien und Nerven schwächer als die palmaren Gefäße und Nerven, die an den dreigliedrigen Fingern im Bereich des Endglieds und eines Teils der Mittelphalanx die

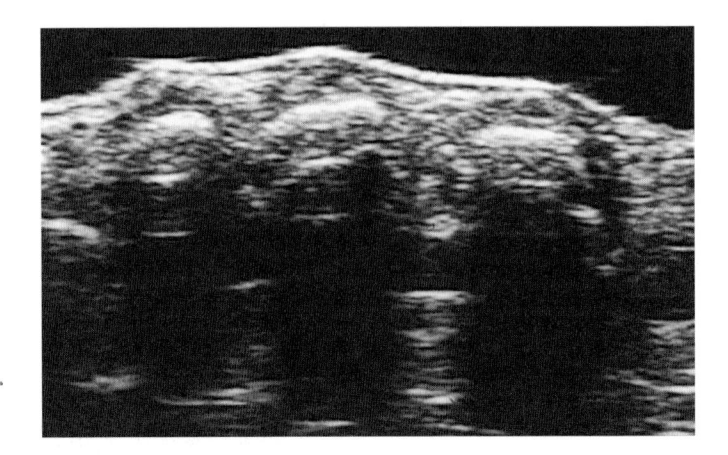

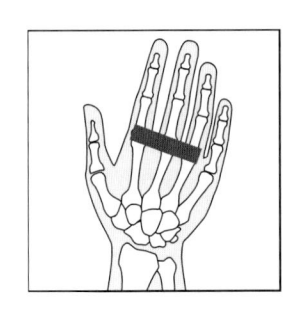

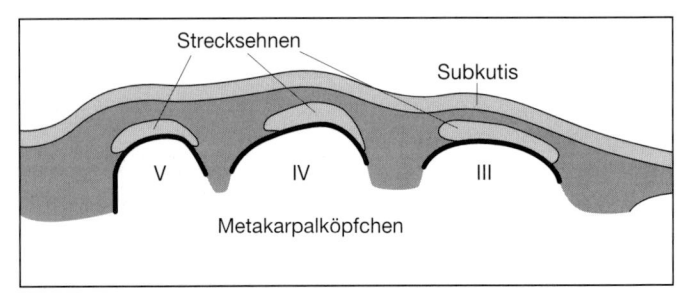

Abb. 2-74 Normalbefund.
Dorsaler Querschnitt der Fingergrundgelenke (mit Wasservorlaufstrecke).

2.2.7 Die Finger- und Zehengelenke

Blut- und Nervenversorgung auch des Fingerrückens übernehmen. Die dorsalen Fingerarterien stammen aus den Aa. metacarpales dorsales. Die Venen am Finger begleiten die Arterien nicht, sie bilden ein kräftiges dorsales Venennetz.

Lateraler (ulnarer) Längsschnitt

Der Schallkopf wird beim lateralen Längsschnitt bei abgespreiztem Finger über dem Grundgelenk ulnarseitig aufgesetzt. Wegen fehlender Ankopplung kann der ulnare Längsschnitt des Grundgelenks nur an Daumen und Kleinfinger durchgeführt werden, wohingegen eine Beurteilung aller Fingermittel- und Fingerendgelenke möglich ist. Klinische Bedeutung gewinnt die sonographische Untersuchung im ulnaren Längsschnitt bei der Prüfung der Gelenkstabilität. Besonders am Metakarpophalangealgelenk des Daumens kann mit einer hochauflösenden Sonde die Stabilität des ulnaren Seitenbands dynamisch geprüft werden (sog. Skidaumen).

Volarer Längsschnitt

Der volare Längsschnitt liegt über dem Fingergrundgelenk entlang der Fingerlängsachse (Abb. 2-75). Als knöcherne Strukturen werden das Metakarpalköpfchen und die Basis der Grundphalanx abgebildet. Zur vollständigen Beurteilung von Usuren oder Erosionen sollte dieser Schnitt immer durchgeführt werden. Die Beugesehnen liegen direkt über dem Metakarpalköpfchen. Die Beugesehnen sind echoreich mit echoarmer Umgebung und echogenem Retinaculum flexorum (Ringband). Der Sehnenverlauf kann vor allem bei Bewegung der Finger sehr gut dargestellt werden. Durch falsches Positionieren des Schallkopfes kann es zu vermeintlichen Defekten im Sehnenverlauf kommen.

> Die Ankopplung des Schallkopfes ist aufgrund der geringen Weichteile gerade an den Fingern nicht unproblematisch.

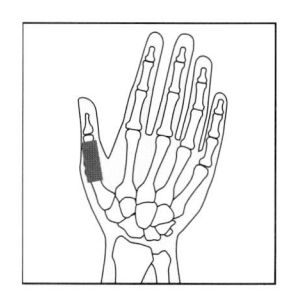

Abb. 2-75 Normalbefund.
Volarer Längsschnitt des Fingergrundgelenks (mit Wasservorlaufstrecke).

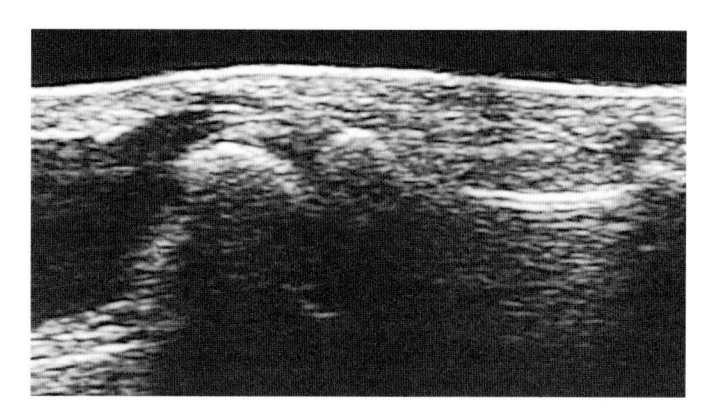

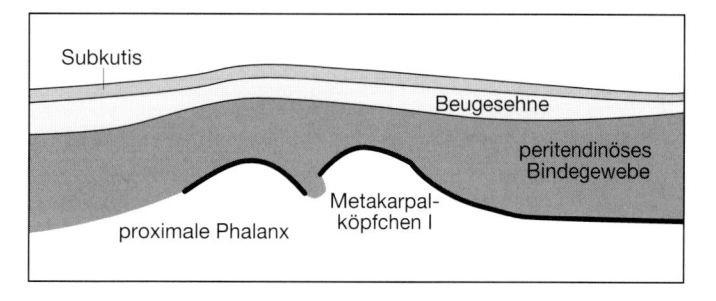

Die Verkippung des Schallkopfes sollte vermieden werden. Bei sehr zarten subkutanen Strukturen, wie bei Sehnenscheidenentzündungen, sollte der Schallkopf nicht zu stark aufgedrückt werden.

Volarer Querschnitt
Beim volaren Querschnitt setzt man den Schallkopf direkt über dem Grundgelenk auf (Abb. 2-76). Zur Orientierung dient die knöcherne Struktur des Metakarpalköpfchens. Die Metakarpalköpfchen stellen sich als echoreiche halbrunde Strukturen mit dorsaler Schallauslöschung dar. Das die Finger begleitende Gefäß-Nerven-Bündel erscheint quer getroffen.

Zehengrundgelenke

Dorsaler Längsschnitt
Der Schallkopf wird in Längsrichtung direkt über dem tastbaren Metatarsalköpfchen aufgesetzt (Abb. 2-77). Die Schnittführung verläuft entlang der Sehne des Zehenstreckers. Der Sehnenverlauf kann vor allem bei Bewegung der Zehen gut dargestellt werden. Bei Sehnenrissen findet sich die Unterbrechung der Sehne sowie die Defektzunahme bei Anspannung der Sehne. Die knöchernen Strukturen der Zehengelenke können mit hochauflösenden Schallköpfen im Längsschnitt gut dargestellt werden. In der Zehenlängsachse verläuft lateral und medial das Gefäß-Nerven-Bündel. Nach sonographischer Beurteilung des Grundgelenks können in gleicher Weise Mittel- und Endgelenke dargestellt werden.

2.2.7 Die Finger- und Zehengelenke

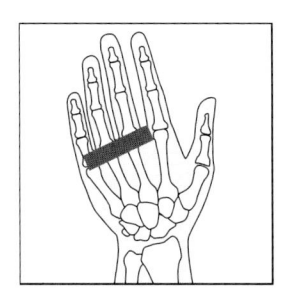

Abb. 2-76 Normalbefund.
Volarer Querschnitt der Fingergrundgelenke (mit Wasservorlaufstrecke).

Subkutis
Beugesehnen
Aa. digitales
V   IV   III   II
Metakarpalköpfchen

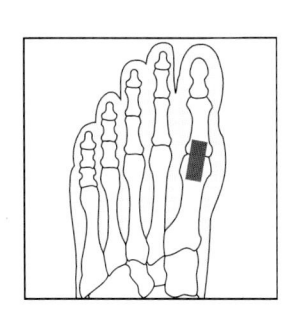

Abb. 2-77 Normalbefund.
Dorsaler Längsschnitt des Zehengrundgelenks.

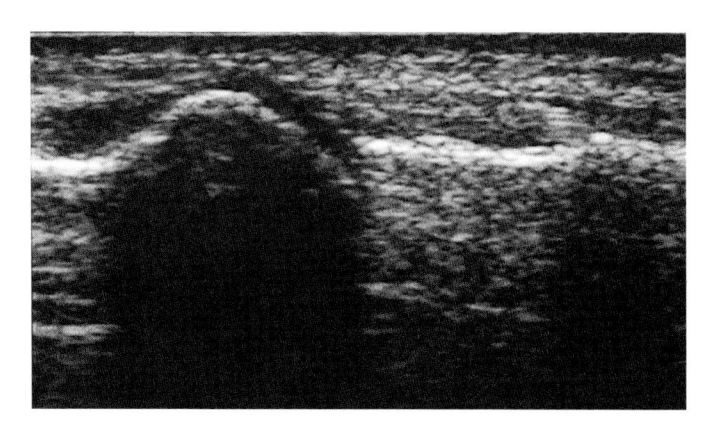

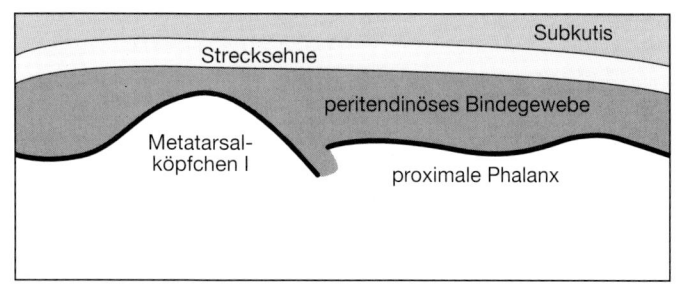

Subkutis
Strecksehne
peritendinöses Bindegewebe
Metatarsalköpfchen I
proximale Phalanx

2 Sonographie der Gelenke

Dorsaler Querschnitt

Der Schallkopf wird quer über den Zehengrundgelenken am Fußrücken aufgesetzt (Abb. 2-78). Die quergetroffenen Metatarsalköpfchen stellen sich als halbrunde echoreiche Strukturen mit dorsaler Schallauslöschung dar. Bei Verwendung eines Linearschallkopfes können in einem Schnittbild gleichzeitig mehrere Metatarsalköpfchen quer beurteilt werden. Die quergetroffenen Sehnen und die Muskeln können nur schlecht abgegrenzt werden.

Plantarer Längsschnitt

Der plantare Längsschnitt liegt über dem Zehengrundgelenk entlang der Zehenlängsachse. Als knöcherne Orientierungspunkte dienen das Metatarsalköpfchen und die Basis der Grundphalanx der Zehe. In der dynamischen Untersuchung kann man sonographisch den Verlauf der Beugesehnen darstellen.

Plantarer Querschnitt

Beim plantaren Querschnitt wird der Schallkopf über den Metatarsalköpfchen aufgesetzt. Das medial und lateral jeder Zehe verlaufende Gefäß-Nerven-Bündel stellt sich sonographisch quer getroffen dar.

Pathologische Befunde

Nach der sonographischen Untersuchung aller Gelenkabschnitte im Seitenvergleich wird unter Einbeziehung der Anamnese, unter Berücksichtigung des klinischen Bildes und der gründlichen Untersuchung eine Interpretation der erhobenen Befunde angestrebt.

Gelenkerguß

Gelenkergüsse an den Finger- und Zehengelenken werden stets an der Dorsalseite sonographisch nachgewiesen, da sich hier die dünne dorsale Kapselwand vorwölbt. Dorsal der abgehobenen Gelenkkapsel lassen sich echoarme Strukturen nachweisen, deren Größe von der Ergußmenge abhängig ist. Durch den Erguß erscheint das Periostecho der knöchernen Strukturen der Finger- und Zehengelenke verdickt und echoreicher. Bei Vorliegen eines Ergusses muß immer an eine Arthritis im Rahmen einer entzündlich-rheumatischen Erkrankung, eine Arthritis urica (Abb. 2-79) oder an eine aktivierte Arthrose gedacht werden. Auch Traumata können Ergüsse produzieren, wobei sonographisch nicht unterschieden werden kann, ob diese hämorrhagisch sind oder nicht. Bei ätiologisch ungeklärten Ergüssen der Finger- und Zehengelenke kann eine sonographisch kontrollierte Punktion bei der Diagnosefindung helfen.

Synovialitis der Finger- und Zehengelenke

Eine länger bestehende Arthritis bei entzündlich-rheumatischer Erkrankung führt zu einer Auftreibung der Membrana synovialis der Finger- und Zehengelenke. Die entzündlich aufgetriebene Synovialis stellt sich sonographisch echoarm dar. Je ausgeprägter die Arthritis ist und je länger das entzündlich-rheumatische Geschehen besteht, um so leichter ist die Synovialitis zu erkennen [1]. In den betroffenen Gelenken lagern sich zwischen Gelenkkapsel und Knochen echoarme Formationen ein, und der Knochen erscheint wie beim Erguß echoreicher.

Gelenkdestruktionen

Im Verlauf von entzündlich-rheumatischen Erkrankungen können die obengenannten Entzündungsprozesse in die Knochenoberfläche eindringen und diese zerstören. Lassen sich sonographisch Usuren oder Erosionen der Finger- und Zehengelenke nachweisen, so ist dies pathognomonisch für Pannusgewebe. Knochendestruktionen an den Finger- und Zehengelenken können manchmal sonographisch noch vor dem Nachweis im konventionellen Röntgenbild aufgezeigt werden. Um sonographische Fehlbefunde zu vermeiden, ist es für den Untersucher wichtig zu wissen, daß Scheinläsionen (Pseudoläsionen) an Knochenoberflächen entstehen können, wenn Knochenkonturen schräg angeschallt werden.

2.2.7 Die Finger- und Zehengelenke

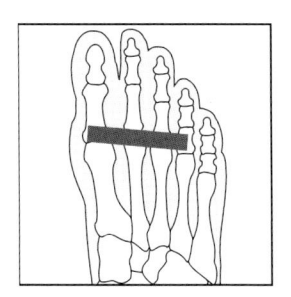

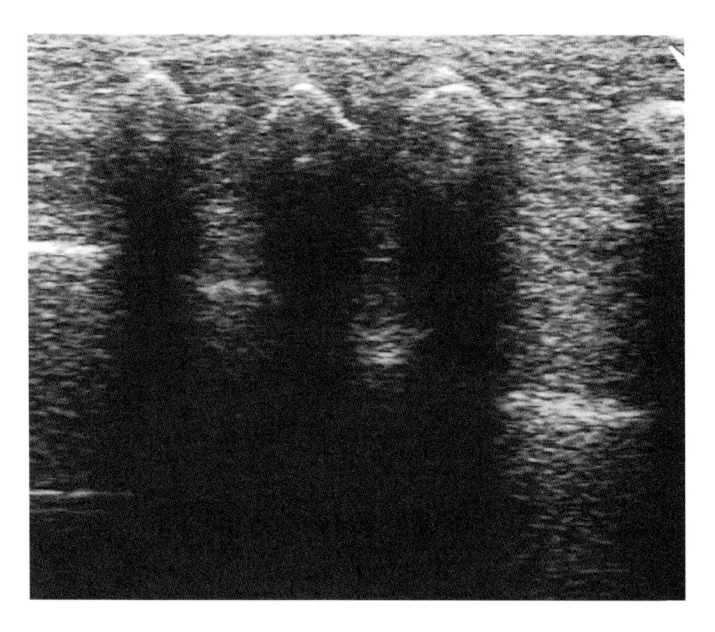

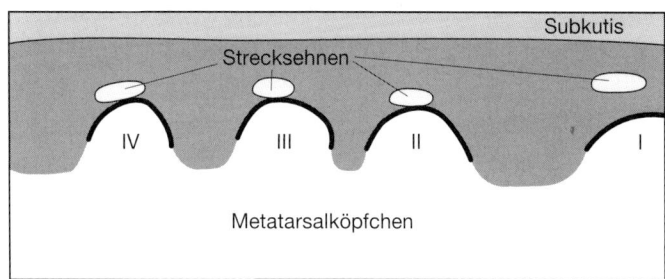

Abb. 2-78 Normalbefund.
Dorsaler Querschnitt der Zehengrundgelenke.

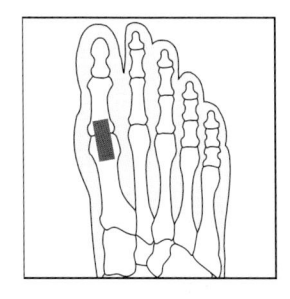

Subkutis
Strecksehnen
IV III II I
Metatarsalköpfchen

Abb. 2-79 53jähriger Patient mit Arthritis urica.
Dorsaler Längsschnitt über dem Großzehengrundgelenk rechts (mit Wasservorlaufstrecke). Sonographischer Nachweis eines Ergusses am Großzehengrundgelenk (→).

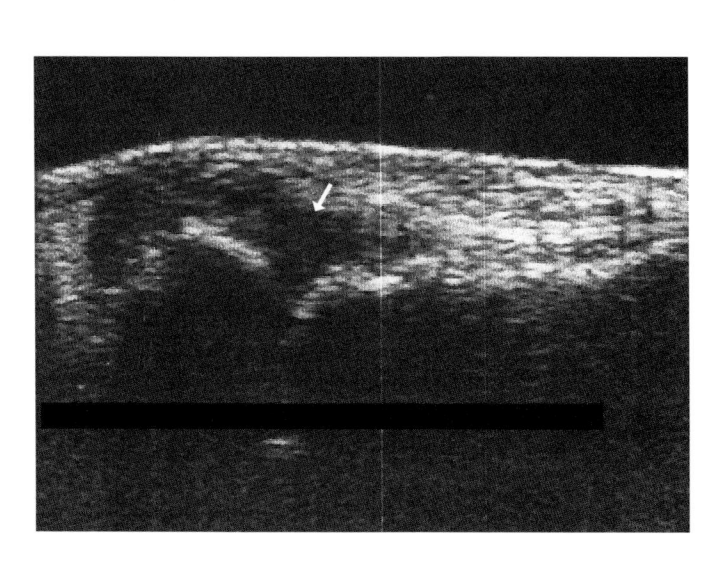

2 Sonographie der Gelenke

Eine solche Pseudousur läßt sich durch Optimierung der Schallstrahlführung sehr leicht vermeiden (s. Kap. 1.2).

Rheumaknoten

Mit hochauflösenden Schallköpfen von 7,5–13 MHz können Veränderungen der oberflächennahen Weichteile sonographisch untersucht werden.

> **Rheumaknoten findet man am häufigsten an der Streckseite des Unterarms an der Ulnarkante.**

Sie können jedoch auch im subkutanen Gewebe der Finger- und Zehengelenke sonographisch nachweisbar sein. Rheumaknoten bestehen aus Bindegewebszellen mit dazwischen eingelagerten Zellen. Sonographisch stellt sich der Rheumaknoten meist als längsovale, homogen echoarme Struktur dar.

Gichttophi

Bei soliden Knoten im Bereich von Gelenken kann es sich nicht nur um Rheumaknoten, sondern auch um Gichttophi handeln. Gichttophi stellen sich als solide, gemischt echoarme bis echoreiche Knoten, teils mit dorsalem Schallschatten dar (Abb. 2-80), im Unterschied zum Rheumaknoten, der als solide echoarme Struktur ohne Schallschatten imponiert. Im Gichttophus liegen meist mehrere echoreiche ungefähr 2 mm große Areale, die Harnsäurekristallablagerungen entsprechen, beieinander.

Fremdkörper und Ganglien

Fremdkörper stellen sich sonographisch als echoreiche Strukturen mit dorsaler Schallauslöschung im Weichteilgewebe der Finger- und Zehengelenke dar. Manchmal bildet sich um den Fremdkörper narbiges Bindegewebe, das sich sonographisch als echoarmer Randsaum darstellt.

Ganglien im Bereich des Handgelenks oder der Fingergelenke stellen sich sonographisch echoarm, glatt begrenzt, rund mit echoreichem Rand und kapselnah dar. Die Handgelenkganglien und Sehnenscheidenhygrome befinden sich in sehr enger anatomischer Beziehung zu den Sehnen. Ganglien sind sonographisch besonders gut in der dynamischen Untersuchung darzustellen.

Weichteiltumoren

Weichteiltumoren an den Finger- und Zehengelenken sind selten. Sonographisch ist eine Differenzierung zwischen soliden und zystischen Tumoren möglich. Die Ausdehnung kann sonographisch gut abgegrenzt werden, jedoch haben auch bösartige Tumoren eine relativ scharfe Abgrenzung zum gesunden Gewebe. Verkalkungen im Tumor sowie Nekrosebezirke können Zeichen für Malignität sein. Weichteiltumoren im Bereich der Finger- und Zehengelenke sind Fibrome und Lipome. Die seltene Retikulohistiozytose der Finger- und Zehengelenke stellt sich sonographisch echoarm dar (Abb. 2-81). Die Knötchenbildung ist oft verbunden mit einer destruierenden Polyarthritis.

Sehnen- und Bandrupturen

Die Beuge- und Strecksehnen der Finger- und Zehengelenke können vor allem bei Bewegung gut dargestellt werden. Bei Sehnenrissen finden sich eine Unterbrechung der Sehne sowie eine Defektzunahme bei Streckung der Sehne. Die retrahierte Sehne ist oft wellig konturiert. Ein wichtiges sonographisches Kriterium, das insbesondere bei Sehnenteilrupturen auftreten kann, ist der Nachweis eines Hämatoms in der Umgebung des Sehnenrisses.

Mit Hilfe der Sonographie kann eine dynamische Prüfung der Gelenkstabilität durchgeführt werden. Besonders am Metakarpophalangealgelenk des Daumens kann mit einer hochauflösenden Sonde die Stabilität des ulnaren Seitenbands dynamisch untersucht werden.

2.2.7 Die Finger- und Zehengelenke

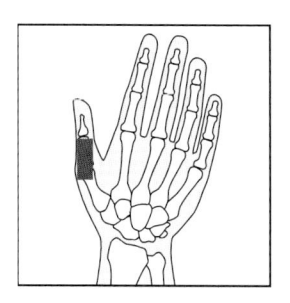

Abb. 2-80 52jähriger Patient mit chronischer Gicht.
Dorsaler Längsschnitt über dem Daumengrundgelenk. Sonographischer Nachweis eines gemischt echoarmen bis echoreichen Gichttophus (→). ⇒ = Kometenschweifartefakt.

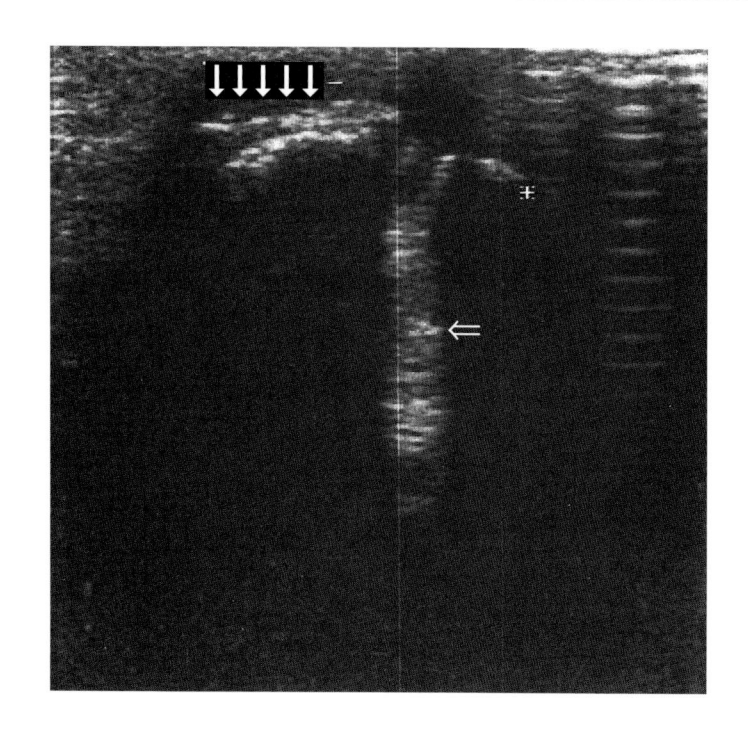

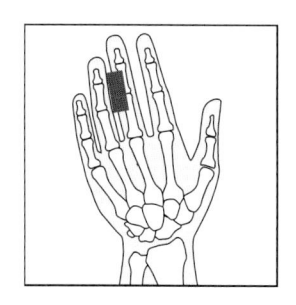

Abb. 2-81 35jährige Patientin mit histologisch gesicherter Retikulohistiozytose.
Ulnarer Längsschnitt über dem Mittelgelenk des 3. Fingers. Sonographischer Nachweis einer echoarmen Raumforderung.

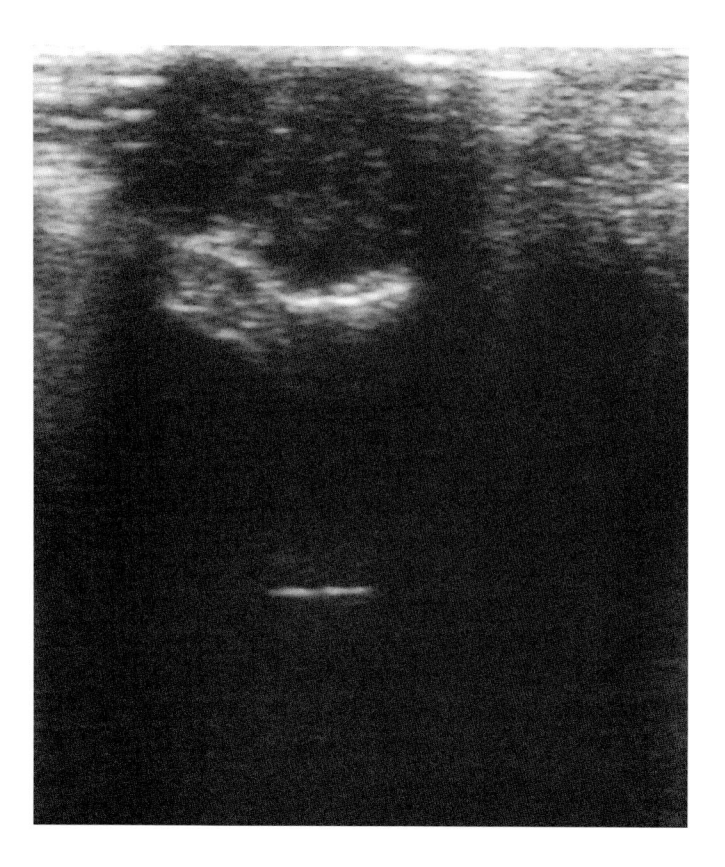

> **Eine Aufklappbarkeit des Metakarpophalangealgelenks über 1 mm gilt als pathognomonisch für den Skidaumen.**

Zur endgültigen Beurteilung ist der direkte Seitenvergleich jedoch unentbehrlich. Erst bei einer Differenz zur Gegenseite ist der Befund verwertbar.

Die Anwendung des Ultraschalls zur Beurteilung von Sehnen und Bändern erfordert in besonderem Maße die Beachtung der Schallgeometrie und ihrer Fehlermöglichkeiten. Orthograd, d. h. senkrecht, getroffene Sehnenanteile können echoreich sein, während schräg getroffene Sehnenanteile wegen der nicht rücklaufenden Reflexwelle echoarm bis echofrei zur Darstellung gelangen [2, 3].

Sonographisch gut darstellbar sind Luxationen der Fingergelenke im Verlauf von entzündlich-rheumatischen Erkrankungen oder nach Überstreckung der Finger. Häufig ist auch eine Luxation des Daumengrundglieds nach dorsal, etwa bei Sturz auf die Hand.

Tenosynovitis

Eine Tenosynovitis im Verlauf der Beuge- oder Strecksehnen der Finger- und Zehengelenke wird sonographisch sehr gut als echoarmer Saum um die echoreiche Sehne dargestellt. Die Sehnen selbst können manchmal verdickt sein, zeigen jedoch in der Regel bei dynamischer Untersuchung eine normale Funktion. Bei Patienten mit entzündlich-rheumatischen Erkrankungen können zusätzliche Sehnenrisse zu einem sonographisch gut nachweisbaren leeren Sehnenfach führen.

Wertigkeit der Sonographie im Vergleich zu anderen bildgebenden Verfahren und weiterführende Diagnostik

Bewährt hat sich die Sonographie in der Diagnostik von Gelenkergüssen, Synovialitis, Rheumaknoten, Gichttophi, Ganglien, Fremdkörper und Tenosynovitis, hier sind meist keine weiteren diagnostischen Maßnahmen durchzuführen. Erosionen oder Usuren der Finger- und Zehengelenke im Rahmen entzündlich-rheumatischer Erkrankungen sind sonographisch oft schon in einem frühen Stadium sichtbar, wohingegen das konventionelle Röntgenbild zu diesem Zeitpunkt noch unauffällig ist. Wie neuere Untersuchungen zeigen, können mit Hilfe der Kernspintomographie knöcherne Destruktionen (Erosionen, Usuren) bei entzündlich-rheumatischen Erkrankungen in einem noch früheren Stadium nachgewiesen werden. Seltene sonographische Indikationen sind degenerative Veränderungen der Finger- und Zehengelenke, hier ist die konventionelle Röntgendiagnostik vorzuziehen. Die sonographische Beurteilung des ulnaren Seitenbands am Metakarpophalangealgelenk des Daumens ist bei korrekter Durchführung etwa gleich aussagekräftig wie das Röntgenbild.

Trotz einiger Einschränkungen bietet die Ultraschalldiagnostik dem erfahrenen Untersucher an Finger- und Zehengelenken mittels hochauflösender Schallköpfe sehr gute diagnostische Möglichkeiten. Die Sonographie sollte deshalb bei einem großen Spektrum an Indikationen als erstes bildgebendes Verfahren nach der klinischen Untersuchung eingesetzt werden. Die 3-Phasen-Skelettszintigraphie liefert im Vergleich zur Sonographie und dem konventionellen Röntgenbild aussagekräftigere Befunde zur Unterscheidung von degenerativen oder entzündlichen Veränderungen an den Finger- und Zehengelenken. In Ergänzung zu Sonographie und konventionellem Röntgen ermöglicht die Kernspintomographie eine umfassende und detaillierte Beurteilung von knöchernen und bindegewebigen Strukturen an Finger- und Zehengelenken.

2.2.7 Die Finger- und Zehengelenke

Zusammenfassung

Die Sonographie der Finger- und Zehengelenke hat in den letzten Jahren durch die bessere Auflösung der Schallköpfe stark an Bedeutung gewonnen. Die Arthrosonographie ermöglicht auf nicht-invasive Weise eine sehr gute Beurteilung ossärer und nicht-ossärer Gelenkanteile der Finger- und Zehengelenke. Aus rheumatologischer Sicht ist die Sonographie zum Nachweis von artikulären und periartikulären Veränderungen aus entzündlicher oder nicht-entzündlicher Ursache sowie bei Arthralgien ungeklärter Genese indiziert. Typische sonographische Zeichen für entzündlich-rheumatische Erkrankungen der Finger- und Zehengelenke sind Ergüsse, Synovialitis, Rheumaknoten und knöcherne Destruktionen (Usuren, Erosionen). Sonographisch gut darstellbar sind Ganglien, Gichttophi, Zysten, Weichteiltumoren, Sehnen- und Bänderrupturen der Finger- und Zehengelenke.

Literatur

1. Ernst, J., H. J. Albrecht: Sonographische Darstellbarkeit des Entzündungssubstrats bei rheumatoider Arthritis. Z. Rheum. 43 (1984) 205–209.
2. Fornage, B. D., M. D. Rifkin: Ultrasound examinations of tendons. Radiol. Clin. N. Amer. 26/1 (1988) 87–107.
3. Khaleghian, R., L. J. Tonkin, J. J. De Geus, J. P. Lee: Ultrasonic examination of the flexor tendons of the fingers. J. clin. Ultrasound 12 (1984) 547–551.

3 Sonographie der Sehnen

3.1 Sehnensonographie – allgemein

Harry Merk

Die Ultraschalluntersuchung bei Erkrankungen der Sehnen und des Sehnengleitgewebes hat in den letzten Jahren eine zunehmende Bedeutung erlangt und ist mittlerweile in die klinische Routine eingegangen [1, 3, 4, 11].
Durch die Verbesserung der Gerätetechnik, insbesondere die Entwicklung von hochfrequenten Schallköpfen, wurde es möglich, oberflächlich gelegene Strukturen sonographisch darzustellen und zu bewerten.
Die klinische Untersuchung und die Röntgendiagnostik in Form der Weichteiltechnik bieten keine ausreichende Sensitivität bei der Klärung von Läsionen der großen Sehnen und des Sehnengleitgewebes. Neben der CT- und MRT-Technik ist der Einsatz der Sonographie bei der Darstellung von Weichteilstrukturen und deren Erkrankungen besonders erfolgversprechend und als einfach anzuwendendes und kostengünstiges Verfahren als Mittel der Wahl in der täglichen Praxis anzusehen [6, 9]. Sie ist in der Lage, neben der kompletten Ruptur einer Sehne auch eine Partialruptur, eine Tendinitis, eine Peritendinitis oder eine Tenosynovitis mit sehr guter Sensitivität differentialdiagnostisch darzustellen. Allerdings ist hierfür eine ausreichende Erfahrung des Untersuchers notwendig. So wies Fornage darauf hin, daß bei fehlerhafter Diagnostik falsch positive Befunde möglich sind und daß die Einordnung des Sonographiebefunds in das gesamte klinische Bild zu erfolgen hat [2].

Untersuchungstechnik

Benötigt wird ein Real-time-Scanner unter Verwendung eines Linearschallkopfes. Zur Untersuchung wird ein 7,5-MHz-Linearschallkopf verwendet. Ein 5-MHz-Schallkopf ist für tiefer gelegene Strukturen indiziert, um eine ausreichende Strukturauflösung zu erreichen. Sowohl zur besseren Ankopplung als auch zur besseren Nahauflösung sollte eine Wasservorlaufstrecke oder ein Gelkissen verwendet werden. Sektorscanner sind für die Untersuchung der Sehne völlig ungeeignet, da sich Sehnenstrukturen bei unterschiedlichem Anschallwinkel in der Echostruktur verschieden darstellen.
Die Lagerung des Patienten richtet sich natürlich nach der jeweils zu untersuchenden Struktur und wird hier am Beispiel der Untersuchungstechnik an der Achillessehne erläutert. Dabei liegt der Patient auf dem Bauch, die Füße ragen entweder über die Untersuchungsliege hinaus oder sind auf einer Schaumstoffrolle gelagert, damit sie für die dynamische Untersuchung frei beweglich sind. Der Schallkopf wird in dorso-ventraler Richtung entlang dem Sehnenverlauf aufgesetzt. Die Achillessehne wird in ihrem gesamten Verlauf vom Tuber calcanei bis zum Übergang in die Muskelfasern des M. gastrocnemius und des M. soleus dargestellt. Durch die dynamische Untersuchung (Dorsalextension, Plantarflexion) können das Gleiten der Sehne und die Sehnenkontinuität beurteilt werden [12].

3 Sonographie der Sehnen

> Sehnen werden im *Longitudinal-* und im *Transversalschnitt* dargestellt. Der Längsschnitt ist wesentlich aussagekräftiger, da er einen größeren Ausschnitt der betroffenen Sehne zeigt. Durch die dynamische Untersuchung können das Gleitverhalten und die Kontinuität beurteilt werden.

Normalbefund

Die normale Sehne stellt sich im *Longitudinalschnitt* als gleichmäßig begrenztes, relativ echoreiches Band mit fischzugartig ausgerichteten Echos dar (Abb. 3-1). Der transversale Querschnitt beträgt für die Achillessehne 4–6 mm [10]. Die Sehnenscheide begrenzt die Sehne echoreich, und das Peritendineum stellt sich als zwei parallel zueinander verlaufende echogene Streifen dar. Bei passiver Plantarflexion ist die Achillessehne entspannt und hat einen leicht nach ventral konvexen Verlauf. Zwischen der Achillessehne und dem Tuber calcanei kann in vielen Fällen eine Bursa subachillea nachgewiesen werden. Vom Kalkaneus sind nur die dorsalen Randstrukturen mit der starken Schallreflexion des Knochens sichtbar. Der Ansatz der Sehne am Kalkaneus wird dadurch abgrenzbar. Dieser Bereich erscheint echoarm. Die Erklärung für dieses Phänomen ist auf die Tatsache zurückzuführen, daß die Faserbündel im distalen Ansatzbereich einen gekrümmten Verlauf nehmen und durch die nicht-orthograde Ankopplung nicht zur Darstellung gelangen. Die Dorsalseite der Tibia erkennt man an der starken Reflexion mit nachfolgendem Schallschatten.

> Sonographisch schlecht darstellbar ist der Talus. Somit ist auch keine Aussage über das obere und untere Sprunggelenk von dorsal mit ausreichender Sensitivität möglich [4, 10].

Es ist darauf zu achten, daß der Schallkopf streng parallel zur Achillessehne auf der Oberfläche aufgesetzt wird, da sonst durch die falsche Schallposition eine artifiziell bedingte Hypoechogenität dargestellt werden kann, die nicht auf eine Strukturstörung zurückzuführen ist. Zudem ist auch auf eine klare Darstellung des Peritendineums zu achten, welches als echoreiches und klar abgegrenztes echogenes Band die Achillessehne begrenzt. Nach der Untersuchung im Longitudinalschnitt schließt sich die Exploration im *Transversalschnitt* an (Abb. 3-2). Die Sehne wird schrittweise vom Sehnenursprung bis zur Einstrahlung in den Kalkaneus untersucht. Das Peritendineum kann auch hier wieder als echoreiche Begrenzung dargestellt werden. Bedingt durch den stark gekrümmten Verlauf kann das Peritendineum in den seitlichen Randbezirken zur Schallschattenbildung führen. Man erkennt dazu im Bild zwei parallel in die Tiefe ziehende echoarme Streifen.

Indikation zur Sehnensonographie und pathologische Befunde

Die Sonographie der Sehne ist bei einem positiven Palpationsbefund ungeklärter Genese indiziert. Sie ermöglicht:
- Zuordnung/Abgrenzung des Befunds zu/von einer Sehne, dem peritendinösen Gewebe, der Muskulatur, den Gefäßen oder knöchernen Strukturen
- Bestimmung von Lage, Größe, Form, Volumen, Kompressibilität und Verschieblichkeit des pathologischen Befunds
- Differenzierung der Binnenstruktur und Strukturbeschreibung (zystisch – solid – komplex)
- Identifizierung von Funktionsverlusten der Sehne (Kontinuitätsunterbrechung, erschwertes Sehnengleiten).

Die Beurteilung all dieser Punkte erlaubt die Differenzierung der Diagnose des pathologischen Befunds in:
- traumatisch
- entzündlich-rheumatisch
- degenerativ
- tumorös.

Die Sehnensonographie ist bei der Differenzierung erschwerter Palpationsbefunde hilfreich. Sie ermöglicht dem Untersucher, eine

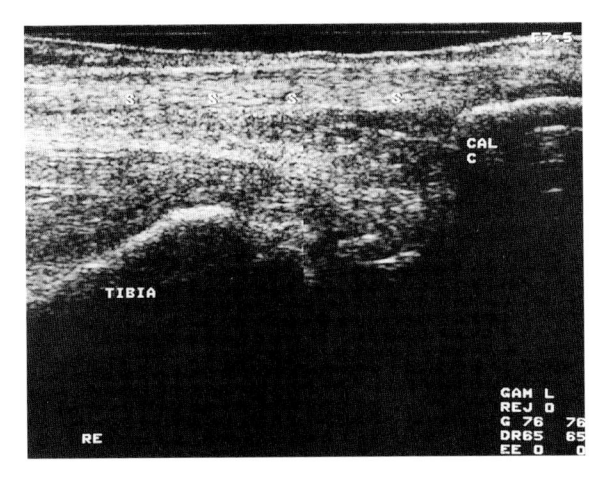

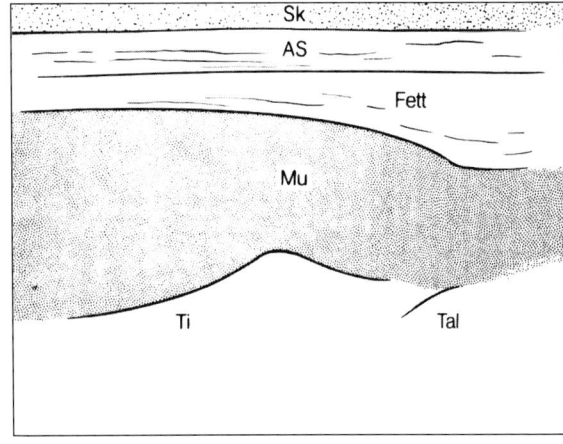

3.1 Sehnensonographie – allgemein

Abb. 3-1 Sonoanatomie der Achillessehne im Longitudinalschnitt.
Links: Ultraschallbefund. Rechts am Bildrand ist die knöcherne Kontur des dorsalen Anteils des Kalkaneus (CALC) zu erkennen. Der Ansatz der Sehne ist von einem echoarmen Saum umgeben. Der Sehnenverlauf ist nach ventral und dorsal gut durch das Echo des Peritendineums abgrenzbar. Die Sonostruktur der Sehne (S) erkennt man durch die mittelstarken Echos mit feiner, längs ausgerichteter Zeichnung der Faserbündel. Das Peritendineum ist im gesamten Verlauf mit seinem dorsalen und ventralen Anteil erkennbar. Weitere Leitstrukturen sind die Tibiahinterkante, der darüberliegende M. flexor hallucis longus und das Kager-Dreieck. Zwischen Tibiahinterkante und Talus ist das obere Sprunggelenk nur gering einsehbar.
Rechts: schematische Darstellung. Sk = Subkutis, AS = Achillessehne, Mu = Muskel, Ti = Tibia und Tal = Talus.

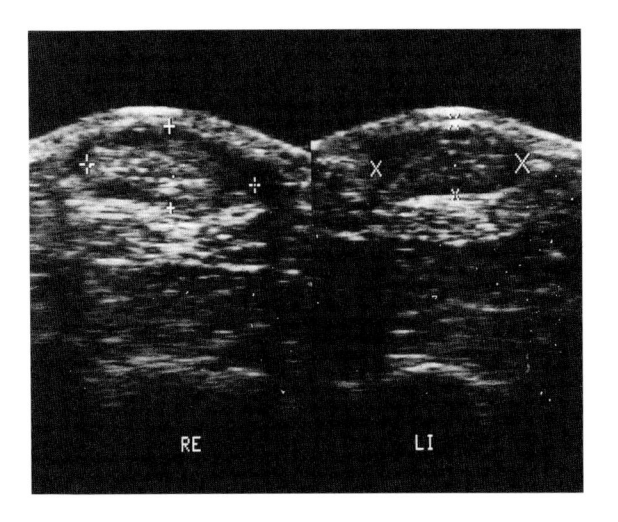

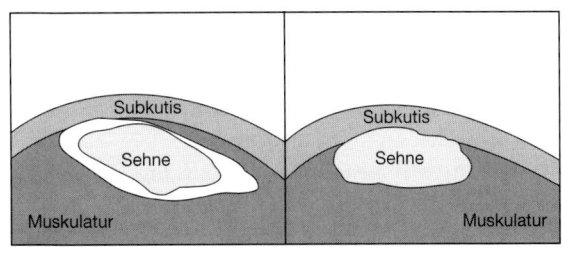

Abb. 3-2 Sonoanatomie der Achillessehne im Transversalschnitt.
Oben: Ultraschallbefund, linke Bildhälfte: rechte Achillessehne, rechte Bildhälfte: linke Achillessehne. Homogene oväläre Sehne mit angrenzendem Fettgewebe. Das die Sehne umhüllende echoreiche Peritendineum kann in dieser Aufnahme besonders gut im dorso-ventralen Bereich eingesehen werden. Die Abbildung zeigt weiter, daß die seitlichen Anteile des Peritendineums wegen des stark gekrümmten Verlaufes eine Schallschattenbildung bewirken. Unter der Sehne sind wiederum die Leitstrukturen (Muskulatur und Tibiahinterkante) erkennbar.
Besonderheit: die rechte Achillessehne weist einen echoarmen Saum auf (Peritendinitis).
Unten: schematische Darstellung, linke Bildhälfte: rechte Achillessehne, rechte Bildhälfte: linke Achillessehne.

3 Sonographie der Sehnen

Gewebezuordung vorzunehmen und eine Arbeitsdiagnose zu erstellen.

Bei negativen Palpationsbefunden oder dem Vorliegen einer klinischen Symptomatik kann der Untersucher mit der Sehnensonographie festzustellen versuchen, ob es sich um einen Normalbefund oder einen pathologischen Befund, z. B. einen Tumor, handelt.

Die Sehnensonographie läßt sich gut zu postoperativen Verlaufskontrollen einsetzen. Sie ermöglicht:
– Aussagen über Belastbarkeit
– Darstellung des Sehnengleitverhaltens
– Erkennen von Ursachen postoperativ persistierender Sehnenschäden.

3.2 Sehnensonographie – speziell

Harry Merk

Achillessehne

Achillessehnenruptur

Die Achillessehnenruptur stellt sich im Längsschnitt durch die Kontinuitätsunterbrechung der Sehne dar.

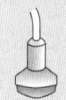

> Die typische Rißstelle der Achillessehne liegt etwa 3–4 cm hinter dem Ansatz der Sehne am Kalkaneus.

Die homogene Echostruktur der streng parallel ausgerichteten Reflexe ist zerstört. Im Bereich der Ruptur ist ein Wechsel von echoarmen und echoreichen Bezirken zu sehen. Die Rupturstelle erscheint inhomogen und durch Einblutung echoärmer als die Sehnenstümpfe (Abb. 3-3). In Abhängigkeit vom Organisationsgrad des Hämatoms finden sich mehr oder weniger starke, unterschiedlich große Binnenechos. Dadurch erscheinen frische Rupturen vorwiegend echoarm, wohingegen ältere Rupturen durch die Hämatomorganisation echoreicher zur Darstellung kommen. Durch das Hämatom im Rupturbereich kommt es bei erhalten gebliebener Sehnenscheide zu einer spindelförmigen Auftreibung der Sehne. Die dynamische Untersuchung zeigt bei dosierter passiver Bewegung im oberen Sprunggelenk das gesamte Ausmaß der Ruptur. Bei Partialrupturen ist die Kontinuitätsunterbrechung nicht komplett (Abb. 3-4).

3.2 Sehnensonographie – speziell

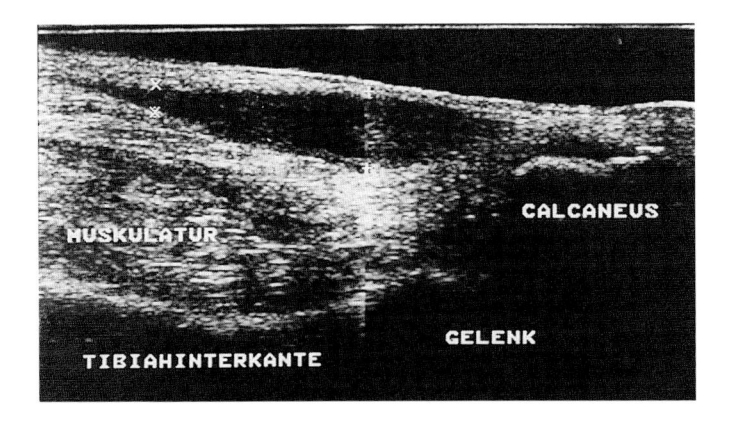

Abb. 3-3 37jähriger Patient, aktiver Fußballspieler. Bei einem Sprint während eines Fußballspiels plötzliche Schmerzen im Achillessehnenbereich.

Longitudinalschnitt der Sehne über der Rupturstelle, unmittelbar vor dem Sehnenübergang in den Muskelbauch. Der distale Sehnenstumpf ist von einem echoarmen Bezirk umgeben und deutlich vom proximalen Stumpf disloziert. Die Kriterien der kompletten Achillessehnenruptur sind deutlich erkennbar: spindelförmige Auftreibung, echoarme Rupturstelle, echoreiche Rupturstümpfe. Der Rupturbezirk umfaßt 6 cm. Die Muskelloge und die Tibiahinterkante bilden sich normal ab.

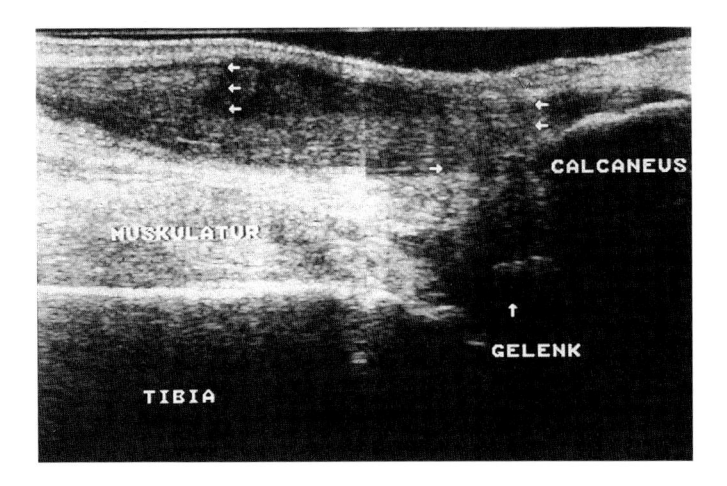

Abb. 3-4 59jährige Patientin, die seit acht Monaten über zunehmende Schmerzen im Achillessehnenbereich klagt. Kein Trauma erinnerlich. Deutliche schmerzhafte Schwellung im Achillessehnenbereich.

Longitudinalschnitt der Sehne über der Rupturstelle. Das Peritendineum ist erhalten, der Rupturbezirk ist spindelförmig echoarm aufgetrieben. Die Rupturränder (→) sind proximal und distal erkennbar. Typisch sind die segmentale echoarme Zone (Ruptur) und der segmental darunterliegende normale Sehnenverlauf (nicht-rupturierter Bereich). Es handelt sich um eine degenerative Partialruptur der Achillessehne.

3 Sonographie der Sehnen

> Als Hinweis auf eine Partialruptur erkennt man bei einem frischen Trauma einen schmalen echoarmen Flüssigkeitssaum zwischen Sehne und Peritendineum.

Bei frischen Rupturen findet man neben den charakteristischen Befunden in der Sehne selbst auch eine Sekundärveränderung insbesondere im Kager-Dreieck. Während dies beim Gesunden klar abgrenzbar ist, verliert es bei der Achillessehnenruptur die spitzwinklige Form und ist insbesondere zur Sehne hin unregelmäßig begrenzt [11, 12].

Die Differenzierung einer kompletten von einer partiellen Ruptur ist sonographisch in vielen Fällen möglich (Tab. 3-1 und Tab. 3-2).

Tendinitis und Peritendinitis (Abb. 3-5)

Sonographische Untersuchungen bei Patienten mit dem klinischen Bild einer Achillodynie zeigen sowohl tendinöse als auch peritendinöse Veränderungen im Ultraschallbild [3, 5].

> Bei einer Peritendinitis ergibt sich im Sonogramm ein schmaler echoarmer bis echofreier Saum, der zwischen Sehne und Peritendineum eingelagert ist.

Dieser Flüssigkeitssaum kann bis zur Bursa subachillea dargestellt werden. Bei der Tendinitis ist das Sehnenecho verbreitert, und der sagittale Durchmesser kann sich im Seitenvergleich verdoppeln. Im Peritendineum, aber auch innerhalb des Sehnengewebes sind kalzifizierende Nekrosen darstellbar.

> Nach Fornage kann sich bei einer Tendinitis die Sehne bis zu einer Dicke von 16 mm verbreitern, als Folge der rezidivierend abgelaufenen reparativen Vorgänge [2].

Die Sehne kann im gesamten Verlauf, aber auch nur umschrieben, nodulär verdickt sein.

Tab. 3-1 Sonographische Kriterien der kompletten Achillessehnenruptur.

Sehne:
- Kontinuitätsunterbrechung
- Rupturränder echoreich
- Rupturbezirk echoarm

Peritendineum:
- spindelförmige Auftreibung
- Eindellung
- oft erhalten

Tab. 3-2 Sonographische Kriterien der partiellen Achillessehnenruptur.

Sehne:
- segmentale Verdünnung
- partieller Sehnendefekt
- Rupturränder echoreich
- Rupturbezirk echoarm

Peritendineum:
- spindelförmige Auftreibung
- echoarm
- immer erhalten

Tab. 3-3 Sonographische Kriterien der Tendinitis.

Sehne:
- verbreitert
- inhomogene Struktur

Peritendineum:
- normal

Tab. 3-4 Sonographische Kriterien der Tenosynovitis und der Peritendinitis.

Sehne:
- normal

Peritendineum:
- verbreitert
- echoärmer (Saum um Sehne)

Dafür ist das homogene Binnenecho der Sehne aufgehoben, die Sehne erscheint inhomogen, vereinzelt finden sich echoarme bis völlig echofreie Bezirke innerhalb der Sehne. Wichtige sonographische Kriterien zur Differenzierung einer Tendinitis von einer Tenosynovitis oder Peritendinitis sind in den Tabellen 3-3 und 3-4 zusammengefaßt.

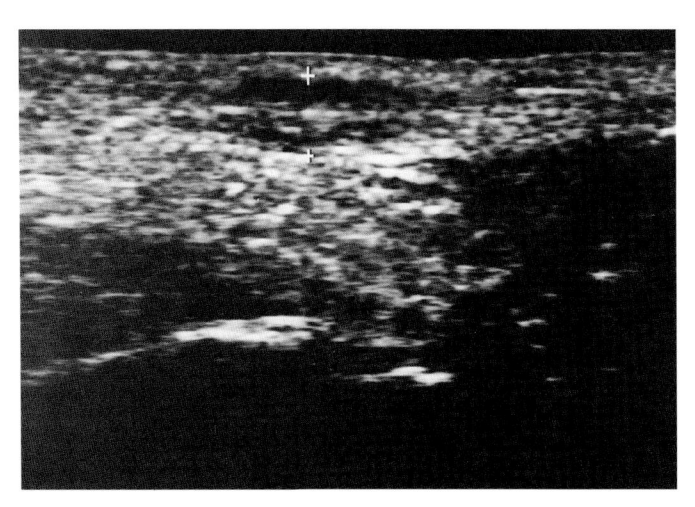

3.2 Sehnensonographie – speziell

Abb. 3-5 51jährige Patientin mit chronischen Achillessehnenbeschwerden seit vier Monaten. Klinischer Befund: Schwellung, Druckschmerz und Belastungsschmerz.

Im mittleren Sehnenbereich bildet sich ein auffallend echoarmer Bezirk ab, der die Sehne oben und unten umgibt. Im Bereich der echoarmen Zone ist die Sehne auf 12 mm verdickt. Die Sehne stellt sich inhomogen dar. Typischer Ultraschallbefund einer Peritendinitis der Achillessehne.

3 Sonographie der Sehnen

Bursitis (Abb. 3-6)

Die Bursitis subachillea zeigt sich als ovale echoarme Struktur an typischer Lokalisationsstelle. Die Bursa ist vergrößert und abgrenzbar, wobei die Achillessehne durch die vergrößerte Bursa verdrängt sein kann. Bei der Bursitis calcanei ist zu beachten, daß der Übergang der Achillessehne in den Kalkaneus immer echoarm zur Darstellung kommt. Auch dieser Echogenitätsverlust darf nicht mit einer Bursitis verwechselt werden [4, 11]. Die sonographischen Kriterien einer Bursitis sind in Tabelle 3-5 aufgeführt.

Degenerative Tendopathien der Achillessehne

Durch zunehmende Degeneration wird das Echomuster der Achillessehne inhomogener und reflexreicher. Verkalkungsherde zeigen typische Reflexe mit nachfolgender Schallschattenbildung. Die Oberfläche der Sehne ist unregelmäßig begrenzt. Die Sehne kann sich verdünnt darstellen.

> **Inhomogene Reflexmuster müssen sowohl im Longitudinalschnitt als auch im Horizontalschnitt darstellbar sein.**

Zu beachten ist, daß eine Verkippung des Schallkopfes bereits eine Veränderung der Binnenstruktur der Achillessehne bewirken kann. Auf der Basis ausgeprägter degenerativer Tendopathien kann eine Achillessehnenruptur auftreten. Inwieweit sonographisch bereits eine drohende Ruptur vorausgesagt werden kann, muß durch weitere Untersuchungen überprüft werden.

Tumoren im Achillessehnenbereich (Abb. 3-7)

Ab einer Größe von ca. 0,5 cm lassen sich Tumoren sonographisch nachweisen. Während Zysten und Ganglien als echoleere Raumforderungen mit dorsaler Schallverstärkung gut abgrenzbar sind, ist eine Einordnung komplex-solider Strukturen sonographisch nicht möglich. Eine Dignitätsbestimmung muß der histologischen Untersuchung vorbehalten bleiben [11].

Tab. 3-5 Sonographische Kriterien der Bursitis.

- echoarm
- rund-oval

3.2 Sehnensonographie – speziell

Abb. 3-6 31jähriger Patient, Handballspieler, wurde zweimal aufgrund einer Achillessehnenruptur operiert. Postoperativ: Bursitis mit Schwellung, Rötung und Druckschmerz über dem Sehnenansatz.

Am Achillessehnenansatz stellt sich eine polyzyklische echoarme Struktur (→) dar. Diese liegt zwischen Kalkaneus, Achillessehne und Kutis. Im vorliegenden Fall handelt es sich also um eine Bursitis subachillea kombiniert mit einer Bursitis subcutanea.

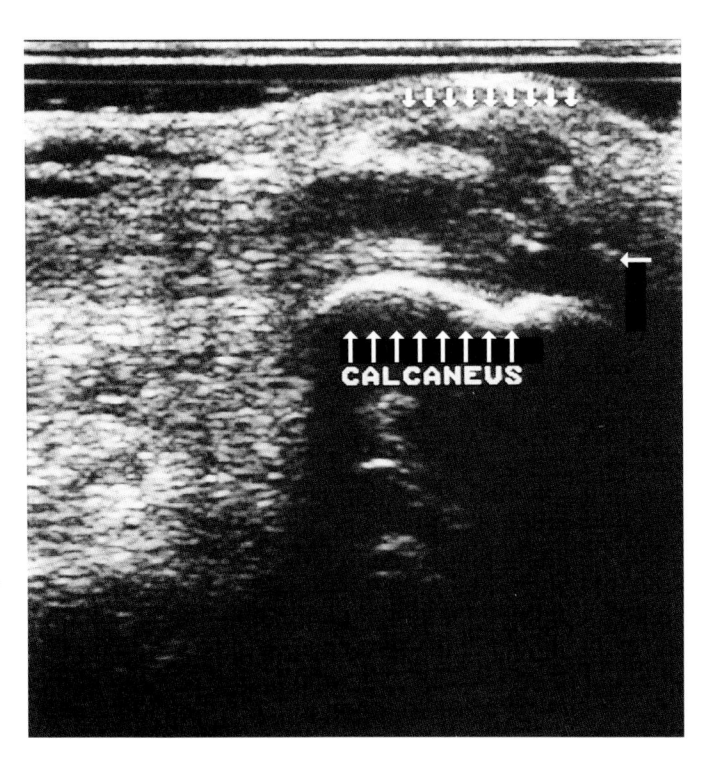

Abb. 3-7 28jährige Patientin mit schmerzhaftem Tumor im Achillessehnenbereich. Ventral der Achillessehne gut zu palpierende Schwellung. Tumor der Achillessehne (histologisch: Fibrom).

Echoarme runde Struktur im Bindegewebe unter der Achillessehne. Geringe laterale Schallauslöschung, die typisch für zystische Prozesse ist.

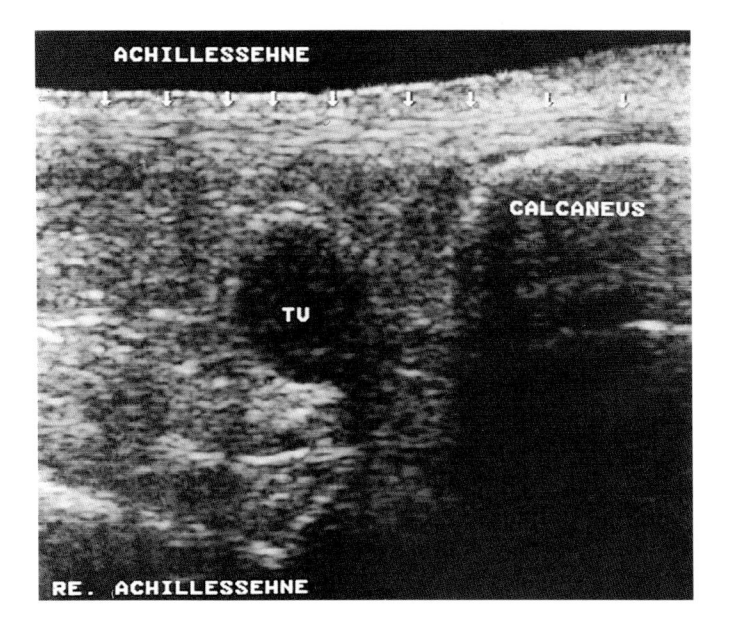

3 Sonographie der Sehnen

Quadrizepssehne (Abb. 3-8)

Die Sonoanatomie stellt sich ähnlich wie bei der Achillessehne beschrieben dar. Auch hier zeigt sich im sonographischen Bild ein gleichmäßig begrenztes relativ echoreiches Bild mit fischzugartig ausgerichteten Echos. Der sagittale Durchmesser beträgt bei der Quadrizepssehne normalerweise 6,0–7,5 mm [1, 2, 7].

Als Orientierungspunkte dienen der kraniale Pol der Patella und die Ventralseite des Femurs. Vom kranialen Pol der Patella ausgehend, sieht man die Quadrizepssehne mit ihren schwachen Echos nach proximal ziehen. Von ventral legt sich der Strahl des M. rectus femoris und von dorsal der M. vastus intermedius an die Sehne an. Die dynamische Untersuchung zeigt ein Anspannen der Sehne nach proximal. Bei der Ansatztendinose der Quadrizepssehne am kranialen Patellapol ist eine Verbreiterung des Sehnenansatzes im Seitenvergleich bis auf das Zweifache sichtbar. Bei länger andauernden Prozessen lassen sich am Sehnenansatz Verkalkungen mit nachfolgenden Schallauslöschungen beobachten. Traumatische Rupturen der Quadrizepssehne sind sehr selten [4].

Bei Patienten mit stoffwechselbedingten Erkrankungen finden sich gelegentlich Quadrizepssehnenrupturen. Auch hier zeigt sich eine Kontinuitätsunterbrechung der Sehne. Der Rupturbezirk ist echoarm durch die Einblutung, und er ist um das Zwei- bis Dreifache im Seitenvergleich verdickt. Die Quadrizepssehne zeigt einen Tonusverlust, und bei der dynamischen Untersuchung ist ein Anspannen der Sehne sonographisch nicht nachweisbar [7].

Patellarsehne (Abb. 3-9 und Abb. 3-10)

Bezugspunkte für die Beurteilung der Patellarsehne sind der kaudale Pol der Patella und die Ventralseite des Tibiakopfes. Unter der Subkutis spannt sich das Lig. patellae mit seinen zart längs verlaufenden Reflexen und dem echoreichen parallel verlaufenden Peritendineum aus. Darunter liegen die Echos des Hoffa-Fettkörpers. Der sagittale Durchmesser beträgt normalerweise 3–6 mm. Ansatz und Ursprung der Sehne sind durch Schallauslöschung der knöchernen Strukturen gut darstellbar [8, 13]. Mit Hilfe der Sonographie gelingt es, den Verlauf einer Erkrankung der Patellarsehne, beginnend mit den überlastungsbedingten Reizzuständen, über degenerative Sehnenveränderungen bis zur Kontinuitätsunterbrechung der Sehne, darzustellen. Die Insertionstendinose des Ansatzes des Lig. patellae an der Patellaspitze stellt ein häufiges Überlastungssyndrom im Bereich des Kniegelenks dar [7]. Die sonographischen Veränderungen beim Patellaspitzensyndrom sind abhängig von der Anamnesedauer. Bei kurzer Beschwerdedauer zeigt sich im Seitenvergleich nur eine geringe Verbreiterung des Sagittaldurchmessers. Diese Verdickung erscheint echoarm. Im weiteren Verlauf der Erkrankung kommt es zu einer Verdickung der gesamten Sehne. Im chronischen Stadium erscheinen echoreiche Veränderungen innerhalb der Patellarsehne mit nachfolgender Schallauslöschung als Zeichen eines Verkalkungsherdes. Partial- und Totalrupturen zeigen eine Kontinuitätsunterbrechung und einen echoarmen Rupturbezirk, der durch das Hämatom bedingt ist. Bleibt die Sehnenscheide erhalten, ist eine spindelförmige Auftreibung durch das Hämatom im Rupturbezirk vorhanden [4, 5]. Das Patellaspitzensyndrom läßt sich in Abhängigkeit von der therapeutischen Konsequenz in sechs sonographische Stadien einteilen (Tab. 3-6).

Stoffwechselbedingte Sehnenveränderungen

Stoffwechselerkrankungen führen in Abhängigkeit von der Dauer der Erkrankung auch

Tab. 3-6 Sonographische Stadieneinteilung des Patellaspitzensyndroms.

1. Verdickung der Sehne im Ansatzbereich an der Patellaspitze bis maximal 2 mm im Seitenvergleich
2. Verdickung der Sehne im Ansatzbereich an der Patellaspitze über 2 mm im Seitenvergleich
3. Verdickung im Bereich der gesamten Sehne
4. Verdickung der Sehne mit Verkalkungsherden
5. Partialruptur
6. Totalruptur

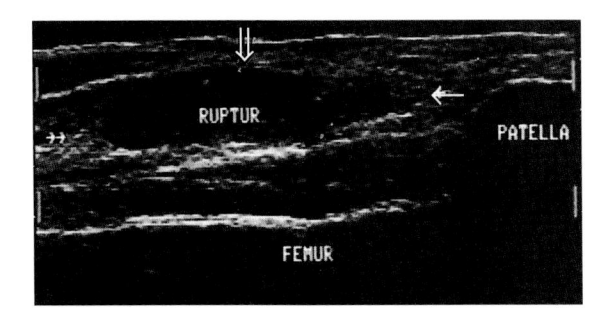

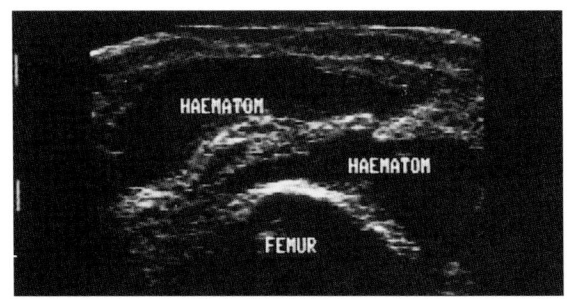

3.2 Sehnensonographie – speziell

Abb. 3-8 51jährige Rheuma-Patientin, mit einer Knieendoprothese versorgt. Sechs Monate nach Implantation Sturz auf das operierte Kniegelenk. Klinischer Befund: Schwellung und Hämatom proximal der Patella, tastbare Delle und fehlende Funktion des Streckapparats. Verdacht auf Quadrizepssehnenruptur.
Links: Longitudinalschnitt. Spindelförmige echoarme Struktur zwischen der Patellahinterkante und dem Muskelbauch des M. quadriceps. Die Rupturränder (→) sind gut erkennbar und echoreich. Es handelt sich um eine frische, langstreckige Ruptur (⇒) des M. quadriceps femoris.
Rechts: korrespondierender Querschnitt.

Abb. 3-9 23jähriger Patient, wegen einer vorderen Kreuzbandruptur mit einer Bandplastik (Lig. patellae) versorgt. Acht Wochen nach der Bandplastik Sturz auf das operierte Kniegelenk und Ausriß des Lig. patellae an der Tuberositas tibiae.
Von der Patellavorderkante homogene bandartige Struktur (Lig. patellae) gut zu verfolgen. Über dem Ansatzbereich an der Tuberositas tibiae deutliche spindelförmige Auftreibungen und echoarme Darstellung (Rupturbezirk = →). Der Rupturrand ist echoreich gut erkennbar.

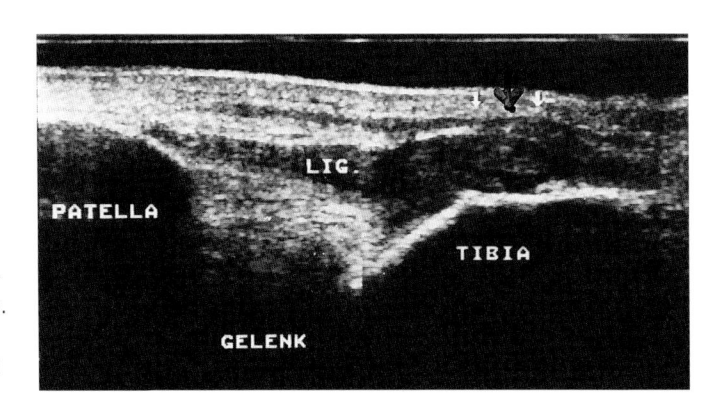

Abb. 3-10 26jähriger Profi-Handballspieler klagt nach einem Spiel über akute Schmerzen an der Patellavorderkante. Klinischer Befund: Schwellung, Rötung und Druckschmerz.
Links: normaler Ansatz des Lig. patellae an der Patellavorderkante.
Rechts: deutlicher echoarmer Bezirk im Ansatzbereich des Lig. patellae an der Patellavorderkante. Sagittaldurchmesser des Lig. patellae rechts 8,0 mm gegenüber links 4,1 mm. Typischer Ultraschallbefund eines Patellaspitzensyndroms.

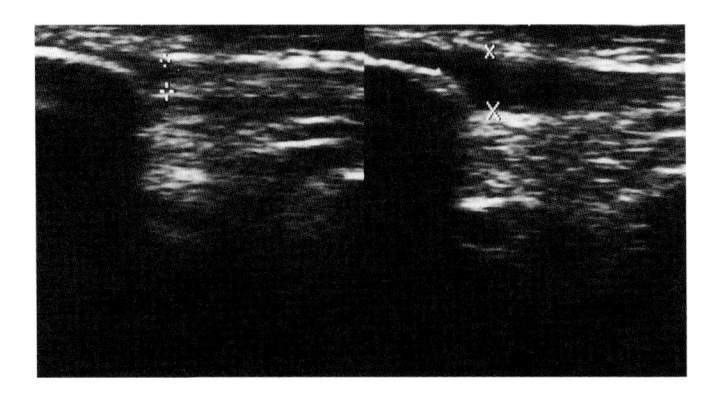

zu Veränderungen an der Sehnenstruktur. Bei der sonographischen Untersuchung zeigt sich bei diesen Patienten, daß die infolge der stoffwechselbedingten Erkrankung auftretende Sehnenverdickung meistens beidseitig zu finden ist [5].

Neben einer generellen Verdickung, die die gesamte Sehne betrifft, kann die Sehne im Einzelfall auch nur nodulär aufgetrieben sein. Im Längsschnitt zeigt sich eine Verdickung der Sehnen teilweise über das Dreifache der Norm hinaus, so daß bei der Untersuchung der Achillessehne eine Dicke zwischen 15–20 mm gemessen werden kann.

Die Sehne erscheint in diesen Fällen inhomogen, echoärmer und das Peritendineum verdickt und echoreicher.

Zusammenfassung

Die Sonographie hat sich zur Methode der Wahl bei der Differentialdiagnostik von Erkrankungen des Sehnenapparats entwickelt. Es sollte die sonographische Untersuchung der klinischen Befunderhebung folgen und von einem erfahrenen Untersucher durchgeführt werden, da die Diagnose und die sich daraus ergebenden therapeutischen Konsequenzen während der Untersuchung festgelegt werden. Unter Berücksichtigung der sonographischen Kriterien ist die Diagnose einer Achillessehnenruptur in jedem Fall durch die dynamische Untersuchung möglich. Es läßt sich sonographisch das Ausmaß einer Achillessehnenruptur eindeutig beurteilen, um daraus entsprechende therapeutische Konsequenzen abzuleiten. Unter dynamischer Beobachtung des funktionellen Bewegungsablaufes kann im longitudinalen Schnittbild eine klare Aussage über die Kontinuität der Sehne und über die Konturunterbrechung der kollagenen Fasern getroffen werden [2, 3, 12]. Postoperativ zeigt sich die Achillessehne nach narbiger Ausheilung verdickt. Das Sonogramm erscheint inhomogen, von unterschiedlich echoarmer bis echoreicher Struktur. Inwieweit aus der sonographischen Verlaufskontrolle Hinweise auf eine erneute Rupturgefahr abgeleitet werden können, muß durch weitere wissenschaftliche Untersuchungen geklärt werden [12]. Auf jeden Fall lassen sich die Krankheitsbilder, die unter dem Oberbegriff Achillodynie geführt werden, sonographisch differenzieren und einer gezielten Therapie zuführen.

Eine echoarme bis echoleere Struktur zwischen Kalkaneus und Achillessehne ist ein eindeutiger Hinweis auf eine Bursitis subachillea. Bei der Tendinitis zeigt sich eine Verdickung der Sehne sowohl im Longitudinalschnitt als auch im Transversalschnitt, während bei einer Peritendinitis zwischen Sehne und Peritendineum ein echoarmer Saum dargestellt werden kann [4, 5].

Die Beurteilung der Binnenechos der Sehne ist problematisch, da bereits eine leichte Veränderung der Schallkopfführung eine veränderte Darstellung ergibt. Lediglich eine umschriebene noduläre Strukturveränderung mit lokaler Dickenveränderung der Sehne kann neben der Schallauslöschung hinter Kalkherden Hinweise auf degenerative Veränderungen an der Sehne geben. Auch Stoffwechselerkrankungen führen zu sonographisch faßbaren Veränderungen im Bereich der Sehnen. Diese können bei Diabetes mellitus, bei Gicht und insbesondere bei Fettstoffwechselstörungen auftreten [4].

3.2 Sehnensonographie – speziell

Literatur

1. Dillehay, G. L., L. Beschler, L. F. Rogers, H. L. Neimann, R. W. Hendrix: The ultrasonographic characterisation of tendons. Invest. Radiol. 19 (1984) 338–341.
2. Fornage, B. D.: Ultrasonography of Muscles and Tendons. Springer, Berlin–Heidelberg–New York 1989.
3. Gondolph-Zink, B., R. Wetzel: Aussagekraft der Ultraschalldiagnostik bei Achillodynie. In: Hensche, H. R., W. Hey (Hrsg.): Sonographie der Orthopädie und Sportmedizin, S. 123–127. Medizinisch Literarische Verlagsgesellschaft, Uelzen 1987.
4. Graf, R., P. Schuler: Sonographie am Stütz- und Bewegungsapparat bei Erwachsenen und Kindern. VHC, Weinheim 1987.
5. Keitel, W.: Differentialdiagnostik der Gelenkerkrankungen. Gustav Fischer, Jena 1993.
6. König, R., G. van Kaick: Kernspintomographische Anatomie des Knie- und Sprunggelenkes. Radiologe 7 (1987) 52–56.
7. Krahl, H.: Jumper's Knee – Ätiologie, Differentialdiagnose und therapeutische Möglichkeiten. Orthopäde (Berl.) 9 (1980) 193–197.
8. Lanning, P., E. Heikkinen: Ultrasonic features of the Osgood-Schlatter lesion. J. pediat. Orthop. 11 (1991) 538–540.
9. Lehner, K., M. Reiser, O. Paar, W. Hawe: Läsionen der Achillessehne im MR-Tomogramm. Röntgenpraxis (Lpz.) 40 (1987) 149–152.
10. Mayer, R., K. Wilhelm, K. J. Pfeiffer: Sonographie der Achillessehnenruptur. Digitale Bilddiagn. 4 (1984) 185–189.
11. Merk, H.: Die hochauflösende Real-time-Sonographie in der Diagnostik von Achillessehnenerkrankungen. Ultraschall Med 10 (1989) 192–197.
12. Merk, H., K. Mahlfeld, R. Jahn: Sonographische Verlaufskontrollen nach Achillessehnennaht. In: Walser, J., H. Haselbach, W. Brandtner (Hrsg.): Ultraschalldiagnostik 1991. Springer, Berlin–Heidelberg–New York 1992.
13. Walker, J., M. Rang, A. Daneman: Ultrasonography of the unossified patella in young children. J. pediat. Orthop. 11 (1991) 100–102.

4 Sonographie der Muskeln

4.1 Myosonographie – allgemein

Carl Detlev Reimers und Helmut Saxe

Grundsätzlich muß man bei den muskulären Affektionen lokale Erkrankungen, die überwiegend das orthopädisch-traumatologische Fachgebiet betreffen, und generalisierte neuromuskuläre Erkrankungen, die vor allem die Neurologen und Neuropädiater beschäftigen, unterscheiden. Erstere Erkrankungen sind die Domäne der bildgebenden Diagnostik, letztere erfordern unter Umständen eine große Anzahl verschiedenster diagnostischer Methoden. Standarduntersuchungen sind neben der klinischen Untersuchung die Bestimmung der Kreatinkinase im Serum, eine Elektroneuro- und -myographie und evtl. eine Muskel- oder Nervenbiopsie. Die modernen Schnittbildverfahren sind die einzigen Methoden, die eine nicht-invasive Darstellung des Muskelgewebes ermöglichen.

Untersuchungstechnik

Fornage [1] hat gezeigt, daß es mit geeigneten Schallköpfen möglich ist, nahezu jeden Skelettmuskel sonographisch darzustellen. Die von uns regelmäßig untersuchten Muskeln sind in der Tabelle 4-1 wiedergegeben. Der Zeitaufwand für das Untersuchungsprogramm beträgt etwa eine Stunde. Natürlich kann die Zahl der untersuchten Muskeln gemäß der klinischen Fragestellung verändert, verringert oder auch erweitert werden.

Geeignete Ultraschallfrequenzen sind 5 bis 7,5 MHz für die Untersuchung größerer Muskeln und 5–10 MHz für die Untersuchung kleinerer, oberflächlich liegender Muskeln. Dabei ist zu berücksichtigen, daß von der Kassenärztlichen Bundesvereinigung für die Untersuchung der Bewegungsorgane (ohne Säuglingshüfte) nur Schallköpfe mit einer Nennfrequenz von 5–7,5 MHz zugelassen sind [7]. Linearschallköpfe gewährleisten meist eine wesentlich bessere Darstellung der Muskeln als Curved-array- oder gar Sektorschallköpfe.

> **Es ist notwendig, stets gleiche Untersuchungsparameter zu benutzen, das Gewebe exakt senkrecht zu beschallen und keinen Druck auszuüben, um die Befunde miteinander vergleichen zu können.**

Bei der Untersuchung ganz oberflächlich liegender und mit wenig Unterhautfettgewebe bedeckter Muskeln, z. B. Handmuskeln, sollte eine Wasservorlaufstrecke zur Anwendung kommen. Ansonsten reicht es, reichlich Ultraschallgel zur Schallankopplung zu benutzen. Sektorschallköpfe müssen gemäß den Richtlinien der Kassenärztlichen Bundesvereinigung mit einer integrierten Vorlaufstrecke betrieben werden [7].

Tabelle 4-1 Sonographie der Skelettmuskulatur.

Armmuskeln:	Mm. deltoideus, biceps brachii und brachialis, triceps brachii, brachioradialis
Rumpfmuskeln:	Mm. erector spinae lumbalis und rectus abdominis
Beinmuskeln:	Mm. rectus femoris, vasti, sartorius, semitendinosus, tibialis anterior, gastrocnemius und soleus

4 Sonographie der Muskeln

> Es wird empfohlen, bei dem Verdacht auf eine generalisierte neuromuskuläre Erkrankung zumindest die folgenden Muskeln routinemäßig zu untersuchen:
> Mm. deltoideus, biceps brachii, triceps brachii, rectus femoris, vastus, tibialis anterior, gastrocnemius und soleus.

Nach eigenen Erfahrungen sind die Längs- und Querschnitte in ihrer diagnostischen Wertigkeit gleichermaßen aussagekräftig.
Von entscheidender Bedeutung für eine zutreffende Beurteilung der Befunde ist die Kenntnis der Normalbefunde, die eine erhebliche Abhängigkeit vom Geschlecht, Alter und Trainingszustand aufweisen. In den Tabellen 4-2 und 4-3 sind die Normalwerte für die Muskeldurchmesser einiger Muskeln einer gesunden Normalgruppe mit durchschnittlicher körperlicher Aktivität angegeben.

> Normalwerte für die Echointensitäten sind in hohem Maße geräteabhängig, müssen also für jedes Labor selbst ermittelt werden. Bei asymmetrischen Prozessen ist der Seitenvergleich für die Beurteilung hilfreich.

Eine Muskelkontraktion und länger dauernde Muskelarbeit führen zu einer Volumenzunahme der Muskeln [3, 12]. Das Ausmaß dieser physiologischen Volumenzunahme ist abhängig von der Belastungsart (statisch oder dynamisch) und -dauer sowie von Muskel zu Muskel sehr unterschiedlich. Die Echogenität der Muskeln sinkt während isometrischer Kontraktion, weil die echoarmen Muskelbündel im Verhältnis zu den echoreichen Septen an Volumen zunehmen [6, 12]. Der Kontraktionszustand der Muskeln muß also bei deren Beurteilung berücksichtigt werden. Es hat sich als günstig erwiesen, die Muskeln in mög-

Tabelle 4-2 Multiple lineare Regressionsgleichungen zur Abschätzung der Muskeldurchmesser/MD (mm) in Abhängigkeit von Alter (Jahre), Körpergröße (cm) und Körpergewicht (kg) bei weiblichen, erwachsenen Normalpersonen mit Angabe der Standardabweichungen (SD). Sind zwei Muskeln genannt, so handelt es sich um den gemeinsamen Durchmesser beider Muskeln.

Lokalisation	Regressionsgleichung	SD
Mm. biceps brachii, brachialis	MD = 21,27 + 0,05 * Alter − 0,02 * Größe + 0,23 * Gew.	7,7%
M. triceps brachii[1]	MD = 54,49 − 0,06 * Alter − 0,23 * Größe + 0,28 * Gew.	11,5%
Mm. rectus fem., vastus interm.	MD = 86,03 − 0,22 * Alter − 0,32 * Größe + 0,25 * Gew.	10,5%
M. vastus lateralis[2]	MD = 38,81 − 0,14 * Alter − 0,12 * Größe + 0,33 * Gew.	9,9%
M. tibialis anterior	MD = 27,11 − 0,01 * Alter − 0,04 * Größe + 0,12 * Gew.	6,3%
Mm. gastrocnemius, soleus	MD = 40,81 − 0,14 * Alter − 0,06 * Größe + 0,15 * Gew.	11,9%

[1] = gemessen am größten Durchmesser
[2] = gemessen am Durchmesser an der Grenze vom proximalen zum mittleren Drittel

Tabelle 4-3 Multiple lineare Regressionsgleichungen zur Abschätzung der Muskeldurchmesser/MD (mm) in Abhängigkeit von Alter (Jahre), Körpergröße (cm) und Körpergewicht (kg) bei männlichen, erwachsenen Normalpersonen mit Angabe der Standardabweichungen (SD). Sind zwei Muskeln genannt, so handelt es sich um den gemeinsamen Durchmesser beider Muskeln.

Lokalisation	Regressionsgleichung	SD
Mm. biceps brachii, brachialis	MD = 16,54 + 0,05 * Alter + 0,01 * Größe + 0,28 * Gew.	7,2%
M. triceps brachii[1]	MD = 21,87 − 0,03 * Alter − 0,01 * Größe + 0,28 * Gew.	11,8%
Mm. rectus fem., vastus interm.	MD = 49,36 − 0,25 * Alter − 0,09 * Größe + 0,33 * Gew.	10,3%
M. vastus lateralis[2]	MD = 81,85 − 0,20 * Alter − 0,28 * Größe + 0,24 * Gew.	10,0%
M. tibialis anterior	MD = 24,06 − 0,05 * Alter + 0,01 * Größe + 0,09 * Gew.	6,5%
Mm. gastrocnemius, soleus	MD = 1,26 − 0,12 * Alter + 0,11 * Größe + 0,16 * Gew.	12,0%

[1] = gemessen am größten Durchmesser
[2] = gemessen am Durchmesser an der Grenze vom proximalen zum mittleren Drittel

4.1 Myosonographie – allgemein

lichst entspanntem Zustand zu untersuchen. Dem ist durch eine geeignete Lagerung Rechnung zu tragen.

> Wir untersuchen die Beinmuskeln am liegenden Patienten und die Armmuskeln bei entspannt auf den Oberschenkeln ruhenden Armen.

Standardschnittebenen gibt es für die Muskulatur nicht. Lokale Erkrankungen sollten natürlich dort untersucht werden, wo der klinische Befund Auffälligkeiten vermuten läßt.

> Bei generalisierten neuromuskulären Erkrankungen empfiehlt sich ein Längs- und/oder Querschnitt in Höhe des größten Muskeldurchmessers (Muskelbauch).

Darüber hinaus sind Bildqualität und Echointensitäten in starkem Maße von der Frequenz des Schallkopfes (Abb. 4-1 und Abb. 4-2), der Schallverstärkung (Abb. 4-3 und Abb. 4-4), der Fokussierung, dem Beschallungswinkel [4], dem Druck auf das zu untersuchende Gewebe [2] und dem Abstand zur Hautoberfläche [11] abhängig. Die tieferliegenden Muskeln stellen sich insbesondere bei niederfrequenten Schallköpfen meist echoreicher dar als die oberflächlicheren. Andererseits sind die tieferen Muskeln falsch echoarm, wenn oberflächliche Muskeln sehr echoreich sind.

> Aussagen über mesenchymale Veränderungen sind anhand der Ultraschallbilder somit nur für oberflächliche Muskeln ausreichend zuverlässig.

Die intraindividuelle Wiederholungstestreliabilität der sonographischen Bestimmung der Muskeldurchmesser/-querschnitte ist sehr hoch. In der Literatur werden Korrelationskoeffizienten zwischen 0,95 [15] und 0,99 [17, 18] und Variationskoeffizienten zwischen 2,4 [8] und 6,1% [19] für Wiederholungsuntersuchungen angegeben. Die Meßgenauigkeit der Echointensitäten ist geringer [9].

Der gesunde Skelettmuskel

Gesunde Skelettmuskeln sind echoarm. *Septen* zwischen den Muskelbündeln sind in Längsschnitten als echoreiche Linien, in Querschnitten als kleine Punkte erkennbar (s. Abb. 4-1 und Abb. 4-2). Wenige Muskeln, z. B. der M. rectus abdominis, weisen mehrere Muskelbäuche auf, die durch echoreiche *Intersectiones tendineae* miteinander verbunden sind. In fischgrätenartig gefiederten Muskeln, z. B. dem M. tibialis anterior, läßt sich eine echoreiche *Aponeurose* darstellen (s. Abb. 4-1 und Abb. 4-2). Das *Epimysium* sowie die *Muskelfaszien* sind als echoreiche Linien leicht erkennbar (s. Abb. 4-1 bis Abb. 4-4). Manche *Muskelfaszien*, z. B. die des M. rectus femoris, sind stellenweise zweilagig mit einer millimeterdünnen Schicht echoarmen Fettgewebes zwischen den beiden Schichten. *Nerven* stellen sich je nach Beschallungswinkel als echoreiche oder echoarme Strukturen zwischen den Muskeln dar. Der Durchmesser des N. ischiadicus erreicht dabei eine sonographisch meßbare Dicke von 0,4–0,6 cm (Abb. 4-5). *Gefäße* sind echoarm oder echofrei und geben sich durch Pulsationen zu erkennen. Im Zweifelsfall hilft eine Duplexsonographie. *Knochen* stellen sich als sehr echoreiche Linien mit dorsaler Schallauslöschung dar. Der Knochenschatten ist sehr echoarm. Das *subkutane Fettgewebe* ist meist echoarm, bei sehr geringer Ausprägung auch echoreich. Es kann von echoreichen Septen durchzogen sein.

Der kranke Skelettmuskel

Grundsätzlich kann man zwischen lokalen und generalisierten Muskelerkrankungen unterscheiden. Die sonographischen Veränderungen können die Durchmesser und die Binnenstruktur der Muskeln betreffen. Daneben kommen Auffälligkeiten der Faszien-, Septen- und Knochendarstellung sowie muskuläre Spontanbewegungen vor. Die muskulären Veränderungen können von Auffälligkeiten des Subkutanfettgewebes begleitet werden. Die für die Beurteilung der Ultraschallbilder

4 Sonographie der Muskeln

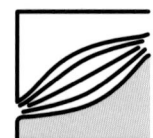

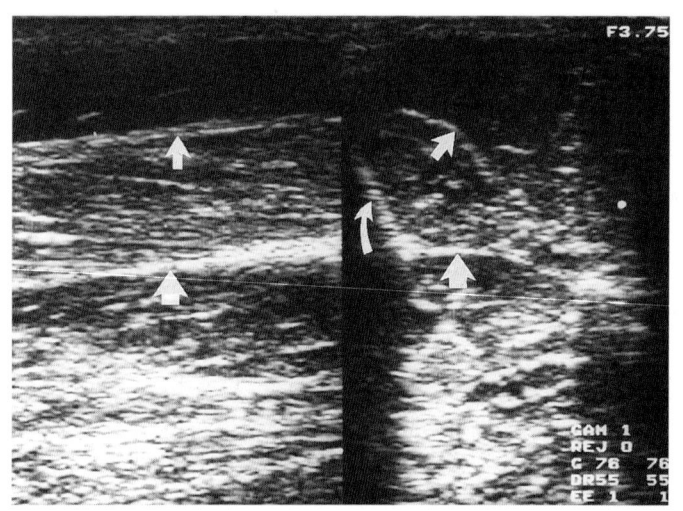

Abb. 4-1 Normalbefund bei 3,75-MHz-Schallkopf.
Längs- *(links)* und Querschnitt *(rechts)* durch den rechten M. tibialis anterior. Echoarmer Muskel mit im Längsschnitt fischgrätenartigen, im Querschnitt punktförmigen, echoreichen fibroadipösen Septen. Deutlich sichtbares Tibiaecho (gebogener Pfeil), fast echofreier „Knochenschatten". Pfeil = Aponeurose, breiterer Pfeil = Membrana interossea cruris.

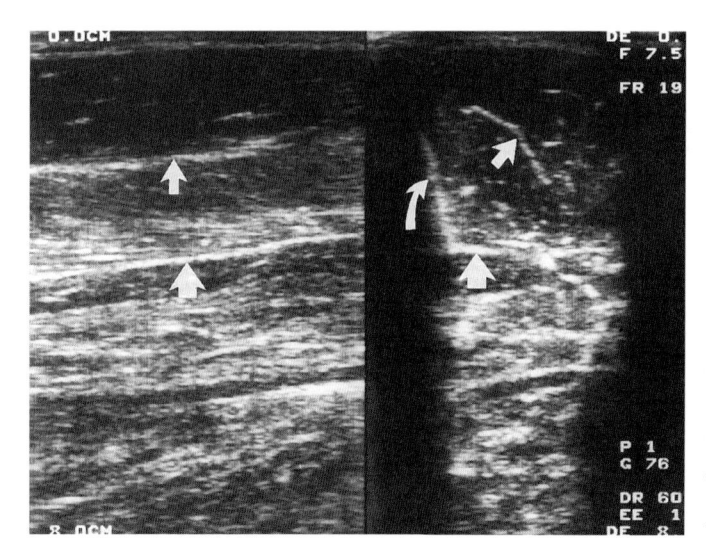

Abb. 4-2 Normalbefund bei 7,5-MHz-Schallkopf.
Gleiche Person und Darstellung wie in Abb. 4-1, jedoch 7,5-MHz-Schallkopf: Die Darstellung der Muskelstruktur ist deutlich feiner als mit dem 3,75-MHz-Schallkopf.

4.1 Myosonographie – allgemein

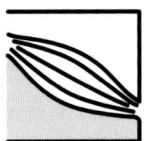

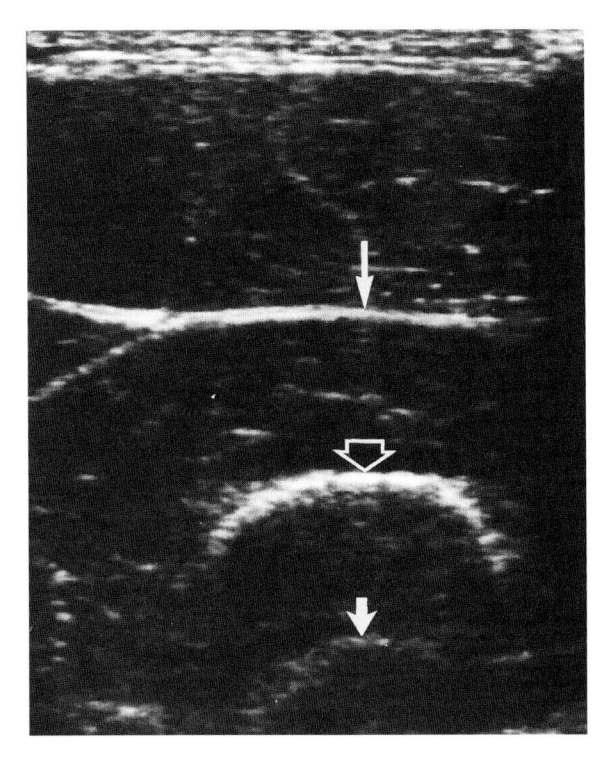

Abb. 4-3 Normalbefund. Querschnitt durch die rechtsseitigen Mm. rectus femoris und vastus intermedius (5-MHz-Schallkopf).

Echoarme Muskeln mit punktförmigen, echoreichen fibroadipösen Septen. Echoreiches Epimysium (Pfeil) und Femurecho (offener Pfeil) klar abgrenzbar. Kurzer, breiter Pfeil = Wiederholungsecho.

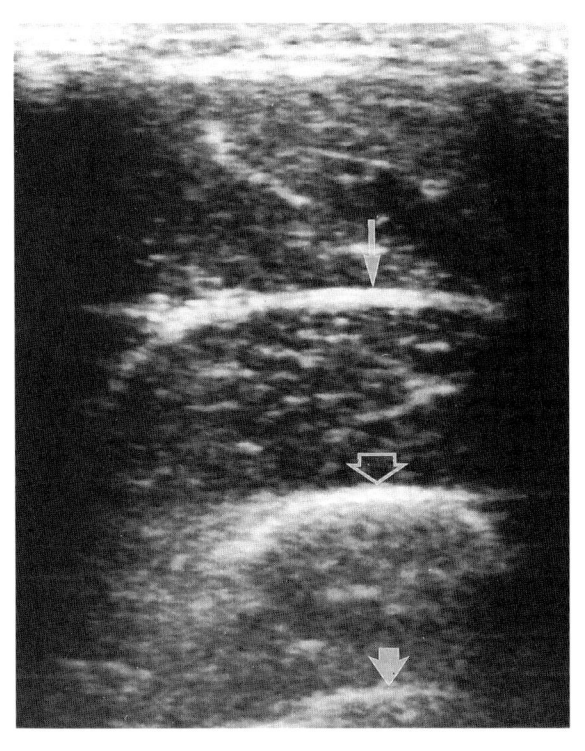

Abb. 4-4 Gleiche Person und Darstellung wie in Abb. 4-3.

Deutlich höhere Verstärkung der empfangenen Ultraschallsignale: Die dargestellten Strukturen sind deutlich heller.

4 Sonographie der Muskeln

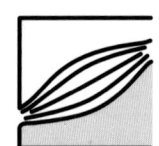

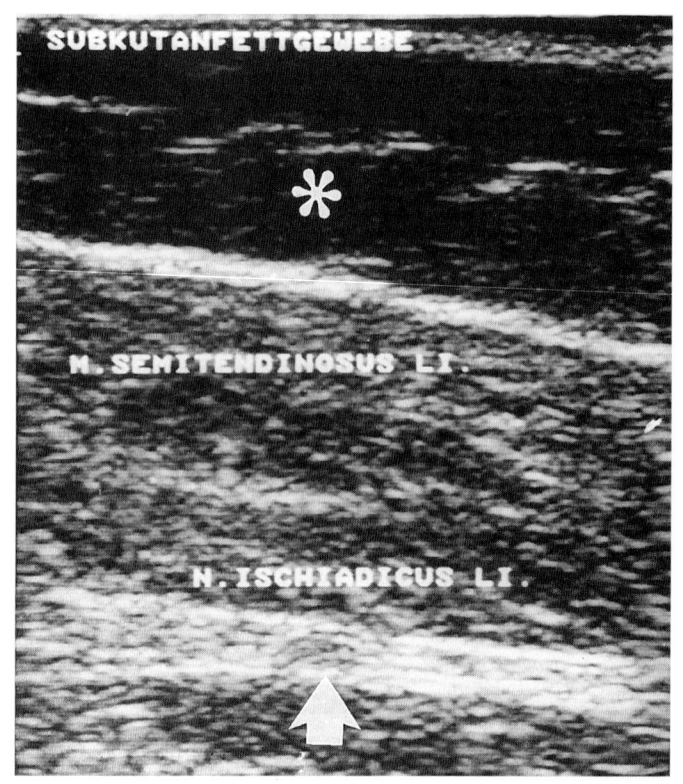

Abb. 4-5 Normalbefund.
Dorsaler Längsschnitt durch den Oberschenkel: relativ reichlich – abgesehen von einigen echogenen Septen – echoarmes bis echofreies Unterhautfettgewebe (Stern), mäßig echogene Muskulatur, echoreicher N. ischiadicus (Pfeil), dessen normaler sagittaler Durchmesser etwa 0,4–0,6 mm beträgt.

der Skelettmuskulatur wichtigen Parameter sind in der Tabelle 4-4 aufgeführt.

Bei *generalisierten neuromuskulären Erkrankungen* finden sich meist Muskelatrophien (s. Abb. 4-21, Abschn. „Generalisierte neuromuskuläre Erkrankungen"), seltener normal dimensionierte Muskeln oder gar Muskelhypertrophien (s. Abb. 4-19, Abschn. „Generalisierte neuromuskuläre Erkrankungen"). Muskelatrophien können klinisch durch eine gleichzeitige Vermehrung des Unterhautfettgewebes kaschiert sein. Es lassen sich jeweils zwei Formen von Muskelatrophien und -hypertrophien unterscheiden: einfache Atrophien und einfache (echte) Hypertrophien ohne sowie komplexe Atrophien oder Pseudohypertrophien mit Veränderungen der muskulären Echogenität [13]. Meist werden die Muskeln echoreicher (s. Abb. 4-20, Abschn. „Generalisierte neuromuskuläre Erkrankungen"), nur sehr selten echoärmer (s. u.). Erhöhte muskuläre Echointensitäten sind in der Regel Ausdruck eines lipomatösen Umbaus der Muskeln, wohingegen niedrige Echointensitäten durch ein Muskelödem bedingt sind [11].

Tabelle 4-4 Beurteilungskriterien für myosonographische Befunde.

- Durchmesser/Querschnittsfläche des Muskels (Muskelatrophie, -hypertrophie, -aplasie)
- muskuläre Echogenität (echoarm, echoreich) und deren Verteilungsmuster (homogen, fleckförmig)
- Darstellbarkeit der Faszien, Septen und Aponeurosen
- Knochenecho und -schatten
- subkutane und intramuskuläre Verkalkungen, Hämatome, Zysten
- Spontanbewegungen (z. B. Faszikulationen)
- Dicke des Unterhautfettgewebes

Einfache und komplexe Atrophien können alle Muskeln betreffen, wohingegen echte Hypertrophien besonders in einigen Muskeln gefunden werden, z. B. den Mm. rectus femoris, sartorius und gracilis. Pseudohypertrophien findet man besonders in den Wadenmuskeln.

4.1 Myosonographie – allgemein

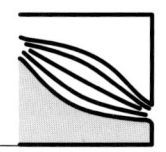

Bei einem hochgradigen lipomatösen Umbau der Muskeln können die Echointensitäten durch Konfluieren der Fettzellansammlungen wieder etwas rückläufig sein [11]. Die Objektivität der Beurteilung kann durch eine quantifizierte Erfassung der Muskeldurchmesser mit dem elektronischen Kaliper (Entfernungsmesser) und der Muskelechogenität durch eine Grauwertanalyse – sofern entsprechende Normalwerte vorliegen – deutlich verbessert werden [2, 5, 14]. Einige Normwerte finden sich in den Tabellen 4-2 und 4-3. Die Echogenität kann innerhalb eines Extremitätenquerschnitts, aber auch innerhalb des einzelnen Muskels fokal, multifokal oder homogen angehoben oder vermindert sein.

Die Faszien-, Septen- und Knochenechos können abgeschwächt sein oder vollständig fehlen (s. Abb. 4-20, Abschn. „Generalisierte neuromuskuläre Erkrankungen"). Der „Knochenschatten" kann sich abnorm echoreich darstellen (s. Abb. 4-21, Abschn. „Generalisierte neuromuskuläre Erkrankungen"). Verkalkungen im Unterhautfettgewebe oder Muskel sind als sehr echoreiche Strukturen mit einem Schallschatten leicht erkennbar (s. Abb. 4-18, Abschn. „Lokale Muskelerkrankungen"). Liegt die Verkalkung dem Knochen an, so findet sich eine unregelmäßige Struktur des Knochenschattens.

> Mit der Echtzeitsonographie lassen sich Faszikulationen und andere Spontanbewegungen (z. B. Myoklonien, sog. ripplings) darstellen [9, 10, 16].

Faszikulationen äußern sich sonographisch durch etwa 0,2–0,5 sec dauernde, eng umschriebene Muskelzuckungen (Abb. 4-6). Am häufigsten findet man sie in den Mm. quadriceps femoris und triceps surae. Mit der B-Mode-Technik findet man sie leicht, wobei darauf zu achten ist, daß der Patient ruhig liegt, und daß der Schallkopf ruhiggehalten wird. Eine Abgrenzung gegenüber Pulsen ist durch deren Regelmäßigkeit nicht schwierig.

> Die M-Mode-Technik eignet sich zur Aufzeichnung der Spontanbewegungen.

Myosonographie im Vergleich zur Computer- und Kernspintomographie

Die Computertomographie bietet gegenüber der Sonographie keine Vorteile, außer daß sehr tief liegende Muskeln (z. B. M. iliopsoas, Oberschenkeladduktoren) besser und zudem

Abb. 4-6 Post-Poliomyelitis-Syndrom. Längsschnitt durch den rechten M. vastus lateralis im M-Mode *(links)* und im B-Mode *(rechts):* echoarmer Muskel mit einigen echoreichen Septierungen. Pfeil = Septum zwischen den oberflächlichen und tiefen Schichten des M. vastus lateralis (letztere können auch dem M. vastus intermedius zugeordnet werden), breiter Pfeil = Femurecho. Im M-Mode zwei Faszikulationen als kurze Bewegung erkenntlich (offene Pfeile).

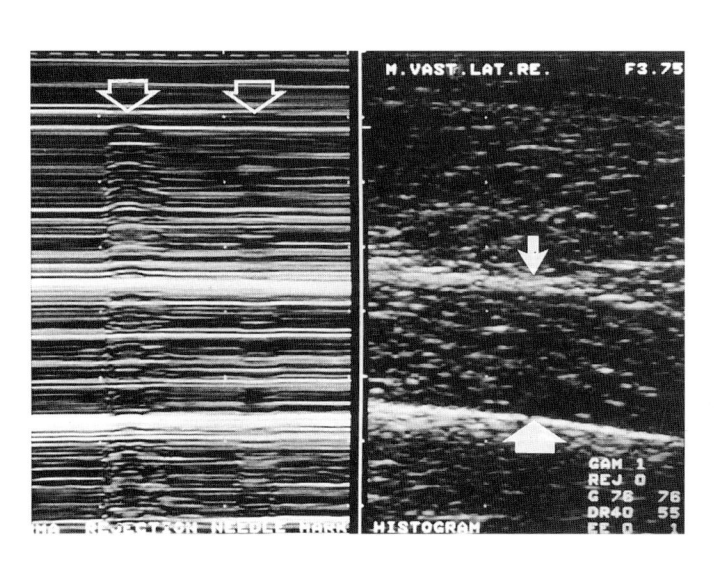

ganze Extremitätenquerschnitte auf einem Bild dargestellt werden können. Wir sehen daher kaum eine Indikation für eine computertomographische Untersuchung der Skelettmuskulatur, zumal die Untersuchung mit einer Exposition gegenüber potentiell ionisierenden Strahlen verbunden ist.

Die Kernspintomographie hingegen ist der Sonographie und der Computertomographie in ihrem Weichteildifferenzierungsvermögen erheblich überlegen, d. h., es gelingt mit der Kernspintomographie sehr viel besser, ödematöse, lipomatöse und fibröse Veränderungen im Gewebe zu differenzieren. Außerdem ist die Sensitivität für die Darstellung von mesenchymalen Veränderungen höher als bei den beiden älteren Methoden. Besonders hervorzuheben ist die hohe Empfindlichkeit beim Nachweis von Ödembildungen.

Aus diesem Grund wird der zusätzliche Einsatz der Kernspintomographie empfohlen, wenn bei fortbestehendem klinischem Verdacht auf eine neuromuskuläre Krankheit bildgebende Untersuchungen indiziert sind und die Ultraschalluntersuchung einen normalen oder nicht ausreichend informativen Befund ergab (z. B. Abgrenzung einer blanden Myositis von funktionellen Myalgien).

Weiterführende Diagnostik

Sollte die Ultraschalluntersuchung entgegen den Erwartungen keinen pathologischen oder einen diagnostisch nicht eindeutigen Befund ergeben, so empfiehlt sich eine zusätzliche kernspintomographische Untersuchung. Da die Ultraschalluntersuchung bei generalisierten Erkrankungen zwar eine Reihe wertvoller diagnostischer Hinweise, aber keine definitive Enddiagnose zu liefern vermag, kann auf eine neurophysiologische Untersuchung, gegebenenfalls auch auf bioptische Untersuchungen, nicht verzichtet werden. Sie lassen sich durch die bildgebende Diagnostik aber gezielter einsetzen.

Literatur

1. Fornage, B. D.: Ultrasonography of Muscles and Tendons. Examination Technique and Atlas of Normal Anatomy of the Extremities. Springer, New York–Berlin–Heidelberg–London–Paris–Tokyo 1989.
2. Forst, R.: Skelettmuskel-Sonographie bei neuromuskulären Erkrankungen. Enke, Stuttgart 1986.
3. Gershuni, D. H., B. B. Gosink, A. R. Hargens, R. N. Gould, J. R. Forsythe, S. J. Mubarak, W. H. Akeson: Ultrasound evaluation of the anterior musculofascial compartment of the leg following exercise. Clin. Orthop. 167 (1982) 185–190.
4. Harland, U.: Die Abhängigkeit der Echogenität vom Anschallwinkel an Muskulatur und Sehnengewebe. Z. Orthop. 126 (1988) 117–124.
5. Heckmatt, J., E. Rodillo, M. Doherty, K. Willson, S. Leeman: Quantitative sonography of muscle. J. Child Neurol. 4 (Suppl.) (1989) 101–106.
6. Holsbeeck, M. van, J. H. Introcaso: Musculoskeletal ultrasound, pp. 13–56. Mosby Year Book, St. Louis–Baltimore–Boston–Chicago–London–Philadelphia–Sydney–Toronto 1991.
7. Kassenärztliche Bundesvereinigung, Verträge der Ultraschallvereinbarung vom 10. Februar 1993.
8. Koskelo, E.-K., L. M. Kivisaari, U. M. Saarinen, M. A. Siimes: Quantitation of muscles and fat by ultrasonography: A useful method in the assessment of malnutrition in children. Acta paediat. scand. 80 (1991) 682–687.
9. Reimers, C. D.: Myosonographie und bioelektrische Impedanzanalyse bei neuromuskulären Erkrankungen im Erwachsenenalter. Habilitationsschrift, Medizinische Fakultät der Ludwig-Maximilians-Universität, München 1993.
10. Reimers, C. D., W. Müller, M. Schmidt-Achert, W. Heldwein, D. E. Pongratz: Sonographische Erfassung von Faszikulationen. Ultraschall 9 (1988) 237–239.
11. Reimers, K., C. D. Reimers, S. Wagner, I. Paetzke, D. E. Pongratz: Skeletal muscle sonography: A correlative study between echointensities and morphology. J. Ultrasound Med. 12 (1993) 73–77.
12. Reimers, C. D., H. Lochmüller, N. Goebels, B. Schlotter, U. Stempfle: Der Einfluß von Muskelarbeit auf das Myosonogramm. Ultraschall in Med. 16 (1995) 79–83.
13. Rodiek, S. O.: CT-MR-Spektroskopie bei neuromuskulären Erkrankungen. Enke, Stuttgart 1987.
14. Schapira, G., P. Laugier, J. Rochette, G. Berger, P. Katz, J. Perrin: Detection of Duchenne muscular dystrophy carriers: Quantitative echography and creatine kinasemia. Hum. Genet. 75 (1987) 19–23.
15. Sipilä, S., H. Suominen: Ultrasound imaging of the quadriceps muscle in elderly athletes and

untrained men. Muscle and Nerve 14 (1991) 527–533.
16. Walker, F. O., P. D. Donofrio, G. J. Harpold, W. G. Ferrell: Sonographic imaging of muscle contraction and fasciculations: A correlation with electromyography. Muscle and Nerve 13 (1990) 33–39.
17. Weiss, L. W., F. C. Clark: Ultrasonic protocols for separately measuring subcutaneous fat and skeletal muscle thickness in calf area. Phys. Ther. 4 (1985) 477–481.
18. Weiss, L. W., F. C. Clark: Ultrasonic measurement of upper-arm skeletal muscle thickness. J. Sports Med. 27 (1987) 128–133.
19. Young, A., I. Hughes, P. Russell, M. J. Parker, P. J. R. Nichols: Measurement of quadriceps muscle wasting by ultrasonography. Rheum. and Rehab. 19 (1980) 141–148.

4.2 Myosonographie – speziell

Carl Detlev Reimers und Reiner Ackermann

Indikation

Die Indikationen zur bildgebenden Diagnostik bei lokalen oder generalisierten Muskelerkrankungen sind in der Tabelle 4-5 aufgelistet. Die Kernspintomographie ist in vielen Fällen eine sensitivere Methode als die Ultraschalluntersuchung. Wegen des erheblich geringeren Aufwands, der besseren Verfügbarkeit und geringerer Kosten ist die Sonographie jedoch in der Regel die Methode der 1. Wahl und eine Kernspintomographie nur dann notwendig, wenn die Ultraschalluntersuchung einen unerwartet normalen oder einen diagnostisch nicht verwertbaren Befund ergibt.

Lokale Muskelerkrankungen

Inaktivitätsatrophien

Inaktivitätsatrophien der Muskeln zeichnen sich durch eine Verschmächtigung der Muskeldurchmesser mit normalen oder allenfalls gering erhöhten Echointensitäten als Folge der relativen Zunahme der echoreichen Septen gegenüber den echoärmeren Muskelfasern aus (Abb. 4-7). Sie unterscheiden sich darin von neuromuskulären Erkrankungen, bei denen deutliche Atrophien in der Regel auch mit erhöhten Echointensitäten einhergehen.

Muskelfehlbildungen

Zu nennen sind hier fehlende (z. B. Poland-Syndrom), hypoplastische (Abb. 4-8) oder akzessorische Muskeln, die sich bildgebend darstellen lassen.

Muskeltraumata

Die Muskeltraumata lassen sich gemäß ihrem Schweregrad einteilen.
Unter *Muskeldehnung* versteht man eine funktionelle Störung, bei der die Elastizitäts- und Festigkeitsgrenze nicht überschritten wird. Der myosonographische Befund ist normal [6].
Bei der *Muskelzerrung (Distraktionstrauma Grad 1)* werden einige Muskelfasern verletzt. Sonomorphologisch ist eine geringe, umschriebene Volumenzunahme des Muskels mit echoarmer Flüssigkeitsansammlung von 0,2–1 cm × 3–7 cm erkennbar [6, 8].
Beim *partiellen Muskelriß (Distraktionstrauma Grad 2)* besteht eine gröbere Verletzung von Muskelfaserbündeln. Er macht sich sonographisch durch eine Unterbrechung und einen Parallelitätsverlust der reflexogenen fibroadipösen Septen, ein begleitendes echoleeres oder -armes Hämatom, durch Flüssigkeitsansammlung im Faszienschlauch bei ausgedehnten randnahen Rupturen und durch in das Hämatom ragende Muskelstümpfe bemerkbar (Abb. 4-9). Weitere Zeichen sind eine Dehiszenz der Muskelstümpfe bei isometrischer Kontraktion, eine perifokal erniedrigte Echogenität der Muskelfasern, eine verzögerte Kontraktion bei dynamischer Muskelfunktionstestung und ein Verlust des Konvergenzphänomens gesunder gefiederter Muskeln im Längsschnitt durch den Rupturbereich [6, 8].
Die *komplette Ruptur (Distraktionstrauma Grad 3)* läßt sich sonographisch durch eine komplette Kontinuitätsunterbrechung des

4 Sonographie der Muskeln

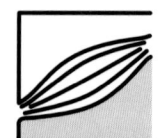

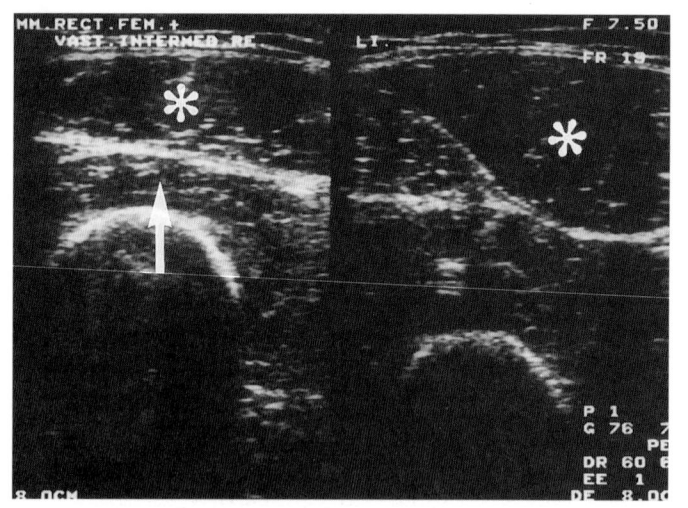

Abb. 4-7 Deutliche schmerzbedingte Inaktivitätsatrophie des rechten M. quadriceps femoris wegen einer Femurmetastase eines unbekannten Primärtumors. Keine Parese, normaler Quadrizepsreflex, Kreatinkinase und Elektromyographie des M. quadriceps femoris unauffällig.
Links: rechter M. quadriceps femoris. Faszien und Femurecho gut erkennbar, normale Echointensitäten der Muskeln. Sterne = M. rectus femoris, Pfeil = M. vastus intermedius.
Rechts: Normalbefund Gegenseite.

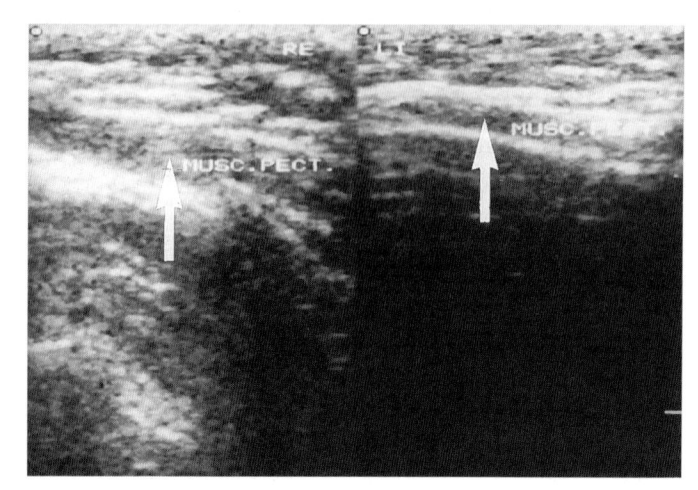

Abb. 4-8 Hypoplasie des linken M. pectoralis (Pfeil) bei einem 7jährigen Mädchen. Klinisch war eine Muskelaplasie vermutet worden. Es ließ sich allerdings auch elektromyographisch Willküraktivität im M. pectoralis nachweisen.
Links: Normalbefund Gegenseite.
Rechts: linker M. pectoralis. Der Muskel weist eine normale Echointensität auf. Pfeile = M. pectoralis.

4.2 Myosonographie – speziell

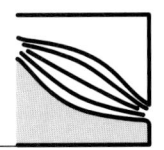

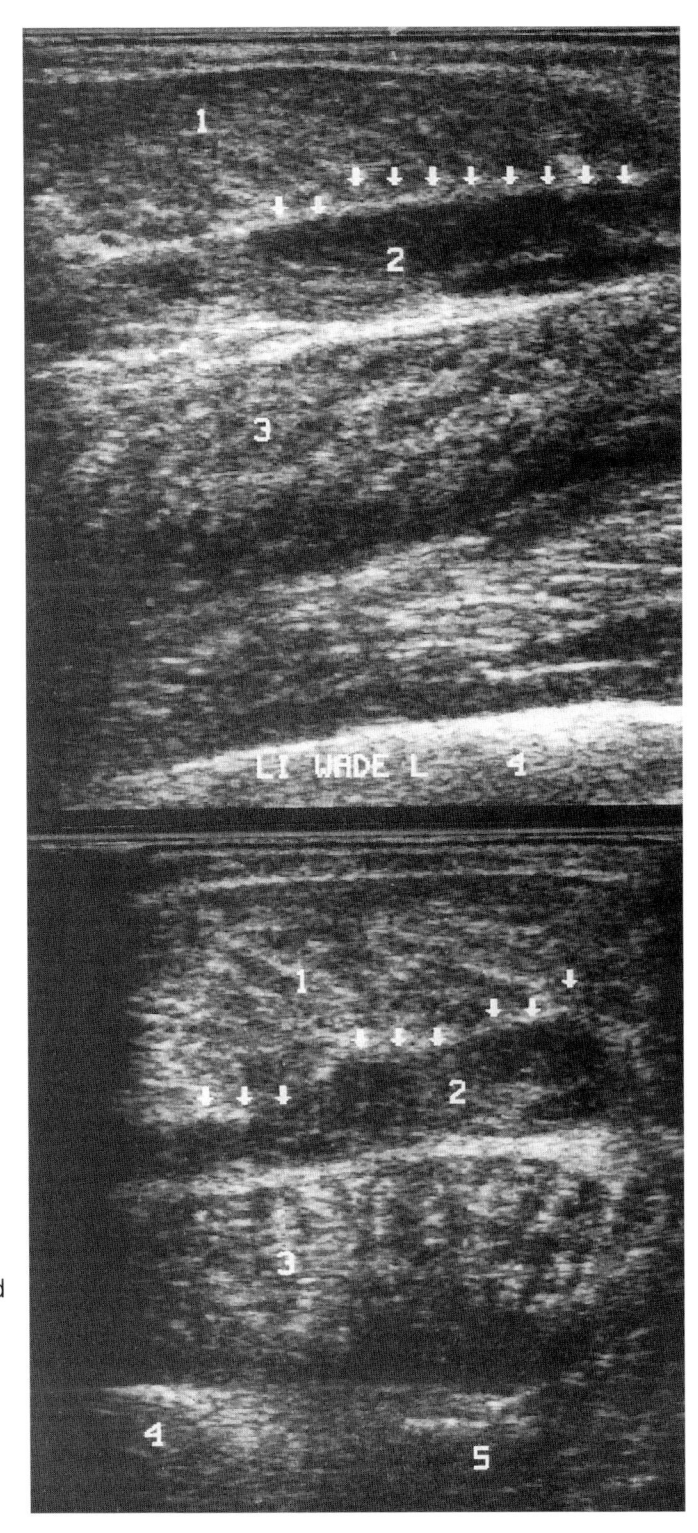

Abb. 4-9 Einschießender Wadenschmerz beim Antritt zum Lauf während eines Fußballspiels. Klinisch Zeichen eines Muskelrisses.

Längs- *(oben)* und Querschnitt *(unten)* in Wadenmitte: echoarmes bis -freies Areal (Pfeile) zwischen den Mm. gastrocnemius (1) und soleus (3). 2 = Rupturzone, 4 = Tibia, 5 = Fibula.

4 Sonographie der Muskeln

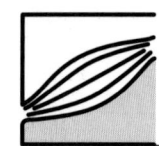

Muskels und ein ausgedehntes echofreies oder -armes Hämatom darstellen (Abb. 4-10). Gegebenenfalls ist auch die Faszie zerrissen [8]. Narben nach Abheilung stellen sich als „disorganisierte", echoreiche Strukturen dar, die beim Distraktionstrauma länglich, beim Kompressionstrauma irregulär-knotig konfiguriert sind (Abb. 4-11 bis Abb. 4-13). Besonders in der Wade lassen sich evtl. als Defektzustand echoarme Zysten nachweisen [8].

Eine *Muskelkontusion* bewirkt eine lokale Gewebsschädigung unter Ödembildung mit Zunahme der Echogenität und unscharfer Zeichnung der fibroadipösen Septen.

Muskelkrämpfe

Laine et al. [12] beschreiben bei Muskelkrämpfen echoreiche Areale, in denen die Zahl der Muskelfasern pro Fläche auf Kosten des Interstitiums vermehrt ist.

Muskelkater

Der Muskelkater hat kein sonographisches Korrelat [8].

4.2 Myosonographie – speziell

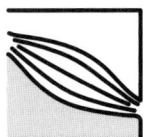

Abb. 4-10 Fünf Tage alte schwere Quetschung des rechten M. quadriceps femoris im distalen Drittel mit massiver Weichteilschwellung und Unfähigkeit, das im Knie gestreckte Bein anzuheben. Klinisch: Verdacht auf Quadrizepsruptur.

Oben: suprapatellarer Längsschnitt. Deutliche Schnittdickenzunahme der präfemoralen Weichteile, längliches echofreies Areal (schmaler, weißer Pfeil) vom Übergang des M. quadriceps femoris in seine Sehne (schwarzer Pfeil). Die Sehne scheint erhalten zu sein. Es ist sonographisch nicht sicher beurteilbar, ob es sich lediglich um eine Einblutung ins Subkutangewebe oder um eine Ruptur von Quadrizepsmuskelgewebe handelt. Die Septen des Subkutangewebes und die physiologische Streifung der Muskulatur sind nicht mehr erkennbar. Breiter Pfeil = Femurecho, Sterne = oberer Patellapol.
Unten: Normalbefund Gegenseite.

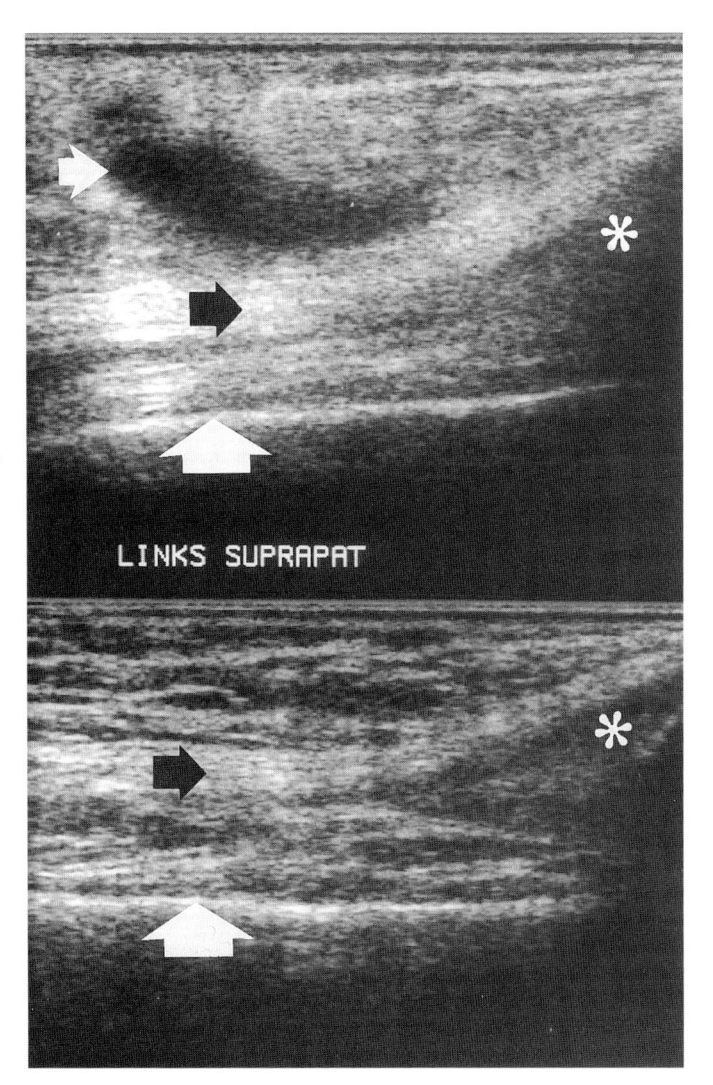

4 Sonographie der Muskeln

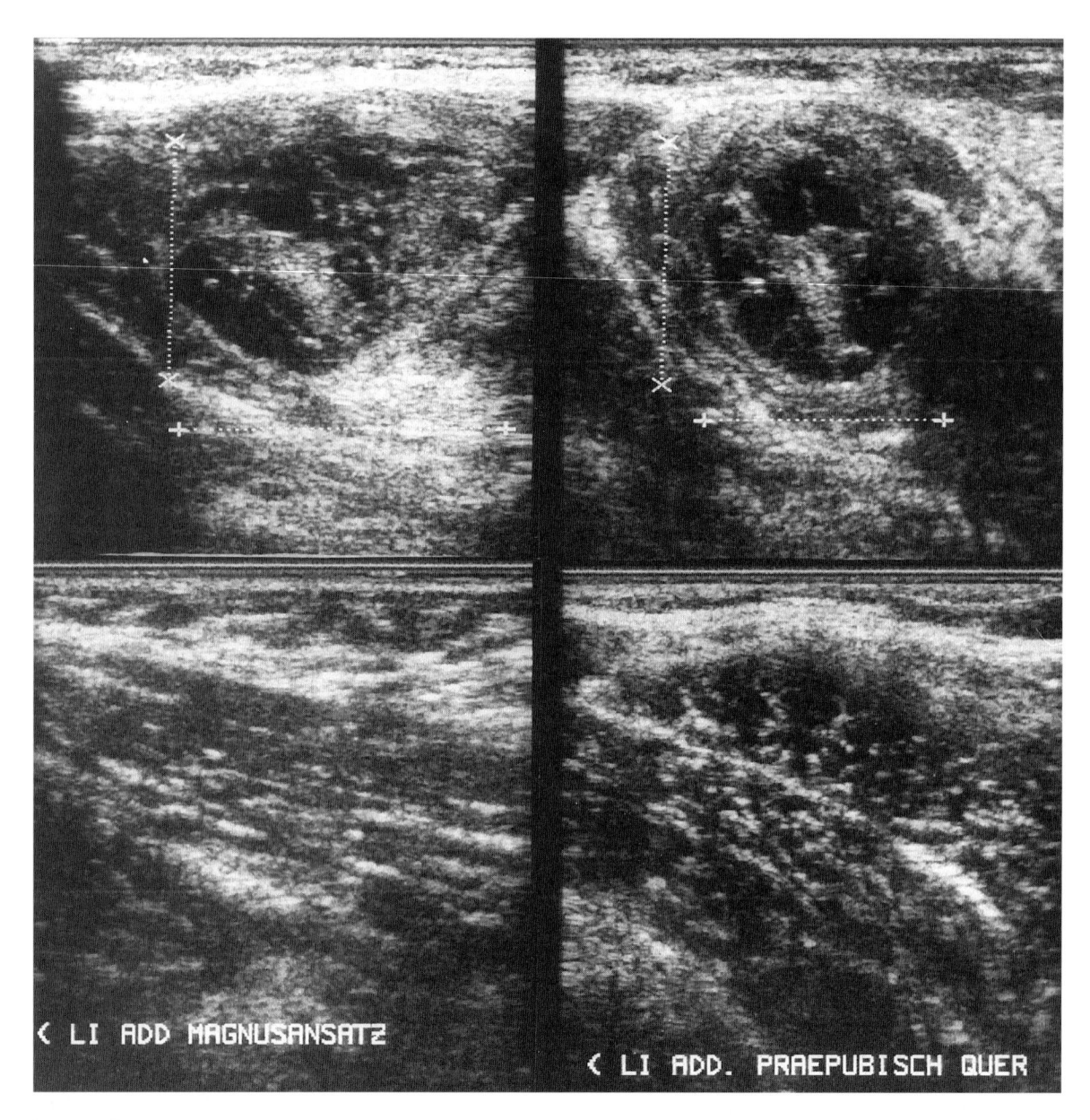

Abb. 4-11 Tennisspielerin mit pflaumengroßem derbem Tumor präpubisch am Adduktorenansatz rechts. Kein Rupturtrauma erinnerlich.

Oben: präpubischer Längs- *(links)* und Querschnitt *(rechts)* des rechten M. adductor magnus: walnußgroße echofreie Raumforderung mit echoreichen, unregelmäßig geformten Binnenstrukturen. Aufhebung der physiologischen Sonomorphologie des Muskels.
Unten: Normalbefund Gegenseite im präpubischen Längsschnitt *(links)* und präpubischen Querschnitt *(rechts)*.

4.2 Myosonographie – speziell

Abb. 4-12 Gleiche Patientin wie in Abb. 4-11, jedoch zehn Tage später. Aufgrund der Kernspintomographie Malignomverdacht. Intraoperativ: alte Muskelruptur mit Narben und abgekapseltem Hämatom, beginnende metaplastische Ossifikationen, kein Malignom.
Links: präpubischer Längsschnitt.
Rechts: präpubischer Querschnitt.
Unschärfere Darstellung der echogenen Strukturen mit Schallschatten (Sterne).

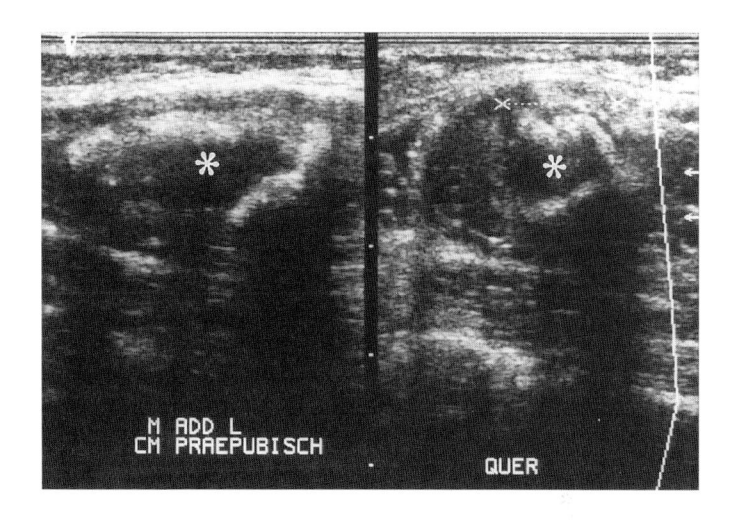

Abb. 4-13 Ein Jahr nach Oberschenkelverplattung und mehrfachen Rezidivoperationen über typischen lateralen Längsschnitt. Intraoperativ reizlose Weichteilverhältnisse ohne Hämatom, Serom oder Abszeß. Ausgedehntes Narbengewebe im Verlauf des operativen Zugangs am Hinterrand des M. vastus lateralis bis zum Femur.
Querschnitt lateral in Oberschenkelmitte: echofreie „Straße" an der Grenze des M. vastus lateralis (Pfeil). N = Narbe, V = M. vastus lateralis.

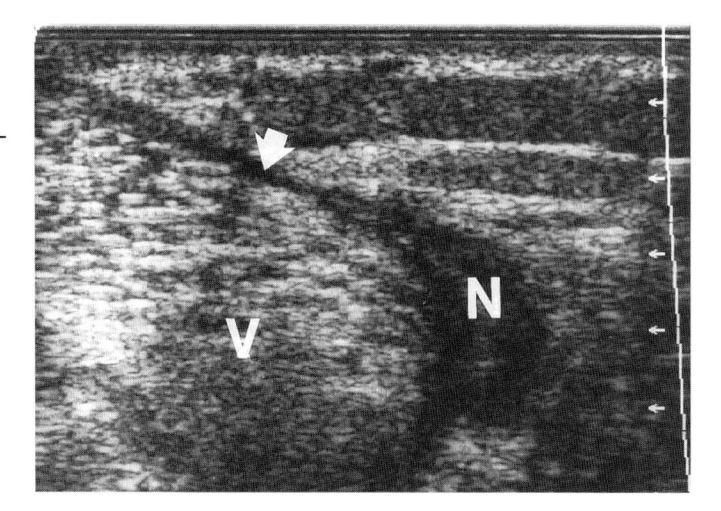

4 Sonographie der Muskeln

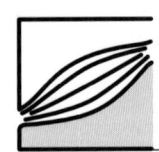

Muskelhämatom

Anfänglich findet sich eine homogene, echoarme Flüssigkeitsansammlung (Abb. 4-14 und Abb. 4-15). Nach einigen Stunden können etwas echoreichere, flottierende Fibrinkoagel in der Flüssigkeitsansammlung erkennbar werden. Nach einigen Tagen wird das Hämatom homogen echofrei [8]. Gelegentlich sieht man ältere Hämatome, die sich als scharf abgegrenzte, homogene, mittelgradig echoreiche Formationen, teilweise mit einem kapselähnlichen echogenen Randsaum darstellen. Es handelt sich dabei um bindegewebig organisierte Hämatome oder um trockene Koagelmassen.

4.2 Myosonographie – speziell

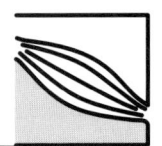

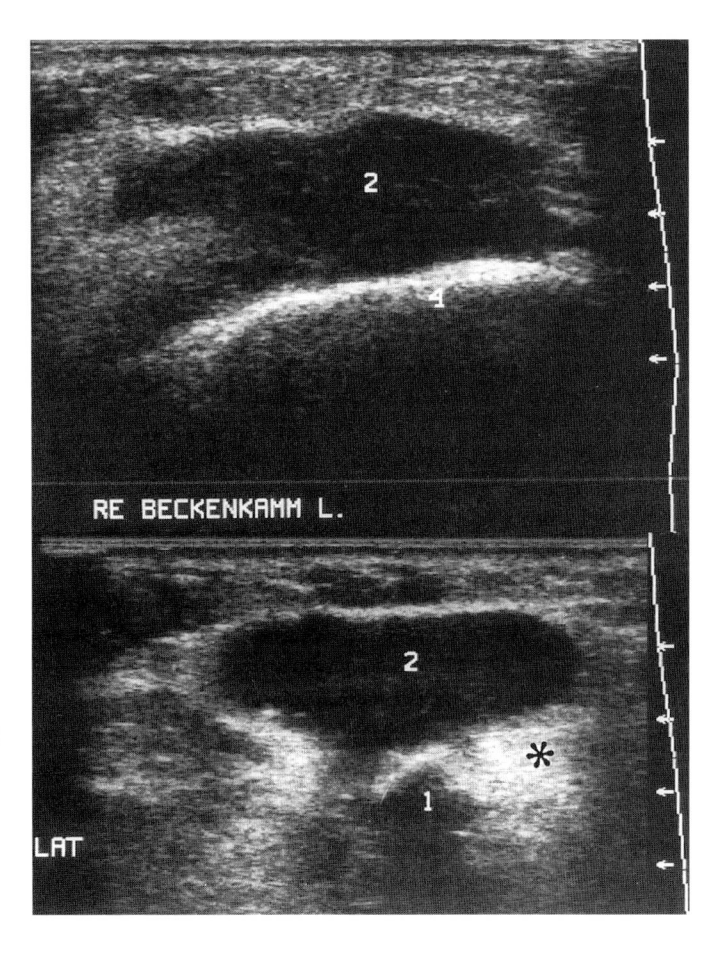

Abb. 4-14 4. postoperativer Tag nach Spongiosaentnahme vom rechten Beckenkamm. Ausgedehntes, koaguliertes Hämatom.

Längs- *(oben)* und Querschnitt *(unten)* über dem vorderen Beckenkamm: echofreies, zum Teil unscharf begrenztes Areal, unmittelbar an den Beckenkamm angrenzend. Minimale echoreiche Schlieren im Hämatom (wahrscheinlich Fibrin). 1, 4 = Beckenkamm, 2 = Hämatom, schwarzer Stern = sog. dorsale Schallverstärkung.

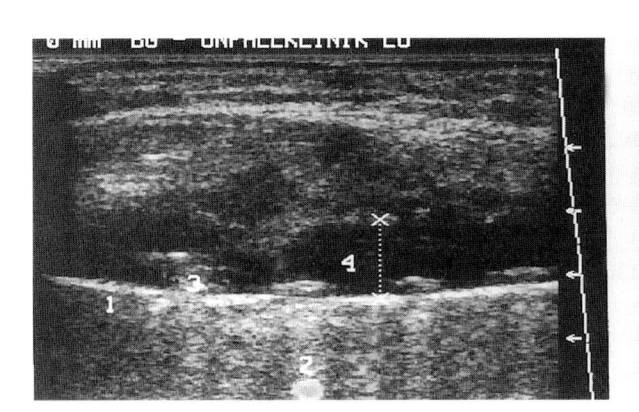

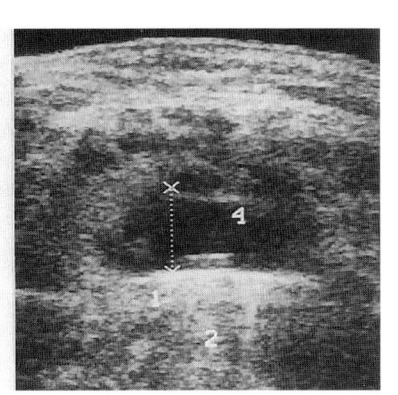

Abb. 4-15 8. Tag nach Plattenosteosynthese einer Oberarmschaftfraktur. Fragliche klinische Zeichen eines tiefen Wundinfekts. Intraoperativ (Revisionsoperation): Hämatom ohne Erregernachweis.

Dorsaler Längs- *(links)* und Querschnitt *(rechts)* durch den Oberarm: echofreier Saum über dem Plattenlager von 12 mm Dicke. Bis zu 10 mm gelten frühoperativ als grenzwertig (nach Entfernung der Redon-Drainagen). Eine Differenzierung zwischen Abszeß und Hämatom/Serom ist sonographisch nicht möglich. 1 = Plattenoberfläche, 2 = Kometenschweifartefakt unter Schraube, 3 = Schraubenkopf, 4 = Hämatom.

Kompartment-Syndrom

Man unterscheidet akute und chronische Kompartment-Syndrome.

Das *akute Kompartment-Syndrom* ist Folge einer muskulären Überlastung, z. B. einer ungewohnten sportlichen Betätigung, oder eines Traumas, etwa einer stark raumfordernden intramuskulären Blutung. Diagnostisch entscheidend ist neben der klinischen Untersuchung nach wie vor die Druckmessung im Kompartment. Es finden sich jedoch auch sonographische Auffälligkeiten, die diagnostisch hilfreich sein können. Dazu zählt z. B. der Nachweis eines Hämatoms, einer rupturierten Baker-Zyste oder eines Abszesses. Der Muskel zeigt als Folge der Drucksteigerung eine diffus erhöhte Echogenität [9], wobei die fibroadipösen Septen im Gegensatz zur Myositis echoreich bleiben. Der Muskeldurchmesser nimmt zu (Seitenvergleich). Folge eines nicht frühzeitig genug behandelten akuten Kompartment-Syndroms ist die Muskelnekrose (Abb. 4-16 und Abb. 4-17).

Das *chronische Kompartment-Syndrom* ist Folge einer intrakompartmentalen Drucksteigerung durch unzureichende Dehnbarkeit der Muskelfaszie unter muskulären Belastungen. Die Faszie kann sich dabei der vorübergehenden Volumenvermehrung durch die Hypervaskularisation nicht ausreichend anpassen. Das Vollbild eines akuten Kompartment-Syndroms mit der Gefahr einer Muskelnekrose tritt jedoch nicht auf. Van Holsbeeck und Introcaso [8] beschreiben drei verschiedene Formen des chronischen Kompartment-Syndroms. Zwei Drittel der Patienten weisen zwar eine normale Volumenzunahme des betroffenen Muskels unter Belastung auf, aber mit deutlich verzögerter Rückbildung. Bei etwa einem Drittel fehlt die Volumenzunahme trotz Druckzunahme völlig. 1 % der Patienten schließlich zeigt eine Echogenitätszunahme des Muskels, wie sie für das akute Kompartment-Syndrom typisch ist.

Rhabdomyolyse

Rhabdomyolysen führen zu Muskelschwellungen [13]. Etwa die Hälfte der Patienten zeigt intramuskuläre Herde niedriger Echointensität [4, 10, 13, 19], die andere sowohl Herde niedriger als auch erhöhter Echointensität [13]. Auch ausschließlich erhöhte Echointensitäten kommen vor [17].

4.2 Myosonographie – speziell

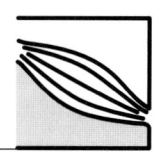

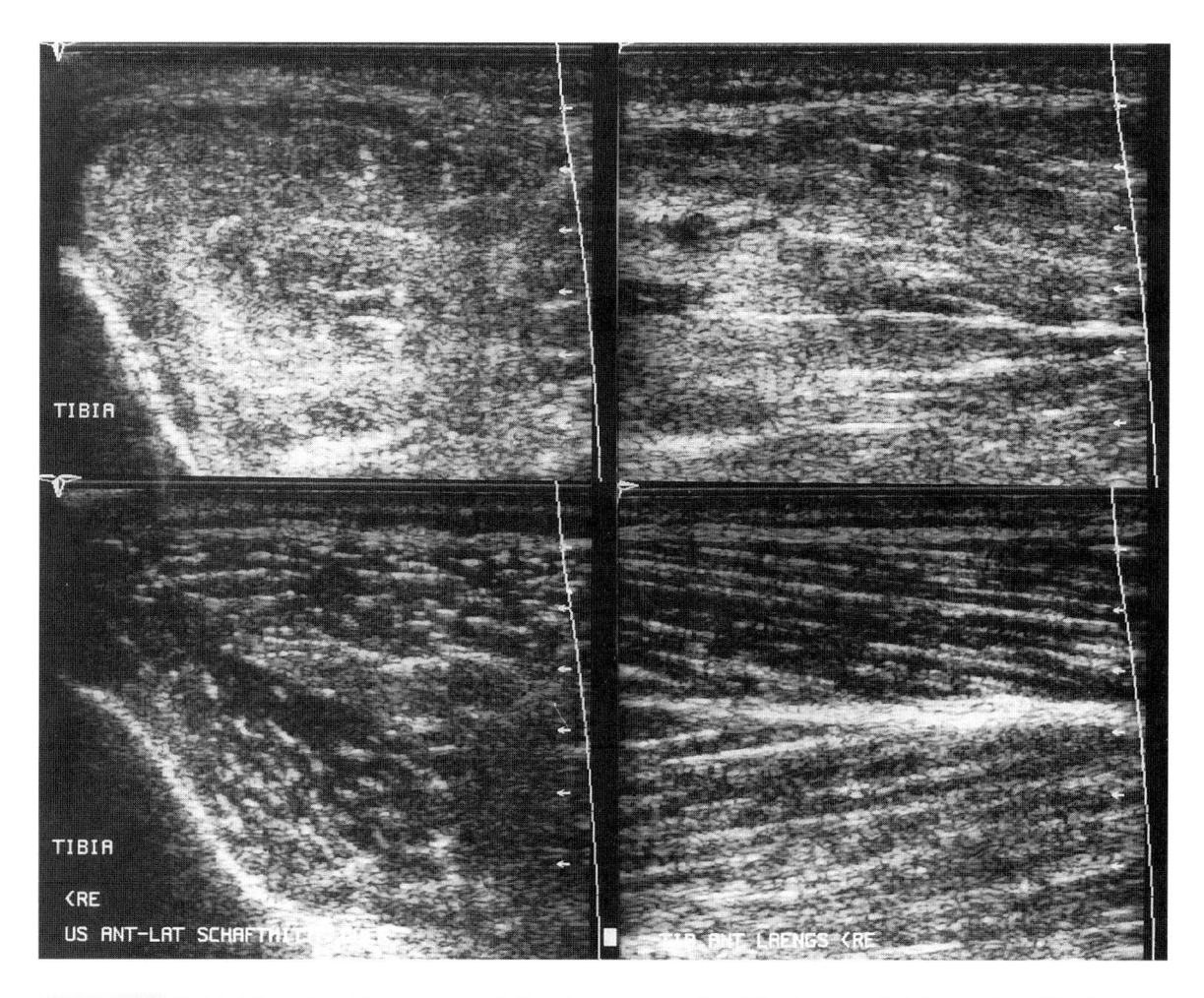

Abb. 4-16 Schleichendes Kompartment-Syndrom nach drei Wochen zurückliegendem Kontusionstrauma. Intraoperativ: vollständige Nekrose des M. tibialis anterior, histologisch bestätigt.
Oben: Querschnitt *(links)* und Längsschnitt *(rechts)* durch die Unterschenkelmitte antero-lateral über der Tibialis-anterior-Loge: völlige Aufhebung der intramuskulären Strukturen (paralleles Streifenmuster aus echoarmen Muskelfaserbündeln und echoreichen Septen).
Unten: Normalbefund Gegenseite.

Abb. 4-17 Defektzustand nach einem rechtsseitigen Tibialis-anterior-Syndrom.
Links: deutliche Muskelatrophie und homogen erhöhte Echointensitäten sowie „kompensatorisch" leicht vermehrtes Unterhautfettgewebe (Stern). Aponeurose nicht erkennbar.
Rechts: Normalbefund Gegenseite. Aponeurose (Pfeil) gut erkennbar.
Breite Pfeile = Membrana interossea cruris.

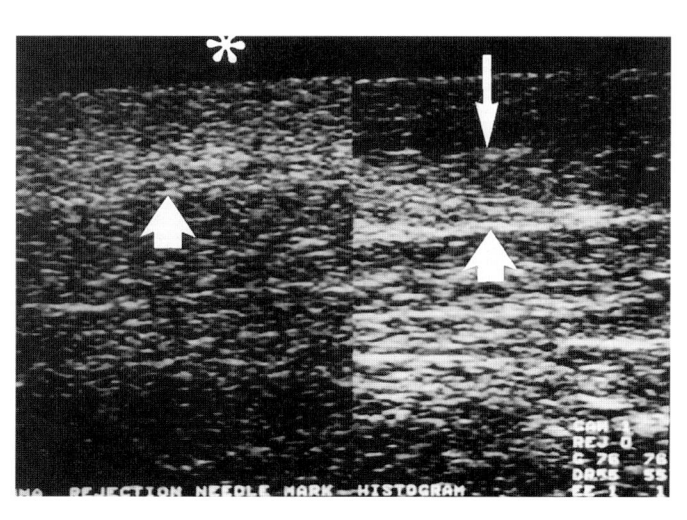

4 Sonographie der Muskeln

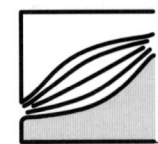

"Myositis" ossificans

Drei bis vier Wochen nach einem Muskeltrauma können manchmal sonographisch erste Muskelverkalkungen, echoreiche Strukturen mit Schallschatten, dargestellt werden, die mit Röntgenweichteilaufnahmen noch nicht erkennbar sein müssen [8]. Das normalerweise klar abgrenzbare Knochenecho kann verschleiert sein [11]. Bei der seltenen, erblichen Myodysplasia ossificans progressiva Münchmeyer finden sich ausgedehnte symmetrische Verkalkungen in den Muskeln (Abb. 4-18) [8].

Lokale Myositis

Bei eitrigen Myositiden finden sich intramuskulär echoarme bis echofreie Herde [2, 8, 14, 18]. Die Herde können septiert sein [18]. Der Muskeldurchmesser nimmt zu [1, 8, 14]. Das Unterhautfettgewebe kann ebenfalls verdickt und echoreich sein [14]. Seltener sind diffus niedrige [2] oder erhöhte [8] Echointensitäten der betroffenen Muskeln. Auch das Nebeneinander von erhöhten und niedrigen Echointensitäten kommt vor [1].

Muskelnekrose

Die Muskelnekrose geht sonographisch mit Atrophie, Aufhebung der normalen intramuskulären Strukturen, Verlust der fibroadipösen Septen und einem Nebeneinander echoreicher und echoarmer zystischer Bezirke einher [8].

Zysten im Muskel

Intramuskuläre echoarme oder -freie zystische Strukturen können durch Hämatome, Baker-Zysten, Tumoren, Abszesse, Gefäßaneurysmen (Duplexsonographie) oder auch Zystizerken und Echinokokken hervorgerufen werden.

4.2 Myosonographie – speziell

Abb. 4-18 Myodysplasia ossificans progressiva Münchmeyer.

Intramuskuläre Verkalkungen (Pfeile) bei Myodysplasia ossificans progressiva Münchmeyer. Querschnitt durch den rechten M. pectoralis major: sichelförmige echoreiche Strukturen (Verkalkungen) und dorsal davon gelegene Schallschatten. Stellenweise abnorm echogener Muskel (offener Pfeil). Schmaler Pfeil = Widerholungsartefakte (Abb. aus [15]).

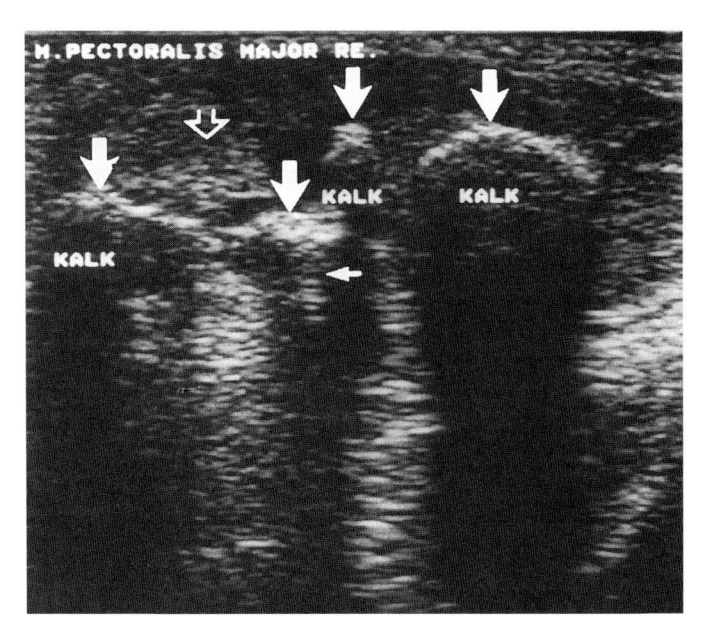

4 Sonographie der Muskeln

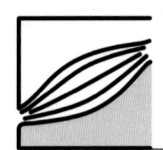

Generalisierte neuromuskuläre Erkrankungen

Grundsätzlich sind die generalisierten neuromuskulären Erkrankungen durch mehr oder weniger ausgeprägte Muskelatrophien oder seltener -hypertrophien gekennzeichnet. Bei den Muskelhypertrophien kann es sich um kompensatorische Hypertrophien einzelner Muskeln bei gleichzeitiger Atrophie agonistischer Muskeln handeln (z. B. Hypertrophie des M. rectus femoris bei Atrophie der Mm. vasti [Abb. 4-19]) oder um generalisierte Muskelhypertrophien, wie man sie z. B. bei den kongenitalen Myotonien oder der Muskelamyloidose findet. Außerdem gibt es noch Pseudohypertrophien. Die muskulären Echointensitäten sind meist erhöht (Abb. 4-20). Nur bei floriden Myositiden können die Muskeln manchmal gegenüber der Norm etwas verminderte Echointensitäten zeigen. Muskelatrophien können mit einer Vermehrung des Unterhautfettgewebes einhergehen. Sonographisch normale Muskeln schließen das Vorliegen einer neuromuskulären Erkrankung nicht aus. So gehen beginnende Myositiden und manche metabolischen Myopathien (Myoadenylatdeaminase-Mangel, McArdle-Syndrom) mehrheitlich mit normalen Ultraschallbefunden einher.

> Sehr wertvolle differentialdiagnostische Hinweise sind der Nachweis von Faszikulationen bei neurogenen Erkrankungen (vor allem bei spinalen Muskelatrophien, aber auch bei hereditären motorisch-sensiblen Neuropathien) oder der Nachweis von muskulären Verkalkungen (z. B. Myodysplasia ossificans progressiva Münchmeyer).

Weitere, wenn auch weniger spezifische, diagnostische Hinweise gewinnt man über das Ausmaß und die Verteilung der Muskelatrophien und mesenchymalen Veränderungen. Beispiele sind die sehr ausgeprägten Atrophien der Mm. quadricipites bei vergleichsweise guter Kraft bei den Einschlußkörpermyositiden (Abb. 4-21) oder die isolierte Erhöhung der Echointensitäten des M. sartorius bei mitochondrialen Myopathien. Um derartige typische, jedoch nicht krankheitsspezifische Verteilungsmuster zu erfassen, ist es notwendig, eine genügend große Anzahl von Muskeln zu untersuchen [16].

4.2 Myosonographie – speziell

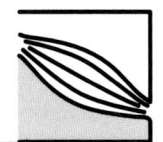

Abb. 4-19 Kompensatorische Muskelhypertrophie der Mm. recti femoris (Sterne) bei einer Dystrophia myotonica.
Querschnitte durch die Mm. recti femoris und vasti intermedii: ausgeprägte Atrophie der Mm. vasti intermedii (Pfeil), die normalerweise etwa den gleichen Durchmesser aufweisen wie die Mm. recti femoris, kompensatorische echte Hypertrophie der Mm. recti femoris (Sterne). Gebogener Pfeil = intramuskuläres Septum des M. rectus femoris, offener Pfeil = Femurecho (*links:* rechte untere Extremität, *rechts:* linke untere Extremität).

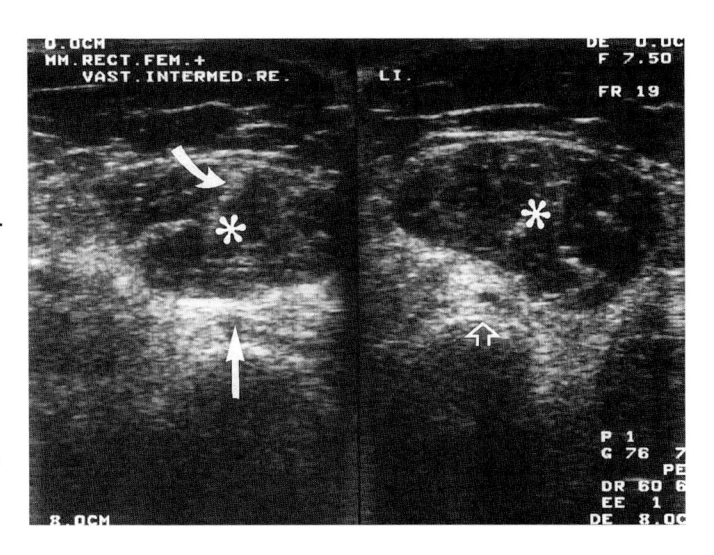

Abb. 4-20 Gering paretische Mm. deltoidei bei sarkotubulärer Myopathie.
Längsschnitt durch die trotz der nur geringen klinischen Beeinträchtigung ausgeprägte, homogene Erhöhung der muskulären Echointensitäten. Humerusecho nicht mehr erkenntlich. Stern = Unterhautfettgewebe (*links:* rechter M. deltoideus, *rechts:* linker M. deltoideus).

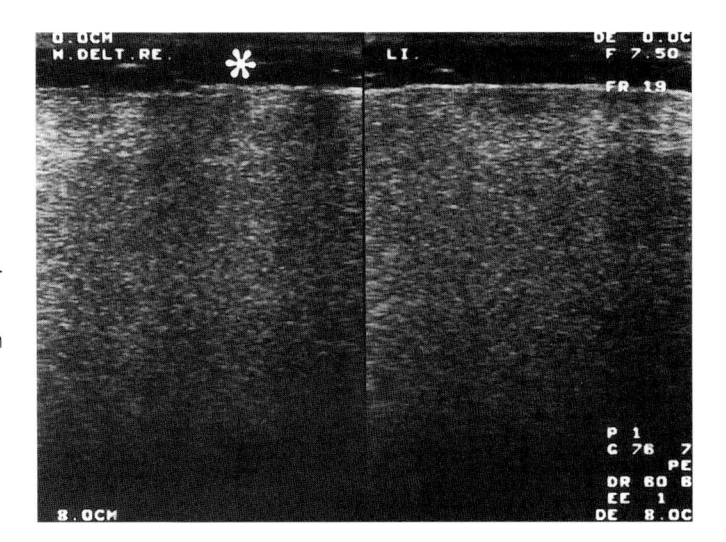

Abb. 4-21 Ausgeprägte Muskelatrophie bei Einschlußkörpermyositis.
Längsschnitt durch die Mm. vasti laterales (*links:* rechter M. vastus lateralis, *rechts:* linker M. vastus lateralis): etwas rechtsbetontes Unterhautfettgewebe (Stern), deutliche linksbetonte Muskelatrophie (Muskeldurchmesser rechts 1,4 cm, links 1,1 cm), abnorm echoreiche Muskeln, Septum zwischen oberflächlichen und tiefen Muskelschichten rechtsseitig schwach (Pfeil), linksseitig nicht mehr erkennbar; rechts angedeutet ein scheinbar echoreicher „Knochenschatten". Schmale Pfeile = Wiederholungsechos.

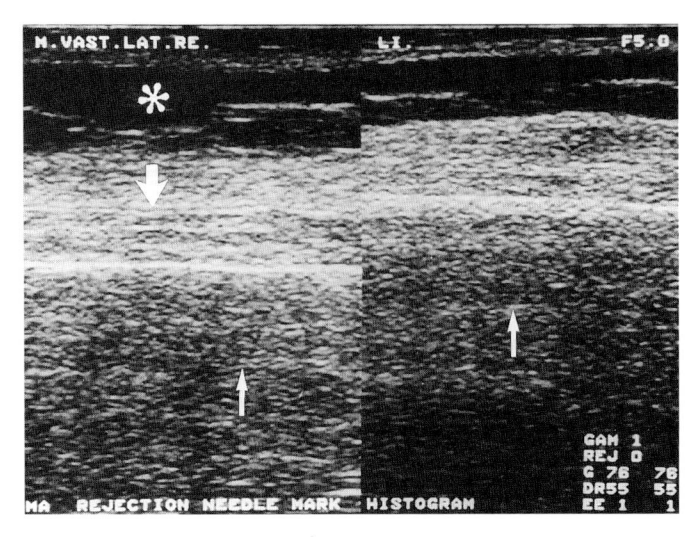

4 Sonographie der Muskeln

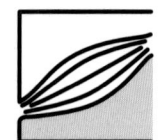

Die sonographische Untersuchung der Muskeln erleichtert die Festlegung einer geeigneten Biopsiestelle. Der ausgewählte Muskel sollte eindeutig, aber nicht zu stark erkrankt sein, also keine hochgradige Atrophie oder massiv erhöhte Echointensität aufweisen, da anderenfalls die Gefahr besteht, nicht mehr genügend beurteilbares Muskelparenchym zu gewinnen.

Es wäre wünschenswert, wenn die schmerzhafte elektromyographische Untersuchung zumindest bei Kindern durch die sonographische Vorauswahl erkrankter Muskeln vorbereitet würde. Bei exakter Festlegung der Untersuchungsstelle ist es zudem möglich, zumindest über die Bestimmung der Muskeldurchmesser den Krankheitsverlauf zu dokumentieren. Die Messung der Echointensitäten eignet sich dafür weniger, da die Meßgenauigkeit deutlich geringer ist und ein zunehmender lipomatöser Umbau der Muskeln sowohl mit erhöhten, als auch in Spätstadien der Erkrankung mit abnehmenden Echointensitäten einhergehen kann (s. o.). Eingehendere Darstellungen der Möglichkeiten der sonographischen Diagnostik generalisierter neuromuskulärer Verfahren finden sich in der Literatur [3, 5, 7, 16]. Die Indikationen zur sonographischen Untersuchung sind in der Tabelle 4-5 zusammengefaßt.

Tabelle 4-5 Indikationen zur sonographischen Untersuchung.

Sonographie als Methode der 1. Wahl:

- Darstellung von Muskelatrophien und Muskelhypertrophien
- Nachweis von Faszikulationen
- Nachweis intramuskulärer Verkalkungen
- Nachweis intramuskulärer Hämatome

Sonographie als Methode der 1. Wahl[1], Kernspintomographie allerdings sensitiver:

- Nachweis von Muskeltraumata
- Nachweis einer Rhabdomyolyse

Sonographie als Methode der 2. Wahl, in Klammern ist die Methode der 1. Wahl aufgeführt:

- Nachweis einer organischen neuromuskulären Erkrankung, z. B. bei Myalgien oder Gefühl der Muskelschwäche (Elektromyographie)
- Nachweis von Muskelfehlbildungen (Kernspintomographie)
- Nachweis einer Muskelnekrose (Elektromyographie)
- Nachweis eines Kompartment-Syndroms (intrakompartimentale Druckmessung)
- Festlegung der Muskelbiopsiestelle (Elektromyographie)

[1] Die Ultraschalluntersuchung ist die Methode der 1. Wahl, da sie unbelastend, gut verfügbar, rasch durchführbar und kostengünstig ist, obwohl die Kernspintomographie sensitiver ist und daher bei weiterbestehendem klinischem Verdacht und unauffälligem Ultraschallbefund ergänzend eingesetzt werden sollte.

Zusammenfassung

Die modernen Schnittbildverfahren, so auch die Ultraschalluntersuchung, sind die einzigen Methoden, die nicht-invasiv Informationen über das Muskelgewebe bei lokalen, z. B. traumatischen, und generalisierten neuromuskulären Erkrankungen ermöglichen. Ihr Einsatz kann bei den lokalen Erkrankungen unter Berücksichtigung der Anamnese und der klinischen Befunde oft eine definitive Enddiagnose ermöglichen, wohingegen sie bei dem Verdacht auf eine generalisierte Erkrankung zwar eine Reihe zum Teil sehr wertvoller diagnostischer Hinweise liefern, invasive Untersuchungen (Elektromyographie, bioptische Verfahren) aber nicht ersetzen, sondern diese nur gezielter vornehmen lassen kann. Die Sonographie ist aufgrund ihrer guten Verfügbarkeit und des geringen Untersuchungsaufwands in der Regel die bildgebende Methode der 1. Wahl, wenn auch die Kernspintomographie sensitiver ist.

4.2 Myosonographie – speziell

Literatur

1. Ahrens, P., W. Gross-Fengels, K. Bovelet: Zur Differentialdiagnose maligner Weichteiltumoren: Polymyositis. Akt. Radiol. 1 (1991) 40–42.
2. Belli, L., A. Reggiori, E. Cocozza, L. Riboldi: Ultrasound in tropical pyomyositis. Skeletal Radiol. 21 (1992) 107–109.
3. Fischer, A. Q., D. W. Carpenter, P. L. Hartlage, J. E. Carroll, S. Stephens: Muscle imaging in neuromuscular disease using computerized real-time sonography. Muscle and Nerve 11 (1988) 270–275.
4. Fornage, B. D., C. Nerot: Sonographic diagnosis of rhabdomyolysis. J. clin. Ultrasound 14 (1986) 389–392.
5. Forst, R.: Skelettmuskel-Sonographie bei neuromuskulären Erkrankungen. Enke, Stuttgart 1986.
6. Hannesschlager, G., R. Reschauer, W. Riedelberger, R. Stadler: Hochauflösende Real-Time-Sonographie bei sportspezifischen Muskelverletzungen. Sonomorphologisch-anatomische Korrelation und diagnostische Kriterien. Sportverletz. Sportschaden 2 (1988) 45–54.
7. Heckmatt, J. Z., N. Pier, V. Dubowitz: Real-time ultrasound imaging of muscles. Muscle and Nerve 11 (1988) 56–65.
8. Holsbeeck, M. van, J. H. Introcaso: Musculoskeletal ultrasound, pp. 13–56. Mosby Year Book, St. Louis–Baltimore–Boston–Chicago–London–Philadelphia–Sydney–Toronto 1991.
9. Jerosch, J., B. Geske: Das funktionelle Kompartment-Syndrom am Unterschenkel. Diagnostik und Therapie in Klinik und Praxis, S. 37–40. Enke, Stuttgart 1993.
10. Kaplan, G. N.: Ultrasonic appearance of rhabdomyolysis. Amer. J. Roentgenol. 134 (1980) 375–377.
11. Kramer, F. L., A. B. Kurtz, C. Rubin, B. B. Goldberg: Ultrasound appearance of myositis ossificans. Skeletal Radiol. 4 (1979) 19–20.
12. Laine, H. R., A. Harjula, P. Peltokallio: Experience with real-time sonography in muscle injuries. Scand. J. Sports Sci. 7 (1985) 45–49.
13. Lamminen, A. E., P. E. Hekali, E. Tiula, I. Suramo, O. A. Korhola: Acute rhabdomyolysis: evaluation with magnetic resonance imaging compared with computed tomography and ultrasound. Brit. J. Radiol. 62 (1989) 326–330.
14. Quillin, S. P., W. H. McAlister: Rapidly progressive polymyositis. Diagnosis by repeated sonography. J. Ultrasound Med. 10 (1991) 181–184.
15. Reimers, C. D.: Myosonographie. In: Pongratz, D. E., C. D. Reimers, D. Hahn, M. Nägele, W. Müller-Felber (Hrsg.): Atlas der Muskelkrankheiten. Urban & Schwarzenberg, München–Wien–Baltimore 1990.
16. Reimers, C. D., M. Haider, G. Mehltretter, S. Kääb, B. Wunderer, D. E. Pongratz: Rectus-abdominis-Syndrom: 3 Fallberichte mit besonderer Berücksichtigung der myosonographischen Befunde. Dtsch. med. Wschr. 117 (1992) 1474–1478.
17. Reimers, C. D., T. Vogl, D. E. Pongratz: Bildgebende Verfahren bei neuromuskulären Erkrankungen. Med. Klin. 87 (1992) 469–478.
18. Reutter-Simon, G., U. Schwarzer, M. Reither: „Tropische" Pyomyositis im Kindesalter. Mschr. Kinderheilk. 141 (1993) 293–296.
19. Sauvain, J. L., P. L. Blanc, J. L. Delacour, G. Wagschal, P. Daoudal: Apport de l' échographie dans le diagnostic et la surveillance des rhabdomyolyses aigues. Presse Med. 14 (1985) 1885–1886.

5 Neue Entwicklungen

5.1 3-D-Sonographie

Herbert Kellner

Die konventionelle 2-D-Sonographie im B-Bild-Verfahren hat sich in den vergangenen Jahren zu einem etablierten diagnostischen Verfahren bei Erkrankungen am Stütz- und Bewegungsapparat entwickelt. Um die in der Regel 3-dimensionalen Gelenk- und Weichteilstrukturen hinsichtlich Lage, Größe und Volumen beurteilen zu können, mußte sich der Untersucher bislang aus einer Vielzahl von 2-dimensionalen Schnittbildern das räumliche Bild des abgebildeten Organs gedanklich zusammensetzen. Die bildliche Umsetzung 3-dimensionaler Organe und Gewebe ist bei den konkurrierenden bildgebenden Verfahren Computer- bzw. Kernspintomographie bereits etabliert. Dort werden 2-dimensionale, parallele Schnittbilder mittels digitaler Bildverarbeitungssysteme in 3-D-Darstellungen umgesetzt. Durch die Entwicklung neuartiger Schallköpfe und die Verfügbarkeit leistungsfähiger Rechner und spezieller Rechenprogramme zur Datenaufnahme und -verarbeitung ist die 3-D-Darstellung auch für die Sonographie verfügbar geworden.

Technische Grundlagen

Voraussetzung für eine 3-dimensionale sonographische Darstellung ist die exakte Charakterisierung eines jeden Bildpunkts in einem definierten Betrachtungsraum. Wünschenswert wäre dabei, jeden beliebigen Punkt in einem vorgegebenen Zielvolumen (region of interest) unabhängig von Lage und Größe analysieren zu können. Eingeschränkt wird dies bei der Sonographie durch die Schallfrequenz, die Schallkopfgröße und die am Stütz- und Bewegungsapparat nur von der Körperoberfläche her mögliche Untersuchungstechnik. Das begrenzte geometrische Auflösungsvermögen der Sonographie stellt eine weitere Einschränkung dar.

> **Die zur 3-D-Untersuchung verwendeten Schallköpfe basieren überwiegend auf Curved-linear-array-Transducern und sollten über eine Schallfrequenz von 5–7,5 MHz verfügen.**

Durch eine endliche Zahl parallel ausgeführter Schnittbilder werden die Daten für eine 3-D-Darstellung des untersuchten Zielvolumens erfaßt (Abb. 5-1). Das im Volumenscan

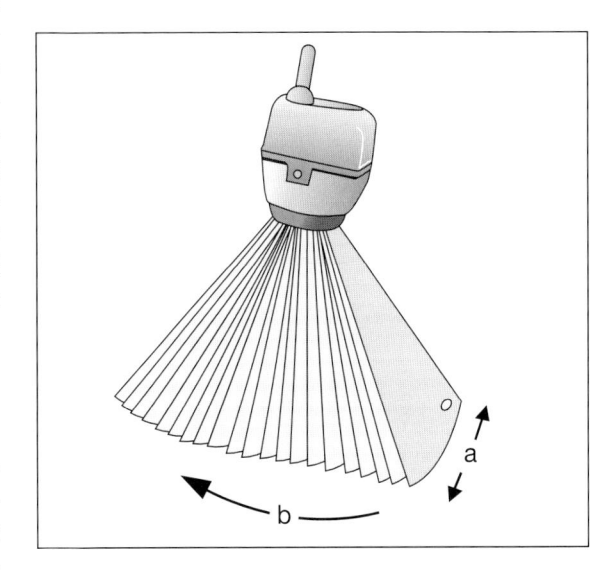

Abb. 5-1 Schematische Darstellung der 3-dimensionalen Bildakquirierung durch die Erfassung einer endlichen Anzahl von parallelen Schnittbildern in einem definierten Zielvolumen.
a = Bildwinkel, b = Schwenkwinkel

5 Neue Entwicklungen

erfaßte Zielvolumen ist abhängig von der Eindringtiefe, dem Bildwinkel, dem Schwenkwinkel (bis 90 Grad) und der Aufnahmedauer. Die Auflösung richtet sich dabei u. a. nach der Anzahl der Schnittbilder; generell gilt, je größer die Anzahl der Schnittbilder, desto größer ist die Detaildarstellbarkeit, desto länger dauert jedoch auch die Bildaufnahme. Bei entsprechend leistungsfähigen Geräten liegt die Aufnahmedauer bei 4–6 sec (mindestens 2 bis maximal 15 sec). Der Abstand zwischen den parallelen Schnittbildern (Schrittweite) kann zwischen 0,05 und 2 mm betragen. Die Bildwiedergabe erfolgt in Echtzeit. Gewünschte Schnittebenen können bei der Nachbearbeitung des aufgenommenen Volumenscans frei im Raum des Volumenkörpers eingestellt werden. Sie können beliebig um die Horizontal- (x), Vertikal- (y) oder Transversalachse (z) rotiert werden. Die Abbildung der einzelnen Schnittebenen erfolgt jeweils auf einem Bild (Abb. 5-2). Abgebildet werden dabei in der Regel Längs-, Quer- und Transversalschnitt. Schematisch ist ferner die Lage der Schnittebene im Volumenscan angegeben.

5.1 3-D-Sonographie

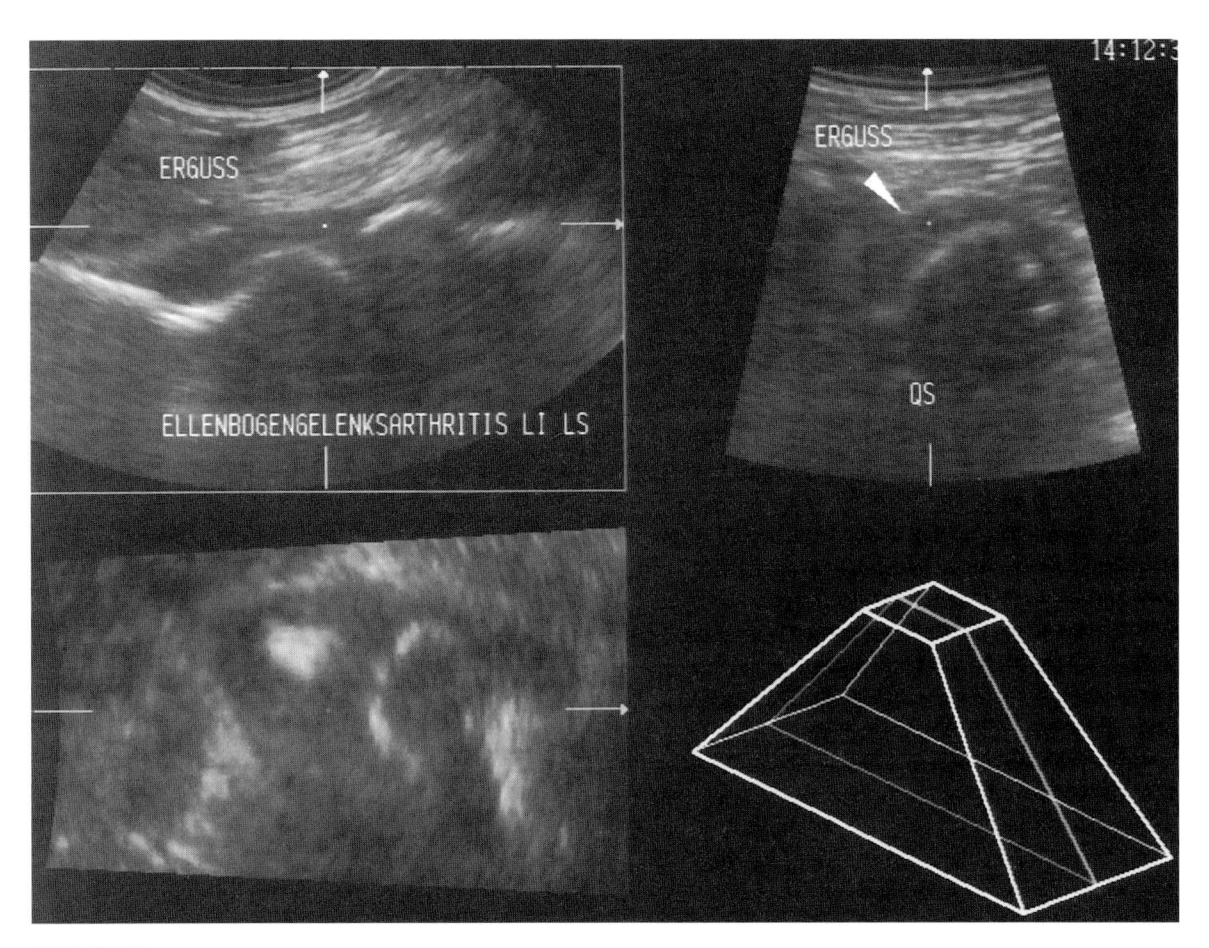

Abb. 5-2 3-dimensionale sonographische Darstellung des linken Ellenbogengelenks bei einer 37jährigen Patientin mit Kubitalarthritis bei chronischer Polyarthritis.

Links oben: Längsschnittebene mit Darstellung des Gelenkspalts und einem deutlichen (echofreien) Erguß.
Rechts oben: Querschnittsebene mit Darstellung des distalen Humerusendes und der durch den Gelenkerguß vorgewölbten Gelenkkapsel (Pfeil).
Links unten: Transversalebene mit Abbildung des Gelenkergusses (echofrei), dem Gelenkspalt, dem distalen Humerusende und dem proximalen Anteil des Radius.
Rechts unten: schematische Darstellung der Schnittbildebene im Zielvolumen.

5 Neue Entwicklungen

Indikation

Die Möglichkeit einer 3-dimensionalen Abbildung von Befunden erscheint im Hinblick auf eine bessere Beurteilbarkeit komplexer Gelenkstrukturen, z. B. Hüft- oder Schultergelenk, sowie umschriebener Weichteilstrukturen, z. B. Baker-Zysten und Weichteilprozesse, wünschenswert.

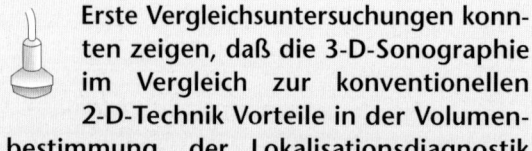

> Erste Vergleichsuntersuchungen konnten zeigen, daß die 3-D-Sonographie im Vergleich zur konventionellen 2-D-Technik Vorteile in der Volumenbestimmung, der Lokalisationsdiagnostik und bei Verlaufskontrollen fokaler Prozesse besitzt [1].

Gesicherte Indikationen für die 3-D-Sonographie stellen die Größen- bzw. Volumenbestimmung von Weichteiltumoren, Hämatomen, Sehnenveränderungen und Baker-Zysten dar (Tab. 5-1). Bei unkomplizierten, blanden Baker-Zysten ermöglicht die 3-D-Sonographie eine exakte Volumenbestimmung des Zysteninhalts (Abb. 5-3). Der durch Punktion gewonnene Zysteninhalt zeigte bei einer von uns durchgeführten Studie eine enge Korrelation zur vorher durch 3-D-Sonographie bestimmten Volumenmenge [2]. Weitere Indikationen stellen die Quantifizierung von Gelenkergüssen und proliferativen Synovialitiden dar. In Zukunft denkbar sind im Bereich der Arthrosonographie die 3-dimensionale Darstellung und Beurteilung der Knorpeloberfläche und -dicke, die Oberflächenbeurteilung der Synovialmembran und die 3-dimensionale Rekonstruktion von Sehnen- und Bandverläufen. Im Bereich der Weichteile erscheinen die 3-dimensionale Beurteilung verschiedener Gewebestrukturen, vor allem an deren Grenzflächen, die 3-dimensional geführte Punktion von Weichteilprozessen und die Quantifizierung von Muskel- und Fettmasse möglich.

Vergleich zu anderen 3-D-bildgebenden Verfahren

Vorläufer einer 3-dimensionalen Bildgebung sind die konventionellen Röntgenschichtaufnahmen, die heutzutage nur noch speziellen Indikationen vorbehalten sind. Bereits bewährt hat sich die 3-dimensionale Untersuchungstechnik bei den modernen Schnittbildverfahren CT und MRT. Auch hier wird in einem definierten Zielvolumen jeder Punkt entsprechend seiner Lage charakterisiert. Abhängig von der Punktmenge, d. h. dem Abstand einzelner Bildpunkte zueinander im Zielvolumen, entsteht ein Bild mit unterschiedlichem Auflösungsvermögen. Unbestreitbar liegt der Vorteil von CT und MRT in der Abbildungsmöglichkeit nahezu jeder Körperregion bzw. -stelle. Die 3-D-Sonographie ist hingegen auf bestimmte Körperregionen beschränkt. Besonders am Stütz- und Bewegungsapparat sind einzelne Gelenkabschnitte aufgrund der knöchernen Anteile weder 2- noch 3-dimensional darstellbar.

> Vorteile der 3-D-Sonographie gegenüber CT und MRT mögen sich in Zukunft aufgrund von Real-time-Untersuchungen und ggf. dynamischen Untersuchungsmöglichkeiten ergeben.

Tab. 5-1 Indikationen zur 3-D-Sonographie von Weichteilen und Gelenken.

3-dimensionale Größen- und Volumenbestimmung von
    Weichteiltumoren (solide/zystisch)
    Hämatomen
    Sehnenveränderungen (Ruptur/Einlagerungen)
    Baker-Zysten
Quantifizierung von
    Gelenkergüssen
    proliferativer Synovialitis
Beurteilung der Oberfläche von Knorpel und Synovialmembran

5.1 3-D-Sonographie

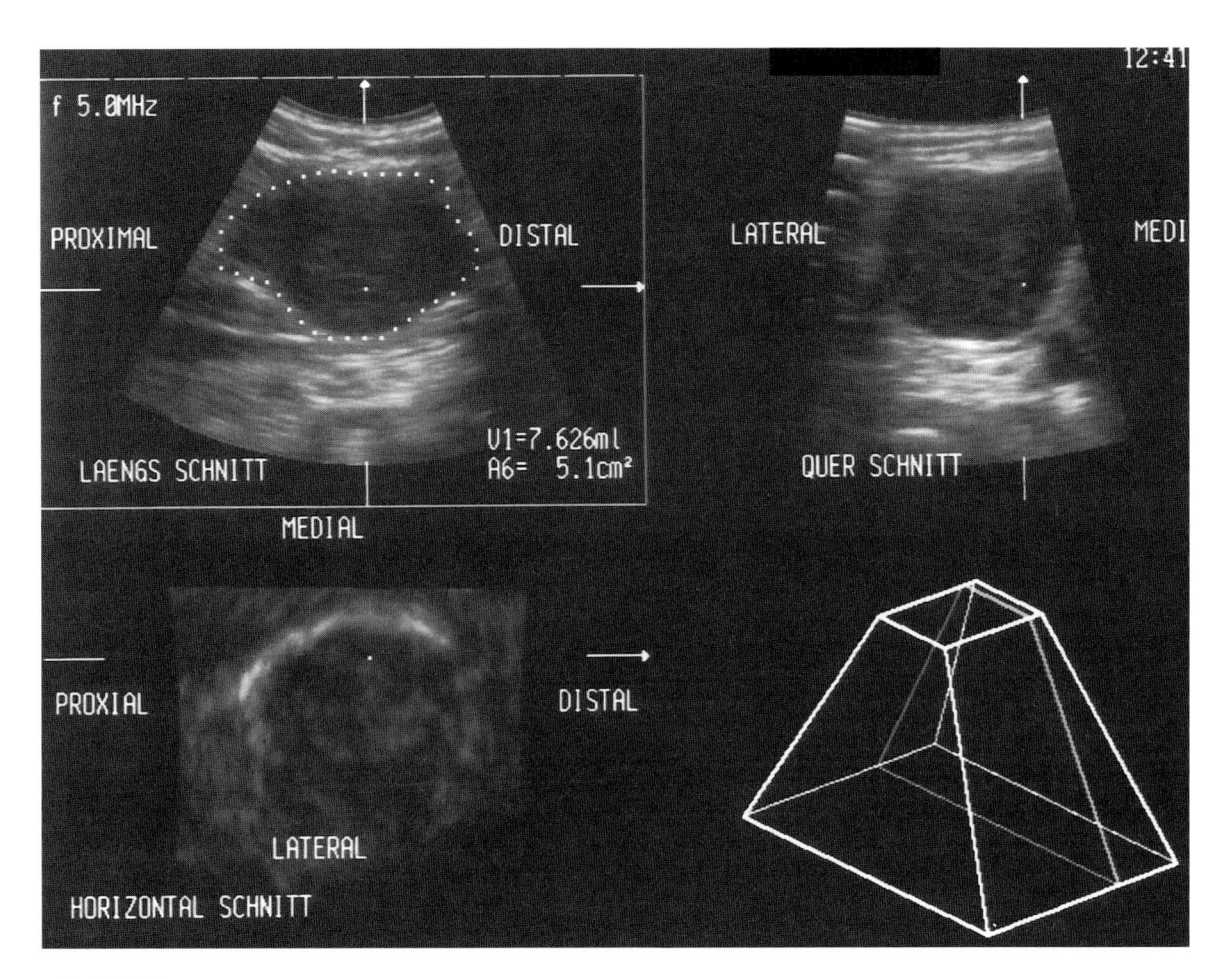

Abb. 5-3 3-dimensionale sonographische Darstellung einer Baker-Zyste bei einem 24jährigen Patienten mit Lyme-Arthritis.

Links oben: Längsschnitt im Bereich der linken Kniekehle.
Rechts oben: Querschnitt.
Links unten: Transversalschnitt.
Rechts unten: Schnittbildebene im untersuchten Volumen.
Die gestrichelte Markierung in der Längsschnittebene (freie Planimetrie) dient der Volumenerfassung der Baker-Zyste.

5 Neue Entwicklungen

Zusammenfassung

Die 3-D-Sonographie wird mit zunehmendem Erfolg auch am Stütz- und Bewegungsapparat eingesetzt. Die 3-D-Sonographie ermöglicht durch eine endliche Anzahl paralleler Schnittbilder die Charakterisierung eines jeglichen Lagepunkts in einem definierten Zielvolumen. Bisherige Untersuchungen zeigen, daß die 3-D-Sonographie vor allem in der Größen- und Volumenbestimmung von Gelenk- und Weichteilprozessen ihren diagnostischen Stellenwert besitzt. Die Beurteilung oberflächlicher Strukturen von z. B. Knorpel oder Synovialmembran sollte ein in der Zukunft denkbares Anwendungsgebiet sein.

5.2 Hochfrequente Sonographie

Herbert Kellner

Erst die Verfügbarkeit von Schallköpfen mit einer Frequenz von 5–7,5 MHz hat den Einsatz der Sonographie als diagnostisches Verfahren am Stütz- und Bewegungsapparat ermöglicht. Für die Beurteilung oberflächennaher Strukturen (Eindringtiefe 0–3 cm) ist jedoch bei diesen Schallfrequenzen trotzdem eine Wasservorlaufstrecke notwendig. Dies war Anlaß, Schallköpfe im Hochfrequenzbereich zu entwickeln, die zum Einsatz an Gelenken und Weichteilen geeignet sind.

> **Schallköpfe mit einer Frequenz im Bereich von 10–13 MHz sind in der Lage, aussagekräftige Befunde an kleinen Finger- und Zehengelenken zu erheben und dienen ferner der Beurteilung von Subkutis und oberflächlich gelegener Lymphknoten. Zur Darstellung noch oberflächlicher gelegener Strukturen (Dermis) sind Schallköpfe bis zu einer Frequenz von 20 MHz einsetzbar.**

Technische Voraussetzungen

Hochfrequenz-Schallköpfe sollen die Darstellung oberflächlicher Gewebe und Strukturen ermöglichen.

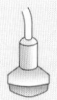

> **Die gewünschte Eindringtiefe sollte im Bereich von 0–3 cm liegen.**

Limitiert wird die Sonographie in diesem Bereich vor allem durch das physikalisch vorgegebene laterale und axiale Auflösungsvermögen. Zur optimalen Darstellung wäre eine bestmögliche Ankopplung des Schallkopfes an die Hautoberfläche und eine variable Fokussierung wünschenswert. Die bislang benutzten Wasservorlaufstrecken und Gelkissen kommen diesen Anforderungen nicht nach. Durch Entwicklung von hochfrequenten Schallköpfen mit integrierter Wasservorlaufstrecke und einer sich der Körperoberfläche anpassenden Schallkopfoberfläche konnten die Untersuchungsergebnisse verbessert werden und insbesondere der Untersuchungsgang aufgrund des Wegfalls einer zusätzlichen Wasservorlaufstrecke bzw. eines Gelkissens vereinfacht werden. Zur Bildverbesserung im Oberflächenbereich tragen bei den modernen Hochfrequenz-Schallköpfen der Einsatz neuer Werkstoffe (Keramikpolymer-Piezokristalle), die veränderte Anordnung der piezoelektrischen Kristalle (ringförmig) und eine Optimierung des Signalempfangs und der -verarbeitung dar. Dies ermöglicht eine verbesserte axiale und laterale Auflösung und besonders eine höhere Auflösung in der Schichtdicke. Einen wesentlichen Fortschritt stellt darüber hinaus die vereinzelt mögliche dynamische Fokussierung über die gesamte Eindringtiefe dar (Abb. 5-4). Durch diese technischen Verbesserungen konnte die Bildqualität im Oberflächenbereich deutlich verbessert werden und ist nicht mit den unter Zuhilfenahme von Gelkissen oder Wasservorlaufstrecken erzielten Bildern zu vergleichen.

5.2 Hochfrequente Sonographie

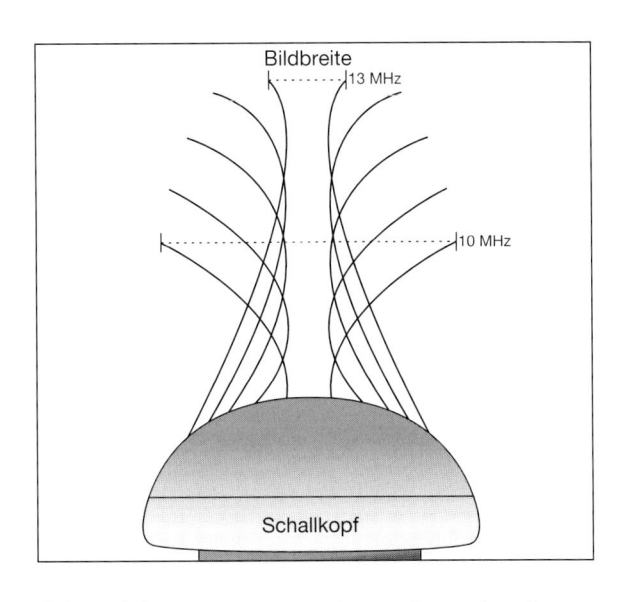

Abb. 5-4 Schematische Darstellung der dynamischen Fokussierung mit variabler Bildbreite (je nach Eindringtiefe).

Tab. 5-2 Anwendungsmöglichkeiten der hochfrequenten Ultraschalltechnik (10–20 MHz).

Rheumatologen	– Beurteilung von Finger- und Zehengelenken – Differenzierung von Rheumaknoten, Gichttophi und Xanthomen – Differenzierung Erguß/Synovialitis an kleinen Gelenken
Orthopäden	– Beurteilung oberflächlich gelegener Sehnen, Bursen und Bänder – Untersuchung von schmerzhaften Sehnenansatzpunkten (u. a. Epikondylen)
Dermatologen	– Beurteilung von Dermis, Kutis und Subkutis
Onkologen	– Diagnostik oberflächlicher Tumoren und Lymphknoten
Phlebologen	– Darstellung der oberflächlichen venösen Strombahn

Indikation

Der Einsatz hochfrequenter Schallköpfe ist eine diagnostische Option für verschiedene Fachrichtungen (Tab. 5-2). Im Bereich der Rheumatologie können damit entzündliche und degenerative Veränderungen an Finger- und Zehengelenken beurteilt werden (Abb. 5-5) [3]. Ferner ist die Unterscheidung zwischen Rheumaknoten, Gichttophi und Xanthomen möglich. Die Beurteilung von oberflächlich gelegenen Gefäßen, z. B. bei Patienten mit einer Vaskulitis, stellt möglicherweise eine diagnostische Option, insbesondere in Kombination mit der Farbdoppleruntersu-

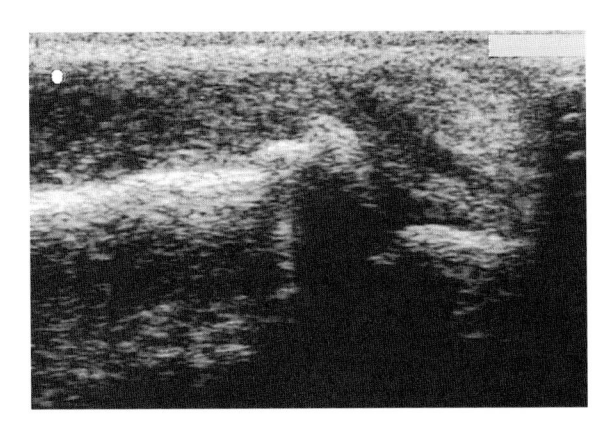

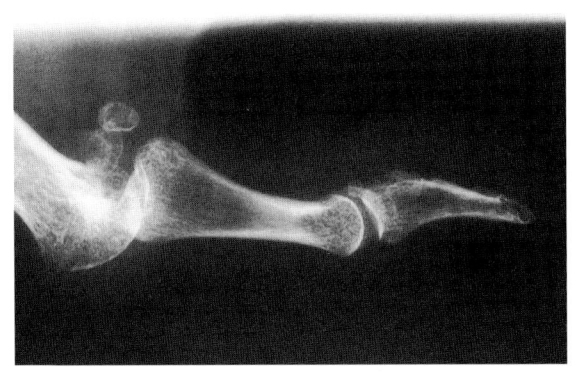

Abb. 5-5 Hochfrequente Ultraschalluntersuchung (10 MHz) einer 64jährigen Patientin mit langjähriger Arthritis psoriatica (Fingergrundgelenk D I).
Links: sonographische Darstellung.
Rechts: korrespondierendes konventionelles Röntgenbild.

chung, in der Zukunft dar. Orthopädischerseits können mit Hilfe der hochfrequenten Schalltechnik oberflächlich gelegene Sehnen (z. B. Fingerbeuge-/-strecksehnen) sowie Sehnenansätze (Epicondylus humeri medialis und lateralis) untersucht werden. Von seiten der Dermatologen besteht diagnostisches Interesse an Subkutis, Kutis und speziell dermalen Strukturen. Aussagekräftige Befunde können sowohl von oberflächlich gelegenen Tumoren und Lymphknoten (Onkologen) als auch der venösen Strombahn (Phlebologen) gewonnen werden.

Vergleich mit anderen bildgebenden Verfahren

Zur Beurteilung von oberflächlichen Geweben und Strukturen findet die konventionelle Röntgentechnik in Weichteiltechnik Anwendung. Ihr Nachteil ist die hohe Strahlenbelastung. Der Nachteil der modernen Schnittbildverfahren CT und MRT liegt bei der oft nur unzureichenden Darstellbarkeit oberflächlicher Strukturen oder der nur geringen Erfahrung in diesem Bereich. Thermographie und Szintigraphie sind für Fragestellungen oberflächlich gelegener Gewebe einsetzbar, liefern jedoch keinen spezifischen morphologischen Befund.

Zusammenfassung

Die hochfrequente Ultraschalldiagnostik wird in den kommenden Jahren aufgrund verbesserter Technik einen zunehmenden diagnostischen Stellenwert einnehmen. Durch die höhere Bildqualität wird die Beurteilung oberflächlicher Gewebe und Strukturen ermöglicht. Voraussetzung hierfür sind eine entsprechende Geräteausstattung und ein erfahrener Untersucher. In der Beurteilung von kutanen und subkutanen Strukturen sollte die hochfrequente Sonographie in der Zukunft bildgebendes Diagnostikum der 1. Wahl sein.

Literatur

1. Kellner, H., H. Ließ, W. G. Zoller: 3-D-Sonographie an Gelenken und Weichteilen. Bildgebung 61 (1994) 130–134.
2. Kellner, H., W. G. Zoller, M. Schattenkirchner: 3-D-volumetry of Baker cysts. J. clin. Ultrasound (1996) im Druck.
3. Kamilli, I., H. Kellner, M. Schattenkirchner: Hochauflösende annular array Sonden (10–13 MHz) in der Diagnostik peripherer Gelenke und Weichteile. Z. Rheum. 53 (Suppl.) (1994) 54.

Fragensammlung

1.1 Physikalische Grundlagen

1. Welche Eigenschaft der Schallwellen ist für die Bilddarstellung besonders wichtig?

   a Absorption
   b Brechung
   c Streuung
   d Interferenz
   e Reflexion

2. Welche Aussage über das Auflösungsvermögen ist falsch?

   a Das axiale Auflösungsvermögen ist besser als das laterale.
   b Die Breite des Ultraschallpulses beeinflußt das Auflösungsvermögen.
   c Das Auflösungsvermögen ist proportional zur Ultraschallfrequenz.
   d Das axiale Auflösungsvermögen eines guten 5- bis 10-MHz-Schallkopfes liegt bei etwa 0,1 mm.
   e Das seitliche Auflösungsvermögen wird durch die Fokussierung beeinflußt.

3. Welche Aussage ist falsch?
   Der Tiefenausgleich

   a verstärkt die in den Schallkopf zurückkehrenden Schallwellen proportional zur Zeit, die sie für die Rückkehr benötigen.
   b ist verantwortlich für die sogenannte dorsale Schallverstärkung.
   c ist frei wählbar.
   d läßt sich in dB beschreiben.
   e ist ein nicht obligater Bestandteil hochwertiger Ultraschallgeräte.

4. Welche Aussage ist falsch?

   a Für die Untersuchung der Organe des Bewegungsapparats schreibt die Kassenärztliche Vereinigung mindestens einen 5-MHz-Schallkopf vor.
   b Linear- und Curved-array-Schallköpfe eignen sich für die Untersuchung des Bewegungsapparats besser als Sektorschallköpfe.
   c Eine große Zahl an einzeln ansteuerbaren Piezoelementen im Schallkopf führt im Fernfeld zu einer höheren Bildqualität.
   d Wichtig für eine gute Bildqualität ist eine hohe Dichte einzeln ansteuerbarer Piezoelemente.
   e Das Ultraschallgerät muß mindestens 16 Graustufen wiedergeben.

1.2 Artefakte

1. Hinter welcher Struktur findet sich das Artefakt der dorsalen Schallverstärkung?

   a Knochen
   b Sehne
   c Muskelverkalkung
   d Baker-Zyste
   e Lipom

2. Wie läßt sich das Verstärkerrauschen am besten unterdrücken? Durch:

   a exakte Einstellung des Tiefenausgleichs
   b Verwendung einer Schallvorlaufstrecke
   c Erhöhung der Generalverstärkung
   d Benutzung eines Sektorschallkopfes
   e sparsamen Gebrauch des Ultraschall-Kontaktgels

3. Bei der Untersuchung welcher Struktur läßt sich am ehesten ein Beugephänomen beobachten?

   a Diaphyse langer Röhrenknochen
   b Sehne
   c Muskelverkalkung
   d Baker-Zyste
   e Lipom

((1.1)) Richtige Antworten: 1e, 2d, 3e, 4c.   ((1.2)) Richtige Antworten: 1d, 2a, 3b.

Fragen

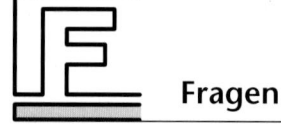

1.3 Voraussetzungen zur Sonographie am Stütz- und Bewegungsapparat

1. Die sonographische Untersuchung der einzelnen Gelenke
   a orientiert sich an knöchernen Leitstrukturen.
   b benutzt Standardschnittebenen.
   c orientiert sich immer an dem zu erwartenden Befund.
   d bedarf einer speziellen Vorbereitung.

2. Die Gelenk- und Weichteilsonographie wird in der Regel mit Schallköpfen der Frequenz
   a 2,0 MHz
   b 3,5 MHz
   c 5,0 MHz
   d 7,5 MHz
   e 20 MHz durchgeführt.

3. Folgende Begriffe gehören zur sonographischen Nomenklatur
   a echofrei
   b hyperintens
   c hypointens
   d transluzent
   e echoarm

4. Der Unterschied zwischen einer ultraschallgezielten und ultraschallgeführten Punktion liegt in
   a der Absicht, Biopsiematerial für eine zytologische oder histologische Untersuchung zu gewinnen.
   b in der Länge der verwendeten Biopsienadel.
   c in der Tatsache, daß bei der ultraschallgezielten Punktion ein eigener Punktionsschallkopf verwendet wird, während bei der ultraschallgeführten Punktion die Punktion ohne Schallkopf nach vorheriger sonographischer Lokalisation durchgeführt wird.
   d einem unterschiedlichen Punktionsverfahren verschiedener Hersteller von Ultraschallgeräten.
   e der Absicht, Punktionsmaterial von extra- oder intraartikulär zu gewinnen.

5. Die Sonographie vor Gelenkpunktion dient
   a der Lokalisationsdiagnostik.
   b der Abschätzung der zu erwartenden Ergußmenge.
   c zur Beantwortung der Frage, ob eine Synovialmembranverdickung vorliegt.
   d zur Beantwortung der Frage, wie groß der Abstand zwischen Hautoberfläche und Gelenkhöhle ist.
   e alle Antworten sind richtig.

6. Eine Kontraindikation für eine ultraschallgezielte bzw. -geführte Punktion stellt dar:
   a Allergie gegen das Ultraschallgel
   b eine offene, infektiöse Hautstelle am Punktionsort
   c eine schwerwiegende Gerinnungsstörung
   d eine Leukozytose.

2.1 Gelenksonographie – allgemein

1. Der hyaline Knorpel stellt sich sonographisch als
   a homogen echofrei
   b homogen echoreich
   c inhomogen echofrei
   d inhomogen echoreich dar.

2. Die Synovialmembran
   a kommt als Auskleidung der Gelenkhöhle als echoreiche Verschiebeschicht zur Darstellung.
   b ist mindestens 1 cm breit.
   c läßt sich besonders gut bei gleichzeitig vorhandenem Gelenkerguß darstellen.
   d weist in der Regel Synovialzotten auf.

3. Bei der Darstellung des Knochens
   a läßt sich sonographisch der gesamte Knochen darstellen.
   b läßt sich sonographisch nur die Knochenoberfläche darstellen.
   c ist die diaphysäre Knochenoberfläche unregelmäßig begrenzt und auffallend echoreich.
   d kann der Übergang von Metaphyse zu Diaphyse regelmäßig dargestellt werden.

((1.3)) Richtige Antworten: 1a und b, 2c und d, 3a und e, 4c, 5e, 6b und c.

((2.1)) Richtige Antworten: 1a, 2c, 3b.

Fragen

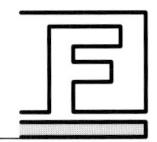

4. Ein frischer Gelenkerguß stellt sich sonographisch dar als
   a echofrei
   b echoarm
   c echoreich
   d Ein frischer Gelenkerguß läßt sich in der Regel sonographisch nicht darstellen.

5. Eine verdickte Synovialmembran findet sich bei
   a frischen Gelenktraumen
   b exsudativer Synovialitis
   c proliferativer Synovialitis
   d Die Synovialmembran läßt sich sonographisch nicht abgrenzen.

6. Bei einer Bursitis
   a kann sonographisch eine mit echofreier Flüssigkeit gefüllte Bursa nachgewiesen werden.
   b kann sonographisch eine mit überwiegend echoreichen Strukturen ausgefüllte Bursa nachgewiesen werden.
   c ist nur eine verdickte Wand der Bursa nachweisbar.
   d läßt sich die Bursa sonographisch nicht abgrenzen.

7. Die konventionelle Röntgendiagnostik ist der Sonographie überlegen in der Darstellung von
   a Knochen
   b Muskel
   c Sehnen
   d Knorpel
   e Subkutis

8. Im Vergleich zu den anderen modernen Schnittbildverfahren, Computertomographie und Kernspintomographie, besitzt die Sonographie den Vorteil der
   a besseren Detailauflösung.
   b beliebigen Wiederholbarkeit.
   c besseren Reproduzierbarkeit der Befunde.
   d gleich guten Darstellung aller am Gelenkaufbau beteiligten Strukturen.
   e der niedrigeren Kosten.

9. Die Sonographie des Stütz- und Bewegungsapparats sollte
   a bei allen Gelenk- und Weichteilerkrankungen eingesetzt werden.
   b nur bei gesicherten Indikationen eingesetzt werden.
   c nach der Durchführung von Computertomographie oder Kernspintomographie vorgenommen werden.
   d vor der klinischen Untersuchung durchgeführt werden.
   e nur bei zweifelhaften Befunden in der Computer- bzw. Kernspintomographie durchgeführt werden.

2.2.2 Das Ellenbogengelenk

1. Welchen Schallkopf benutzen Sie idealerweise für die Sonographie des Ellenbogengelenks?
   a 5-MHz-Sektorschallkopf
   b 3-MHz-Linearschallkopf
   c 7,5-MHz-Linearschallkopf
   d 7,5-MHz-Sektorschallkopf
   e 5-MHz-Linearschallkopf

2. Bei einem Gelenkerguß im Bereich des Ellenbogens kann es zur Ausbildung einer Zyste kommen, ähnlich der Baker-Zyste im Kniegelenk. In welcher Standardschnittebene erwarten Sie sie?
   a dorsaler Querschnitt
   b dorsaler Längsschnitt
   c ventraler Querschnitt
   d ventraler Längsschnitt ulnarseitig
   e ventraler Längsschnitt radialseitig

3. Welche Veränderung im Subkutangewebe stellt sich typischerweise homogen echoarm an der Dorsalseite des Ellenbogengelenks dar?
   a Gichtknoten
   b Rheumaknoten
   c Bursitis olecrani

((2.1)) Richtige Antworten: 4a, 5c, 6a, 7a, 8b und e, 9b.

((2.2.2)) Richtige Antworten: 1c, 2e, 3b.

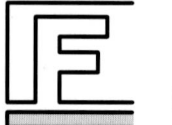

Fragen

4. Welches Gelenk läßt sich sonographisch kaum darstellen?

a Humeroulnargelenk
b Humeroradialgelenk
c proximales Radioulnargelenk

c Die Darstellung des Karpaltunnels gelingt am besten bei Beugung im Handgelenk.
d Leitstruktur zur Dickenmessung der Thenarmuskulatur ist die Sehne des M. flexor carpi radialis.
e Das Karpaltunnelsyndrom läßt sich am verdickten Retinaculum flexorum erkennen.

2.2.3 Das Handgelenk

1. Welche Knochen lassen sich im Bereich der Hand und des Handgelenks am schlechtesten sonographisch darstellen?

a Ulna
b Radius
c Handwurzelknochen
d Ossa metacarpalia
e Grundphalangen

2. Welches sonomorphologische Bild zeigt ein Gichttophus im Handgelenk?

a bizarr konfigurierter, echoreicher Bezirk mit dorsaler Schallauslöschung
b glatt begrenzte, homogen echoreiche Struktur mit dorsaler Schallauslöschung
c Bezirk mittlerer Echogenität mit Beziehung zu den Unterarmknochen
d unregelmäßig begrenzte, echoarme Struktur, zum Teil mit dorsaler Schallverstärkung
e annähernd echofreier Bezirk mit welliger Begrenzung und dorsaler Schallverstärkung

3. Welche Aussage zum Karpaltunnelsyndrom ist richtig?

a Nach elektrophysiologischer Sicherung der Diagnose eines Karpaltunnelsyndroms sollte die Sonographie zur weiteren Klärung bei Verdacht auf eine entzündlich-rheumatische oder traumatische Ursache angeschlossen werden.
b Anhand sonomorphologischer Veränderungen des N. medianus läßt sich die Diagnose eines Karpaltunnelsyndroms sichern.

2.2.4 Das Hüftgelenk

1. Welche Schallfrequenz eignet sich am besten zur Untersuchung des Hüftgelenks Erwachsener

a 2,5 MHz
b 3,5 MHz
c 5,0 MHz
d 9,0 MHz
e 12,0 MHz

2. Nennen Sie die Hauptschnittebene zur Untersuchung des Hüftgelenks Erwachsener:

a ventro-dorsaler Längsschnitt
b ventro-dorsaler Querschnitt
c lateraler Längsschnitt
d lateraler Querschnitt
e transvesikaler Schrägschnitt

3. Bei welcher Lagerung des Patienten lassen sich kleine Hüftgelenkergüsse am besten darstellen?

a Rückenlage, weitgehend gestrecktes Bein, Außenrotation
b Rückenlage, weitgehend gestrecktes Bein, Innenrotation
c Rückenlage, Hüftgelenk um etwa 90 Grad angewinkelt
d Bauchlage, gestrecktes Bein, keine Rotation
e stehender Patient, dorsale Überstreckung im Hüftgelenk

((2.2.2)) Richtige Antwort: 4c.
((2.2.3)) Richtige Antworten: 1c, 2a, 3a.

((2.2.4)) Richtige Antworten: 1c, 2a, 3b.

Fragen

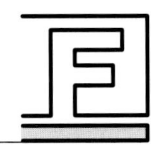

4. Für welche Erkrankung weist die Sonographie die höchste diagnostische Sensitivität auf?

a Koxarthrose
b Schenkelhalsfraktur
c chronische Epiphysiolysis capitis femoris
d Hüftgelenkerguß
e Enthesopathie im Bereich des Hüftgelenks

5. Zu welchem Stadium des Morbus Perthes paßt folgender sonographischer Befund am besten: abgeflachter Hüftkopf mit Aufhebung der homogenen Oberflächenstruktur der Epiphyse. Scholliger Zerfall der Epiphyse mit unregelmäßigem Wechsel von echoarmen und -reichen Bezirken.

a Initialstadium
b Kondensationsstadium
c Fragmentationsstadium
d Regenerationsstadium
e Endstadium

2.2.5 Das Kniegelenk

1. Mit welchem Schallkopf und bei welcher Frequenz kann das Kniegelenk optimal sonographisch dargestellt werden?

a Sektorschallkopf (3 MHz)
b Linearschallkopf (5–7 MHz)
c Linearschallkopf (2 MHz)
d Sektorschallkopf mit Vorlaufstrecke (10 MHz)
e Linearschallkopf mit Vorlaufstrecke (10 MHz)

2. Welches ist keine Indikation zur Sonographie des Kniegelenks?

a Quadrizepssehnenruptur
b Erguß
c sonographische Unterscheidung von Hämarthros und Reizerguß im Knie
d Patellarsehnenruptur
e Baker-Zyste

3. Wo können Kniegelenkergüsse sonographisch am besten dargestellt werden?

a von ventral im Rec. suprapatellaris
b von dorsal im Rec. suprapatellaris
c lateral im Längsschnitt des Kniegelenks
d medial im Längsschnitt des Kniegelenks
e im Rec. infrapatellaris

4. Wie läßt sich eine Quadrizepssehnenruptur sonographisch gut nachweisen?

a kein sonographischer Nachweis möglich
b dynamische Untersuchung zeigt sonographisch ein Auseinanderweichen der rupturierten Enden
c nur in Ruhestellung Nachweis möglich
d echoreiche Verdickung der Sehne
e Erguß im Rec. suprapatellaris

5. Wie läßt sich eine Baker-Zyste sonographisch darstellen?

a sonographische Darstellung nur von ventral möglich
b Baker-Zyste läßt sich von der Wadenmuskulatur nicht unterscheiden
c sonographisch ist eine Baker-Zyste nur bei Ruptur darstellbar
d sonographische Darstellung nur von lateral möglich
e echoarme bis echofreie Struktur im dorsalen Querschnitt oder Längsschnitt des Kniegelenks darstellbar

2.2.6 Das Sprunggelenk

1. Die Darstellung intraartikulärer Flüssigkeit erfolgt am oberen Sprunggelenk am besten

a im dorsalen Längsschnitt
b im ventralen Querschnitt
c über dem fibularen Bandapparat
d im ventralen Längsschnitt
e im Computertomogramm

((2.2.4)) Richtige Antworten: 4d, 5c.
((2.2.5)) Richtige Antworten: 1b, 2c, 3a, 4b, 5e.
((2.2.6)) Richtige Antwort: 1d.

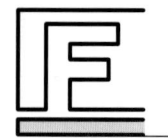

Fragen

2. Die Peronealsehnen lassen sich sonographisch am besten darstellen, wenn

a nur statisch untersucht wird.
b sie gerissen sind.
c eine Tenosynovitis oder eine Einblutung in die Sehnenscheide vorliegt.
d die Schallausbreitung nicht orthograd erfolgt.
e sie sich bei Unterschenkelödem besser vom umgebenden Gewebe abgrenzen.

3. Der Nachweis fibularer Bandrupturen im Sonogramm

a ist immer sicher möglich.
b erfolgt in einer einzigen Standardeinstellung.
c zeigt Veränderungen eines echoarmen Dreiecks.
d ist auch ohne anatomische Vorkenntnisse möglich.
e erfolgt in statischer Untersuchung.

2.2.7 Die Finger- und Zehengelenke

1. Mit welcher Schallfrequenz können Finger- und Zehengelenke optimal sonographisch dargestellt werden?

a 1 MHz
b 2 MHz
c 3 MHz
d 5 MHz
e 7,5–13 MHz

2. Wie stellt sich eine Tenosynovitis der Beuge- oder Strecksehnen der Finger sonographisch dar?

a keine sonographische Darstellung möglich
b stellt sich als extrem echoreiche Struktur dar
c echoarmer Randsaum um die echoreiche Sehne
d zeigt sich als Ausdünnung der Sehne
e zeigt sonographisch bei dynamischer Untersuchung eine pathologische Funktion an

3. Sonographische Darstellung eines Fremdkörpers der Finger- und Zehengelenke?

a Fremdkörper stellen sich sonographisch als echoreiche Strukturen mit dorsaler Schallauslöschung dar.
b Fremdkörper sind sonographisch nie nachweisbar.
c Fremdkörper sind sonographisch echoarm.
d Fremdkörper sind sonographisch nur durch dynamische Untersuchung der Finger nachweisbar.
e Fremdkörper am Finger sind nur mit einer Wasservorlaufstrecke nachweisbar.

3 Sonographie der Sehnen

1. Welche Aussage ist falsch? Die Sonographie kann folgende Veränderungen darstellen:

a Tendinitis
b Tenosynovitis
c Peritendinitis
d Partialruptur
e Tendomyose

2. Welche Aussage über die Achillessehne ist falsch?

a Der Transversaldurchmesser beträgt 4–6 mm.
b Der Ansatzbereich am Kalkaneus ist echoreich.
c Unterhalb der Achillessehne findet sich oft eine Bursa subachillea.
d Die Sehnenscheide ist echoreich.
e Bei schräg angesetztem Schallkopf stellt sich die Achillessehne artifiziell echoarm dar.

3. Welche Aussage ist falsch?
Bei der Achillessehnenruptur

a ist die homogene Echostruktur der parallel ausgerichteten Reflexe zerstört.
b findet sich ein Nebeneinander von echoarmen und -reichen Strukturen.
c ist die Rupturstelle durch Einblutung echoreicher als die Sehnenstümpfe.
d kann man bei dosierter passiver Dorsalflexion des Fußes das Ausmaß der Ruptur testen.
e läßt sich die Belastbarkeit postoperativ sonographisch prüfen.

((2.2.6)) Richtige Antworten: 2c, 3c.
((2.2.7)) Richtige Antworten: 1e, 2c, 3a.
((3)) Richtige Antworten: 1e, 2b, 3c.

Fragen

4. Welche Aussage ist falsch?

a Bei einer Peritendinitis findet sich ein echoarmer Saum zwischen Sehne und Peritendineum.
b Bei der Tendinitis ist das Sehnenecho verbreitert.
c Bei der Tendinitis können im Peritendineum kalzifizierende Nekrosen erkennbar sein.
d Bei der Tendinitis erscheint die Sehne inhomogen.
e Bei der Tendinitis ist das Peritendineum verbreitert.

5. Welche Aussage ist falsch?

a Eine echoarme Struktur am Übergang der Achillessehne in den Kalkaneus weist auf eine Bursitis subachillea hin.
b Degenerative Tendopathien führen zu inhomogenen Sehnenstrukturen, die sowohl im Längs- als auch Querschnitt sichtbar sein müssen.
c Eine inhomogene Sehnenstruktur kann durch Verkippung des Schallkopfes vorgetäuscht werden.
d Sehnentumoren sind ab einer Größe von 0,5 cm erkennbar.
e Eine artdiagnostische Zuordnung von Sehnentumoren gelingt sonographisch nicht.

6. Welche Aussage ist falsch?

a Der sagittale Durchmesser der Quadrizepssehne beträgt normalerweise 6–7,5 cm.
b Der sagittale Durchmesser der Patellarsehne beträgt normalerweise 3–6 mm.
c Bei einer Ansatztendinose ist die Quadrizepssehne am Ansatz verbreitert.
d Beim Patellaspitzensyndrom findet man eine verdünnte, echoarme Sehne.
e Bei der Patellarsehnenruptur kann die Sehne verbreitert sein.

7. Welche Aussage ist falsch?

a Patellarupturen sind mit der Diagnose eines Patellaspitzensyndroms nicht vereinbar.
b Beim Patellaspitzensyndrom finden sich Verkalkungsherde in der Sehne.
c Patellaspitzensyndrome finden sich vor allem als Überlastungssyndrom bei Sportlern.
d Fettstoffwechselstörungen können zu sonographisch faßbaren Veränderungen an den Sehnen führen.
e Unter der Patellarsehne liegt der Hoffa-Fettkörper.

4 Sonographie der Muskeln

1. Welcher Faktor hat keinen nennenswerten Einfluß auf die muskulären Echointensitäten?

a Frequenz des Schallkopfes
b Fokussierung
c Beschallungswinkel des Gewebes
d Abstand des Muskels von der Hautoberfläche
e Dicke der Wasservorlaufstrecke

2. Welche Aussage ist falsch?

a Druck des Schallkopfes auf den Muskel erhöht dessen Echointensität.
b Pathologische Fetteinlagerungen im Muskel erhöhen die Echointensität.
c Eine größere Schallverstärkung erhöht die muskuläre Echointensität.
d Ein Muskelödem geht typischerweise mit erhöhten Echointensitäten einher.
e Isometrische Kontraktion des Muskels erniedrigt dessen Echointensität.

3. Welche Aussage ist falsch?

a Verkalkungen sind sehr echoreich.
b Gefäße sind echoarm.
c Frische Hämatome sind sehr echoreich.
d Nerven können sowohl echoarm als auch echoreich sein.
e Faszien und Septen sind echoreich.

4. Welche Aussage ist falsch?

a Inaktivitätsatrophien führen zu deutlich erhöhten muskulären Echointensitäten.
b Muskeldehnungen und Muskelkater gehen mit normalen Ultraschallbefunden einher.
c Muskelzerrungen führen zu echoarmen Flüssigkeitsansammlungen.
d Beim Muskelfaserriß findet sich ein Muskelhämatom.
e Eine Muskelkontusion führt zu einem Muskelödem.

((3)) Richtige Antworten: 4e, 5a, 6d, 7a.   ((4)) Richtige Antworten: 1e, 2d, 3c, 4a.

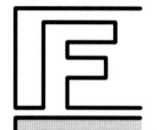

Fragen

5. Welche Aussage ist falsch?

a Bei Verdacht auf ein Kompartment-Syndrom sollte sofort eine myosonographische Untersuchung veranlaßt werden.
b Das akute Kompartment-Syndrom geht mit erhöhten muskulären Echointensitäten einher.
c Beim chronischen Kompartment-Syndrom kann die Volumenzunahme fehlen.
d Die Mehrzahl der chronischen Kompartment-Syndrome ist durch eine verzögerte Rückbildung der Volumenzunahme gekennzeichnet.
e Ein Kompartment-Syndrom kann zur Muskelnekrose führen.

6. Welche Aussage ist falsch?

a Die Sonographie weist manchmal Muskelverkalkungen nach, die auf Weichteilröntgenaufnahmen nicht erkennbar sind.
b Lokale Myositiden können sich sowohl echoarm als auch echoreich darstellen.
c Eine Muskelnekrose zeigt sich sonographisch als homogen echoreiche Struktur.
d Die Duplexsonographie ist eine geeignete Methode zur Abgrenzung von Gefäßaneurysmen gegenüber Zysten.
e Rhabdomyolysen können sich sowohl echoarm als auch echoreich darstellen.

7. Welche Aussage ist richtig?

a Normale myosonographische Befunde schließen eine generalisierte Muskelerkrankung aus.
b Die quantitative Bestimmung der muskulären Echointensitäten eignet sich besonders für die Verlaufsdokumentation generalisierter neuromuskulärer Erkrankungen.
c Der für eine Muskelbiopsie geeignete Muskel sollte möglichst hohe Echointensitäten aufweisen.
d Die Elektromyographie läßt sich in der Diagnostik neuromuskulärer Erkrankungen oft durch die Myosonographie ersetzen.
e Der sonographische Nachweis von Faszikulationen ist ein wertvoller Hinweis auf eine neurogene Ursache einer neuromuskulären Erkrankung.

5 Neue Entwicklungen

1. Die 3-dimensionale Sonographie erfordert

a einen speziellen Bildschirm.
b eine spezielle 3-dimensionale Brille.
c einen speziellen Schallkopf.
d eine spezielle Ausstattung des Ultraschallgeräts mit hochleistungsfähigen Rechnern und spezieller Software.

2. Die Ultraschalluntersuchung mit hochfrequenten, hochauflösenden Schallköpfen eignet sich besonders zur Darstellung

a tiefer gelegener Muskelschichten.
b des Knocheninneren.
c oberflächlicher Strukturen (Kutis).
d kleiner Gelenke.

((4)) Richtige Antworten: 5a, 6c, 7e.   ((5)) Richtige Antworten: 1c und d, 2c und d.

Register

Halbfette Seitenzahlen kennzeichnen die Hauptfundstelle.

A
Abgrenzbarkeit 13
Absorption, Ultraschallwellen 4
Achillessehne 136, 140, 161–167
– Peritendinitis 164–165
– Tendinitis 164–165
– Tendopathien, degenerative 166
– Tenosynovitis 164
– Tumoren 166–167
Achillessehnenruptur 162–164, 167
– Hämatom 162
– partielle 162, 164
Achillodynie 164–165
Acromion, Schallschatten 38
akromioklavikuläre Bänder 46
Akromioklavikulargelenk
– Schultersonographie 46
– Verletzungen 58–60
– – Tossy-Einteilung 59–60
Akromion 34
A-Modus 4
Amplituden-Modus 4
Amplitudenstufen, Ultraschallgerät 6
Aneurysma 26, 29
– A. poplitea 133
Anschallwinkel, Sehnen 11
Artefakte 6–11
– Beugephänomene 10
– Bogenartefakte 8
– dorsale 7, 9
– falsch negative 6
– Schallauslöschung, dorsale 7
– Schallverstärkung 7
– Schichtdickenartefakte 8–9
– Verstärkerrauschen 10
– Wiederholungsartefakte 7–8
Arteria
– axillaris 46
– poplitea 114, 122, 124
– – Aneurysma 133
– – Arteriosklerose 133
– tibialis anterior 122
– – posterior 122
Arterien 26
Arteriosklerose, A. poplitea 133
Arthralgien, Finger- und Zehengelenke 144
Arthritis
– s.a. Coxitis/Koxitis
– s.a. Omarthritis

Arthritis
– Ellenbogengelenk 68, 70, 201
– – s.a. Kubitalarthritis
– Kniegelenk 126, 130
– psoriatica, Sonographie, hochfrequente 205
– reaktive, Hüftgelenk 101
– urica 27
– – Finger- und Zehengelenke 153
– – Handgelenk 83
Arthrographie
– Schultergelenk 60
– Sprunggelenk 142
Arthrose
– s.a. Gonarthrose
– s.a. Koxarthrose
– s.a. Kubitalarthrose
– Ellenbogengelenk 68, 70
– Hüftgelenk 98–100
– Kniegelenk 126, 129–131
Arthroskopie, Kniegelenk 134
Arthrosonographie, Schallschatten 7
Articulatio
– humeroradialis 63
– humeroulnaris 63
– metacarpophalangea 145
– radiocarpea 77
Auflösung
– axiale (longitudinale) 5
– laterale (seitliche) 5
Ausbilderqualifikation, DEGUM-Richtlinien 16–17
Außenmeniskus-Hinterhornabriß 133

B
Baker-Zyste 28, 113, 122, 130–132
– rupturierte 114
– Schallverstärkung, dorsale 7–8
– 3-D-Sonographie 202–203
– Verstärkerrauschen 10
Bandrupturen
– s.a. unter den einzelnen Bändern
– Finger- und Zehengelenke 154–156
– Sprunggelenk 140, 142
Bandstabilität, Handgelenk 76
Bandveränderungen 29
Bandverkalkungen, Sprunggelenk 142

Bandverletzungen, Kniegelenk 130
Bankart-Defekt 56
Befähigung, fachliche
– und deren Erwerb 15–16
– KV-Kolloquium 16
Befundbeschreibung, deskriptive 13
Befundinterpretation, subjektive 13
Begleitbursitis
– s.a. Bursitis
– aseptische 51
Bestimmung der Kassenärztlichen Bundesvereinigung 14–15
Beugephänomene 10
Bilddokumentation 13–14
– Seitenvergleich 14
Bildfrequenz 5
Bizepssehne, lange 33, 35, 56–57
– Druckschmerz 57
– Luxation, intermittierende 56
– Schultersonographie 38, 43
– Subluxation 56–57
Bizepssehnenerguß 56–57
– Rotatorenmanschettenruptur 57
B-Modus 5
Bogenartefakte 8
Brechung, Ultraschallwellen 4
Broca-Hill-Sachs-Defekt 33, 56
Bursa(-ae)
– infrapatellaris 120
– ischiadica 102
– Normalbefunde 24
– praepatellaris 120
– subacromialis 34
– subdeltoidea 34
– trochanterica 102
Bursitis 27–28
– s.a. Begleitbursitis
– Hüftgelenk 100
– infrapatellaris 113, 133
– Kniegelenk 113
– olecrani 62, 72
– praepatellaris 113
– rheumatische, Schultergelenk 49
– subachillea 166–167
– subacromialis 49–51
– subdeltoidea 49–50
– suprapatellaris 133

C
Capitulum humeri 63, 68
Caput-ulnae-Syndrom 84

215

Register

Chondromalazie, Kniegelenk 128
Chondromatose, synoviale, Kniegelenk 128–129
Computertomographie (CT) 31
Corpus liberum s. Gelenkkörper, freie
Coxitis
– s.a. Koxitis
– fugax 91, 102–103
CT (Computertomographie) 31
Curved-array-scanner 4
Curved-linear-array-Transducer 199
C4-Wurzelsyndrom 34

D
degenerative Veränderungen, Kniegelenk 128
DEGUM-Richtlinien, Ausbilder- und Seminarleiterqualifikation 16–17
Deutsche Gesellschaft für Ultraschall in der Medizin (DEGUM) 12
Dezibel 5
Diffraktion, Ultraschallwellen 4
Dislokationen, Ellenbogengelenk 62
Distraktionstrauma, Muskulatur 181
Dokumentation 13–14
– Seitenvergleich 14
Doppelkontrastarthrographie, Schultergelenk 60
Drehmann-Zeichen, Epiphysiolysis capitis femoris 111
Dystrophia myotonica 195

E
Echinokokkuszyste, Muskulatur 192
Echogenität 13
Echtzeitschallkopf 5
EFSUMB (European Federation of the Societies for Ultrasound in Medicine and Biology) 14
Einfachkontrastarthrographie, Schultergelenk 60
Einschlußkörpermyositis 195
Ellenbogengelenk
– Arthritis 201
– Arthrose 68, 70
– Dislokationen 62
– Erguß 68–72
– Frakturen 62
– – Kindesalter 72
– Gelenkerguß 62
– Gelenkkörper, freie 62, **72**
– Gichtophi 62, **73**
– Luxationen, Kindesalter 72
– Muskelrisse 62
– Ödem, peritendinöses 74
– Osteonekrosen 72
– Polyarthritis, chronische 74
– Punktion, sonographisch geführte 62
– Rheumaknoten 62, **73**
– Sehnenrisse 62
– Sehnenruptur 73
– Topographie 63
– Weichteilveränderungen, periartikuläre 73

Ellenbogengelenksonographie 62–75
– Befunde, pathologische 62, 68–75
– Indikation 63
– Längsschnitt, dorsaler 63–64
– – ventraler 63, 65–66, 68
– Lagerung 63
– Normalbefunde 63–68
– Querschnitt, dorsaler 63–64, 68
– – ventraler 63, 67–68
– 3-D-Sonographie 201
– Standardebenen 63
– Untersuchungstechnik 63
– Wertigkeit 73
Epicondylitis radialis humeri 73–74
Epiphysiolysis capitis femoris 91, 110–111
– Drehmann-Zeichen 111
Erguß 27
– blander 17
– chronischer 27
– Ellenbogengelenk 68–72
– Finger- und Zehengelenke 144, 152
– Handgelenk 82–83
– Hüftgelenk 96–99
– Kniegelenk 113, 116, 126
– organisierter 27
– Schallverstärkung, dorsale 7–8
– Sprunggelenk 140
European Federation of the Societies for Ultrasound in Medicine and Biology (EFSUMB) 14
Exostosen, Sprunggelenk 140

F
Fascia subdeltoidea 49
Faserknorpel 24
Faszikulationen 179, 194
Femur 114
Femurkondylus
– lateraler 118
– medialer 118
Fernfeld, Ultraschalluntersuchung 5
Fettgewebe, Normalbefunde 25–26
Finger- und Zehengelenke
– Arthralgien 144
– Arthritis, Pseudousur 154
– – urica 153
– Bandrupturen 154–156
– Erguß 144, 152
– Fremdkörper 154
– Ganglien 154
– Gelenkdestruktionen 152
– Gicht, chronische 155
– Gichtophi 145, 154
– Hämatom 145
– Kollateralbänder 145
– 3-Phasen-Skelettszintigraphie 156
– Retikulohistiozytose 155
– Rheumaknoten 154
– Sehnenrupturen 154–156
– Sonographie, hochfrequente 206
– Synovialitis 152
– Tenosynovitis 145, 156
– Topographie 145–146

Finger- und Zehengelenke
– Usuren 152
– Weichteiltumoren 154
– Zysten 145
Finger- und Zehengelenksonographie 144–157
– Befunde, pathologische 152–157
– Indikation 144–145
– Längsschnitt, dorsaler 146–148, 150–151
– – lateraler (ulnarer) 147, 149
– – medialer 147–149
– – plantarer 147, 152
– – volarer 147, 149–150, 152
– Lagerung 146
– Normalbefunde 147–152
– Querschnitt, dorsaler 146–148, 152–153
– – plantarer 147
– – volarer 147, 150–151
– Standardschnittebenen 146–147
– Untersuchungstechnik 146
Flußgeschwindigkeitsmessungen, Ultraschallwellen 4
Fossa
– coronoidea 63
– olecrani 63, 68
– – dorsalis 63
– poplitea, Punktion, sonographisch geführte 126
Frakturen
– Ellenbogengelenk 62
– – Kindesalter 72
– osteochondrale, Sprunggelenk 140
Fraunhofer-Zone 5
Fremdkörper
– Finger- und Zehengelenke 154
– Handgelenk 76
Fresnel-Zone 5

G
Gadolinium 31
Ganglien
– Finger- und Zehengelenke 154
– Sprunggelenk 140
Gefäße, Normalbefunde 26
Gefäßveränderungen 29
– Kniegelenk 133
Gelenkarthrosen 29
Gelenkdestruktionen, Finger- und Zehengelenke 152
Gelenkerguß s. Erguß
Gelenkhöhle, Normalbefunde 24
Gelenkkörper, freie
– Ellenbogengelenk 62, **72**
– Kniegelenk 114, 128
– Sprunggelenk 140
Gelenkpunktion s. Punktion, sonographisch geführte
Gelenksonographie 23–157
– Finger- und Zehengelenke 144–157
– Handgelenk 76–90
– Hüftgelenk 90–112
– Kniegelenk 113–135

Register

Gelenksonographie
– Normalbefunde 23–26
– pathologische Befunde 26–29
– Schultergelenk 33–61
– Sprunggelenk 135–143
Geräteanforderungen 6
Gicht, Finger- und Zehengelenke 155
Gichtophi
– Ellenbogengelenk 62, **73**
– Finger- und Zehengelenke 145, 154
– Handgelenk 76, 82–83, 86
– Sonographie, hochfrequente 205
Gleitlagerdysplasie, Kniegelenk 114
Gonarthrose 129, 131
– s.a. Arthrose

H
Hämarthros, Gelenkpunktion 17
Hämatom(e)
– Achillessehnenruptur 162
– Finger- und Zehengelenke 145
– Handgelenk 76
– Hüftgelenk 102
– Muskulatur 188–189
– Patellarsehnenruptur 168
– Schallverstärkung, dorsale 7
– Sprunggelenk 140–142
Handgelenk
– Arthritis urica 83
– Bandstabilität 76
– Erguß 82–83
– Fremdkörper, nicht-röntgendichte 76
– geschwollenes 76
– Gichttophi 76, 82–83, 86
– Hämatome 76
– Infektion, intraartikuläre 76
– Karpaltunnelsyndrom 77
– Kernspintomographie 88
– Polyarthritis, chronische 83, 85
– Punktionen, sonographisch geführte 76
– Reiter-Syndrom 85
– Rheumaknoten 76
– Sehnenrupturen 76
– Sehnenverletzungen 76
– Skelettszintigraphie 88
– Skidaumen 76
– Tenosynovitis 77, 84–87
– Topographie 77
– Uratablagerungen, paraartikuläre 82
– V-Phlegmone 77, 89
– Weichteiltumoren 76, 86
Handgelenksonographie 76–90
– Befunde, pathologische 82–90
– Indikation 76–77
– Längsschnitt, dorsaler 78–81
– – palmarer 78, 80
– Lagerung 78
– Normalbefund 79–81
– Querschnitt, dorsaler 78
– – palmarer 78, 80
– – volarer 81

Handgelenksonographie
– Standardschnittebenen 78
– Stufenbildung 84
– Untersuchungstechnik 77–78
– Usuren 84
– Wertigkeit 88
Hegemann-Syndrom 72
Hochfrequenz-Schallköpfe 204
Hoffa-Fettkörper 120, 168
Hüftgelenk
– Arthritis, reaktive 101
– Arthrose 98–100
– Bursitis 100
– Coxitis fugax 91, 102–103
– Epiphysiolysis capitis femoris 110–111
– Erguß 96–99
– Hämatome 102
– Koxitis 101
– Perthes-Krankheit 91, 102–109
– Polyarthritis, chronische 100
– Punctio sicca 98
– Punktion, sonographisch geführte 91
– rheumatische Veränderungen 100
– Synovialitis 100
– Topographie 91
– Weichteilveränderungen, periartikuläre 100–102
Hüftgelenksonographie 90–112
– Befunde, pathologische 96–112
– Indikation 90–91
– Längsschnitt, dorso-ventraler 91
– – latero-medialer 91
– – – beim Erwachsenen 94
– – – im Wachstumsalter 96–97
– – ventro-dorsaler 91–92
– – – beim Erwachsenen 92–95
– – – im Wachstumalter 96–97
– Lagerung 91
– Normalbefunde 92–96
– Querschnitt, dorso-ventraler 91
– – latero-medialer beim Erwachsenen 94
– – ventro-dorsaler 91–92
– – – beim Erwachsenen 94
– Standardschnittebenen 91–92
– Untersuchungstechnik 91
– Wertigkeit 110–112
Hüftkopf 91
Hüftpfanne 91
Humeroradialgelenk 63
Humeroulnargelenk 63
Humeruskopf, Wiederholungsartefakte 45
Hydrops 17

I
Impedanz, Ultraschallwellen 4
Impingement 49
– Schultergelenk 52–53
– Sprunggelenk 140–141
Inaktivitätsatrophien, Muskulatur 181–182
Infektionen, Handgelenk 76

Injektionen, intraartikuläre 17
Innenmeniskus-Hinterhornabriß 133
Insertionstendinose, Lig. patellae 168
Instabilitäten
– Schultergelenk 36, 56, 58
– Sprunggelenk 142
Instabilitätsmessungen, Sprunggelenk 142
Instabilitätstest, Schultersonographie 36
Interferenz, Ultraschallwellen 4

J
jumper's knee 130

K
Kager-Dreieck 138, 164
Kalkaneus 138–139
Kalzium-Phosphat-Erkrankung 28
Kapselbandapparat, Sprunggelenk, oberes 138
Kapselverdickung 28
Kapselverkalkung, Kniegelenk 114
Karpaltunnelsyndrom 77, 86
– Nervus-medianus-Schädigung 77, 86
Kathodenstrahloszillograph 4
Kernspintomographie (KST) 31–32
– Handgelenk 88
– Kniegelenk 134
Kniegelenk
– Arthritis 126, 130
– Arthrose 126, 129–131
– Arthroskopie 134
– Baker-Zyste 113
– – rupturierte 114, 130
– Bandverletzungen 130
– Bursitis 113
– Chondromalazie 128
– Chondromatose, synoviale 128–129
– degenerative Veränderungen 128
– Erguß 113, 116, 126
– Gefäßalterationen 133
– Gelenkkörper, freie 114, 128
– Gleitlagerdysplasie 114
– Kapselverkalkung 114
– Kernspintomographie 134
– Knochennekrose, aseptische 128
– Kollateralbandruptur 114
– Leiomyosarkom 113
– Osteophyten 124
– Polyarthritis, chronische 127, 131–132
– Punktion, sonographisch geführte 126
– Rhabdomyosarkom 113
– Schwellung 113
– Sehnenverletzungen 128–130
– Synovialitis 126–128
– Synovialom 113, 130
– Topographie 114
– Unterschenkelvenenthrombose 114

Register

Kniegelenk
- Veränderungen, degenerative 114
- Weichteiltumoren 113, 133
- Weichteilverletzungen 114
- Zysten 130–131

Kniegelenksonographie 113–135
- Befunde, pathologische 124–134
- Indikationen 113–114
- Längsschnitt, infrapatellarer, ventraler 115, 120–121
- – lateraler 115, 122–123
- – – dorsaler 115, 122–123
- – medialer 115, 120–122
- – – dorsaler 115, 122
- – medianer, dorsaler 115, 122
- – suprapatellarer, ventraler 115–117
- Lagerung 115
- Meniskusdarstellung 133
- Normalbefunde 116–124
- Querschnitt, dorsaler 115, 124–125
- – suprapatellarer, ventraler 114, 118–119
- Standardschnittebenen 115–124
- Untersuchungstechnik 114–115
- Wertigkeit 134

Knochen
- Konturunterbrechung 24
- Normalbefund 23–24

Knochennekrose, aseptische, Kniegelenk 128
Knochenveränderungen 28–29
- osteophytäre 27
- zystisch-erosive 28

Knorpel
- hyaliner 24
- Normalbefund 24
- Verlauf, gekrümmter 24

Knorpeldegeneration 28
Knorpelriß 28
Kollateralbänder 25
- Finger- und Zehengelenke 145

Kollateralbandriß/-ruptur, Kniegelenk 114, 120, 130
Kompartment-Syndrom 190–191
Konturunterbrechung, Knochen 24
Koxarthrose 91, 98–100
- s.a. Arthrose

Koxitis
- s.a. Coxitis
- eitrige 91
- Hüftgelenk 101

Kreuzband 25
- hinteres 114, 122, 130
- vorderes 114, 124, 130

Kreuzbandriß 130
- Lachmann-Zeichen 130
- Schubladenphänomen 130

KST (Kernspintomographie) 31–32
Kubitalarthritis 69, 71
- s.a. Arthritis, Ellenbogengelenk
- 3-D-Sonographie 201
- Synovialitis 71

Kubitalarthrose 70, 72
- s.a. Arthrose

L
Labrum glenoidale, Ablösung 56
Lachmann-Zeichen, Kreuzbandriß 130
Lagerung
- s.a. Rückenlagerung
- Ellenbogengelenksonographie 63
- Finger- und Zehengelenksonographie 146
- Handgelenksonographie 78
- Hüftgelenksonographie 91
- Kniegelenksonographie 115
- Schultersonographie 35–37
- Sehnensonographie 159
- Sprunggelenksonographie 136

Lauenstein-Aufnahme, Epiphysiolysis capitis femoris 110
Leiomyosarkom, Kniegelenk 113
Ligamentum(-a)
- anulare radii 68, 71
- calcaneofibulare 135, 138, 140
- collaterale laterale 122
- – mediale 120
- coracoacromiale 34, 37
- coracohumerale 35, 43
- fibulotalare anterius 135–136, 138–140, 143
- – posterius 135–136, 143
- glenohumerale 33
- palmare 145
- patellae 120
- – Ausriß 169
- – Insertionstendinose 168
- plantare longum 146
- transversum 44

Linearscanner 4
Linearschallkopf, Kniegelenksonographie 114
Longitudinalschnitt 12
Luxation
- Bizepssehne, lange 56
- Ellenbogengelenk, Kindesalter 72
- Patella 120
- Radiusköpfchen 62
- Schultergelenk 56, 58

Lymphknoten, vergrößerte 29

M
Magnetresonanztomographie, Schultergelenk 60
McArdle-Syndrom 194
Meniskus, Quereinrisse 133
Meniskusdarstellung 133
M-Modus 5
Morbus
- Hegemann 72
- Osgood-Schlatter 128
- Panner 72
- Perthes 91, 102–109

Münchmeyer-Myodysplasia ossificans progressiva 193–194
Multifokalkamera, Dokumentation 14
Musculus(-i)
- biceps brachii 63, 174
- – femoris 122

Musculus(-i)
- brachialis 63, 68
- brachioradialis 63, 68
- deltoideus 34, 49, 174
- extensor digitorum 145
- – pollicis brevis 145
- – – longus 145
- flexor digitorum longus 137–138
- – – profundus 145
- – – superficialis 145
- – hallucis longus 137–138
- – pollicis brevis 145
- – – longus 77, 80, 145
- gastrocnemius 122, 174
- infraspinatus 47
- interossei dorsales 145
- – palmares 145
- – plantares 145
- plantaris 122
- quadriceps 114
- rectus femoris 174, 177
- sartorius 194
- semimembranosus 122
- semitendinosus 122
- soleus 174
- subscapularis 34–35
- – Sehnenruptur 49
- supraspinatus 35
- – Sehnenruptur 49
- tibialis anterior 174, 176
- – posterior 136, 138
- triceps brachii 63, 68, 174
- vastus intermedius 177
- – lateralis 174
- – medialis 174

Muskelamyloidose 194
Muskelatrophie 178, 194
Muskeldehnung 181
Muskelfehlbildungen 181–182
Muskelhämatom 188–189
Muskelhypertrophie 178, 194
- kompensatorische 195

Muskelkater 184
Muskelkontusion 184
Muskelkrämpfe 184
Muskeln, Sonographie s. Myosonographie
Muskelnekrose 190, 192
Muskelödem 178
Muskelpseudohypertrophie 178
Muskelriß, partieller 181, 183
Muskelruptur, komplette 181
Muskelschwellungen 190
Muskeltraumata 181–185
Muskelveränderungen 29
Muskelzerrung 181
Muskulatur
- Normalbefunde 25
- Zysten 192

Myoadenylatdeaminase-Mangel 194
Myodysplasia ossificans progressiva Münchmeyer 193–194
Myoklonien 179
Myopathien
- mitochondriale 194
- sarkotubuläre 195

Register

Myositis 194
– lokale 192
– ossificans 192
Myosonographie 173–194
– Aponeurosen 175
– Beurteilungskriterien 178
– Echointensitäten, Normalwerte 174
– Epimysium 175
– Faszikulationen 179
– Fehlbildungen 181–182
– Fettgewebe, subkutanes 175
– Hämatom 188–189
– Inaktivitätsatrophien 181–182
– Indikationen 181, 196
– Intersectiones tendineae 175
– Kompartment-Syndrom 190
– Muskelatrophien/-hypertrophien 178
– Muskeldurchmesser, Regressionsgleichungen 174–175
– Muskelfaszien 175
– Muskelkater 184
– Muskelkrämpfe 184
– Myoklonien 179
– Myositis 192
– Narbengewebe 187
– Nekrosen 192
– neuromuskuläre Erkrankungen 178–179, 194–196
– Rhabdomyolyse 190–191
– ripplings 179
– Skelettmuskel, gesunder 175–179
– – kranker 175–179
– Standardschnittebenen 175
– Traumata 181–185
– Tumoren 186–187
– Untersuchungstechnik 173–175
– Verkalkungen 194
– Zysten 192
Myotonie, kongenitale 194

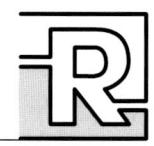

N
Nahfeld, Ultraschalluntersuchung 5
Nativröntgenbild, Schultergelenk 60
Nerven, Normalbefunde 26
Nervus-medianus-Schädigung, Karpaltunnelsyndrom 77, 86
neuromuskuläre Erkrankungen 178–179, 194–196
Nomenklatur, sonographische 13
Normalbefunde 23–26
– Bursa 24
– Fettgewebe 25–26
– Finger- und Zehengelenksonographie 147–152
– Gefäße 26
– Gelenkhöhle 24
– Handgelenksonographie 79–81
– Hüftgelenksonographie 92–96
– Kniegelenksonographie 116–124
– Knochen 23–24
– Knorpel 24
– Muskulatur 25
– Nerven 26

Normalbefunde
– Schultergelenksonographie 37–48, 63–68
– Sehnen 25
– Sehnensonographie 160
– Subkutis 25–26
– Synovialmembran 24–25

O
Omarthritis
– s.a. Arthritis
– rheumatische 56
Os(-sa)
– lunatum 80
– metacarpalia 77, 145
– metatarsalia 145
– pisiforme 80
– scaphoideum 80
– triquetrum 80
Osgood-Schlatter-Syndrom 128
Osteochondrosis dissecans 28
– Sprunggelenk 140
Osteonekrosen, Ellenbogengelenk 72
Osteophyten 29
– Kniegelenk 124

P
painful arc, Schultergelenk 54–55, 57
Panner-Syndrom 72
Pannus 17, 27–28
Panoramaaufnahme, Schultergelenk unter Gewichtsbelastung 59
Patella 114
Patellaluxation, laterale 128
Patellarsehne 169
Patellarsehnenriß/-ruptur 128–130, 168
– Hämatom 168
Patellaspitzensyndrom 130, 168–169
pathologische Befunde 26–29
Peritendinitis, Achillessehne 164–165
Peronealsehnenruptur 140
Perthes-Krankheit 91, 102–109
– Fragmentationsstadium 106–107
– hinge abduction 108
– Initialstadium 104
– Kondensationsstadium 104–106
– Regenerationsstadium 108–109
Pes anserinus 114
3-Phasen-Skelettszintigraphie
– s.a. Skelettszintigraphie
– Finger- und Zehengelenke 156
– Schultergelenk 61
Phlebothrombose, V. poplitea 133
Phlegmone, Handgelenk 77, 89
piezoelektrischer Effekt 4
Pixel 5
Poland-Syndrom 181
Polaroid®-Bilder 14
Polyarthritis, chronische
– s.a. rheumatische Erkrankungen
– Ellenbogengelenk 74

Polyarthritis, chronische
– Handgelenk 83, 85
– Hüftgelenk 100
– Kniegelenk 127, 131–132
– Kubitalarthritis 69
– Schultergelenk 50
– 3-D-Sonographie 201
– Synovialitis 27
Post-Poliomyelitis-Syndrom 179
Processus
– coracoideus 34
– coronoideus 68
– styloideus (Radius) 77
Pseudohypertrophie, Muskulatur 178
Pseudousur 11, 24
– Finger- und Zehengelenke 154
Punctio sicca 17
– Hüftgelenk 98
Punktion, sonographisch geführte 16–20
– Ellenbogengelenk 62
– Fossa poplitea 126
– Hämarthros 17
– Handgelenk 76
– Hüftgelenk 91
– Indikation 17–18
– Kniegelenk 126
– Punktionsnadel 19
– Röntgenbildwandler 20
– Schallkopf 19
– Sprunggelenk 140
– Synoviagewinnung 17
– Technik 19–20
– Verfahren, bildgebende 20
– Voraussetzung 18–19
Punktionskanüle, Kaliber 19
Punktionsschallkopf 19

Q
Quadrizepssehne 168
– Verkalkungen 128
Quadrizepssehnenruptur 116, 128–130, 168–169, 185

R
Radioulnargelenk, proximales 63
Radiusköpfchen 63, 68
– Luxation 62
Real-time-Schallkopf 5
Recessus
– axillaris 46
– popliteus 122
– suprapatellaris, Erguß 126–127
referred pain, Schultergelenk 34
Reflexion 4
– Schallleitungsgeschwindigkeit 7
– Ultraschallwellen 4
Reiter-Syndrom, Handgelenk 85
Retikulohistiozytose, Finger- und Zehengelenke 155
Retinaculum
– extensorum 80
– flexorum 77
Rhabdomyolyse 190–191
Rhabdomyosarkom, Kniegelenk 113

219

Register

Rheumaknoten
– Ellenbogengelenk 62, **73**
– Finger- und Zehengelenke 154
– Handgelenk 76
– Sonographie, hochfrequente 205
rheumatische Erkrankungen
– s.a. Polyarthritis, chronische
– Hüftgelenk 100
– Sonographie, hochfrequente 205
ripplings 179
Röntgenbildwandler, Punktionen, sonographisch geführte 20
Röntgendiagnostik, konventionelle 31
Rotatorenmanschette 34
– Degeneration 49
– Echogenität 35
– Magnetresonanztomographie 60
– Schultersonographie 38
– Sehnengewebe 49
Rotatorenmanschettenruptur 56
– beid-/bursaseitige 49
– Echogenität 49
– inkomplette 51
– komplette 51
– Schulterluxation, traumatische 56
– Schultersonographie 52–55
– Stufenbildung 49
Rückenlagerung
– s.a. Lagerung
– Schulterinstabilität, hintere 36
– – vordere 36

S
Schallabschwächung 3–4
Schallabschwächungskoeffizient 3
Schallauslöschung, dorsale 7
Schalleitungsgeschwindigkeit, Reflexion 7
Schallfrequenzen 13
– Schallköpfe 13
Schallgeschwindigkeit 3
Schallköpfe 4
– Ellenbogengelenksonographie 63
– Punktion, sonographisch geführte 19
– Schallfrequenzen 12
– Schultersonographie 35
Schallschatten 7
Schallverstärkung, dorsale 7, 9
Schichtdickenartefakte 8–9
Schmerzen, Schultergelenk 33–34
Schubladenphänomen, Kreuzbandriß 130
Schultergelenk 33–61
– Anatomie 36
– Arthrographie 60
– Bursitis, rheumatische 49
– Magnetresonanztomographie 60
– Nativröntgenbild 60
– painful arc 54–55, 57
– Panoramaaufnahme unter Gewichtsbelastung 59
– 3-Phasen-Knochenszintigraphie 61
– Stufenbildungen 33

Schultergelenk
– Topographie 34–35
– Translation, vermehrte 56
– Usuren 33
Schultergelenksonographie 33–61
– A. axillaris 46
– Acromion, Schallschatten 38
– Akromioklavikulargelenk 46
– Außenrotation 43, 45
– Befunde, pathologische 49–61
– Bizepssehne, lange 38, 43, 56–57
– Bizepssehnenerguß 56–57
– Ergußdiagnostik 46
– Humeruskopf, Wiederholungsartefakte 45
– Impingement 52–53
– Indikationen 33–34
– Infektionen, offene 34
– Innenrotation 38–43
– – 60 Grad 39, 41, 47
– – maximale 39, 42
– Instabilitätstest 36
– Kontraindikationen 34
– Längsschnitt, axillärer 48
– Lagerung 35–37
– Lig. coracohumerale 43
– M. infraspinatus 46–47
– Neutralrotation 43–44
– Normalbefund 37–48
– Omarthritis, rheumatische 56
– Polyarthritis, chronische 50
– Rec. axillaris 46
– Rotatorenmanschette 38
– Rotatorenmanschettenruptur 52–55
– Schallköpfe 35
– Schnittebene, transaxilläre 46–47
– Standardschnittebenen 37–48
– Streßtest 36–37
– Subskapularissehne 43
– Tendinitis calcarea 54–55
– Untersuchungstechnik 35
– Verbrennungen 34
– Weichteil-/Knochenverletzungen 34
– Wertigkeit 60–61
Schulterinstabilität
– hintere 36
– multidirektionale 56, 58
– vordere 36, 56
Schulterluxation
– rezidivierende 58
– traumatische, Rotatorenmanschettenruptur 56
Schulterschmerzen, Differentialdiagnose 33
Sehnen
– Anschallwinkel 11
– Normalbefunde 25
Sehnenruptur
– s.a. unter den einzelnen Sehnen
– Ellenbogengelenk 73
– Finger- und Zehengelenke 154–156
– Handgelenk 76
Sehnenscheiden 25

Sehnensonographie 159–171
– Achillessehne 161–167
– Befunde, pathologische 162–171
– Indikation 160–162
– Lagerung 159
– Longitudinalschnitt 160
– Normalbefunde 160
– Patellarsehne 169
– Quadrizepssehne 168
– Querschnitt, transversaler 160
– Untersuchungstechnik 159
Sehnenveränderungen 29
– stoffwechselbedingte 168–170
Sehnenverletzungen
– Handgelenk 76
– Kniegelenk 128–130
Sektorscanner 4
Sektorschallkopf, Kniegelenksonographie 114
Semimembranosus-Zyste 130–131
Seminarleiterqualifikation, DEGUM-Richtlinien 16
Skelettszintigraphie
– s.a. 3-Phasen-Skelettszintigraphie
– Handgelenk 88
Skidaumen 76
Sonographie, hochfrequente 204–206
– s.a. Ultraschalluntersuchung
– Indikationen 205–206
– rheumatische Erkrankungen 205
3-D-Sonographie 199–204
– s.a. Ultraschalluntersuchung
– Baker-Zyste 202–203
– Grundlagen, technische 199–200
– Indikationen 202
– Schnittebenen 200
– Synovialitis 202
– Volumenscans 200
sonographisches Fenster 24
Speed-Test 57
Spina scapulae 34
Sprunggelenk
– Arthrographie 142
– Bandrupturen 140, 142
– Bandverkalkungen 142
– Erguß 140
– Exostosen 140
– Frakturen, osteochondrale 140
– Ganglien 140
– Gelenkkörper, freie 140
– Hämatom 140–142
– Impingement 140–141
– Instabilitäten 142
– Instabilitätsmessungen 142
– oberes 135
– – Kapselbandapparat 138
– Osteochondrosis dissecans 140
– Punktion, sonographisch geführte 140
– Rotationsschublade 143
– Syndesmosenband, ventrales 136
– Synovialitis 140
– Tenosynovitis 140
– Topographie 135–136
– Zysten 140

Register

Sprunggelenksonographie 135–143
– Befunde, pathologische 140–142
– Indikation 135
– Längsschnitt, dorsaler 136–137
– – ventraler 136–137
– Lagerung 136
– Normalbefunde 138–140
– Standardschnittebenen 136–138
– Untersuchungstechnik 136
– Wertigkeit 142–143
Standardschnittebenen
– Ellenbogengelenksonographie 63–68
– Finger- und Zehengelenksonographie 146–147
– Handgelenksonographie 78–81
– Hüftgelenksonographie 91–97
– Kniegelenksonographie 115–124
– Myosonographie 175
– Schultergelenksonographie 37–48
– Sprunggelenksonographie 136–143
Streßtest, Schultersonographie 36–37
Streuung, Ultraschallwellen 4
Stufenbildung
– Handgelenksonographie 84
– Rotatorenmanschettenruptur 49
Subkutis, Normalbefunde 25–26
Subluxation, Bizepssehne, lange 56–57
Sulcus
– deltoideopectoralis 37
– intertubercularis 35
Syndesmosenband, ventrales, Sprunggelenk 136, 140
Synoviagewinnung, Gelenkpunktionen 17
Synovialitis 27
– Ellenbogengelenk 68
– Finger- und Zehengelenke 152
– Hüftgelenk 100
– Kniegelenk 126–128
– Kubitalarthritis 71
– Polyarthritis, chronische 27
– 3-D-Sonographie 202
– Sprunggelenk 140
Synovialmembran
– Entnahme 18
– hypertrophierte 27
– Normalbefunde 24–25
– pathologischer Befund 27
Synovialom, Kniegelenk 113, 130
Synovialzotten 27
Synovialzysten 27–28
Synoviorthese 19
Szintigraphie 31

T
Talus 135, 138, 160
Talusvorschub 143
Tendinitis
– Achillessehne 164–165
– calcarea 51
– – Schultersonographie 54–55
Tendopathien, Achillessehne 166
Tennisellenbogen 73–74

Tenosynovitis
– Achillessehne 164
– Finger- und Zehengelenke 145, 156
– Handgelenk 77, 84–87
– Sprunggelenk 140
Tibia 114
Tibialis-anterior-Syndrom 191
Tibiofibulargelenk 135
Tiefenausgleich, Ultraschallwellen 5, 7
Tossy-Einteilung, Akromioklavikulargelenk, Verletzungen 59–60
Tractus iliotibialis 122
Transversalschnitt 12
Trochlea humeri 63
Tuberculum
– innominatum calcanei 138
– majus (Humerus) 35
– minus (Humerus) 35
Tuberositas deltoidea 34
Tumoren 29
– Achillessehne 166–167

U
Ultraschall
– Grundprinzipien 3–4
– Schallabschwächungskoeffizient 3–4
– Schallgeschwindigkeit 3
Ultraschallbefunde, Nomenklatur, sonographische 13
Ultraschallbild, Zuordnung 12
Ultraschallgerät 4–6
– Frequenzanpassung 6
– Graustufen 6
– Piezoelemente 6
– Standards 6
Ultraschallkopf s. Schallköpfe
Ultraschalluntersuchung
– s.a. 3-D-Sonographie
– s.a. Sonographie, hochfrequente
– Artefakte 6–11
– Befähigung, fachliche und deren Erwerb 15–16
– – KV-Kolloquium 16
– Bestimmung der Kassenärztlichen Bundesvereinigung 14–15
– Nah- und Fernfeld 5
– physikalische Grundlagen 3–6
– Sicherheit 14–15
– Vergleich mit anderen bildgebenden Verfahren 29–32
– Voraussetzungen 12–20
– Vorteile 30–31
Ultraschallwellen
– Absorption 4
– Auflösung, axiale (longitudinale) 5
– – laterale (seitliche) 5
– Brechung 4
– Dezibel 5
– Diffraktion 4
– Flußgeschwindigkeitsmessungen 4
– Impedanz 4
– Interferenz 4
– Reflexion 4
– Streuung 4

Ultraschallwellen
– Tiefenausgleich 5, 7
– Wirkung, schädigende/teratogene 14
Unterschenkelvenenthrombose 114
Untersuchungsbefunde, Standardisierung 12
Untersuchungstechnik 12–13
Uratablagerungen, paraartikuläre, Handgelenk 82
Usuren
– Finger- und Zehengelenke 152
– Handgelenke 84
– Schultergelenk 33

V
Vaskulitis, Sonographie, hochfrequente 205
Vena poplitea 122
– Phlebothrombose 133
Venektasien 29
Venen 26
Venenkonvolute 29
Verkalkungen 26
– Kniegelenkkapsel 114
– muskuläre 194
– Myosonographie 194
– Quadrizepssehne 128
– Schallschatten 7
– Sprunggelenkbänder 142
– Tendinitis calcarea 51
Verstärkerrauschen 10
Videoprinter-Bilder, Dokumentation 14
V-Phlegmone, Handgelenk 77, 89

W
Weichteilstrukturen, periartikuläre 25
Weichteiltumoren
– Finger- und Zehengelenke 154
– Handgelenk 76, 86
– Kniegelenk 113, 133
Weichteilveränderungen, periartikuläre, Hüftgelenk 100–102
Weichteilverletzungen, Kniegelenk 114
Wiederholungsartefakte 7–8

X
Xanthome, Sonographie, hochfrequente 205

Y
Yagerson-Test 57

Z
Zehengelenksonographie s. Finger- und Zehengelenksonographie
Zysten
– Finger- und Zehengelenke 145
– Kniegelenk 130–131
– Muskulatur 192
– Sprunggelenk 140
– synoviale 27–28
Zystizerkose, Muskulatur 192

221

**Im Text verwendete Abkürzungen,
der jeweilige Plural ist in Klammern aufgeführt:**

A. (Aa.) = Arteria
Lig. (Ligg.) = Ligamentum
M. (Mm.) = Musculus
N. (Nn.) = Nervus
Proc. (Procc.) = Processus
Rec. (Recc.) = Recessus

cm = Zentimeter
mm = Millimeter
m = Meter
Hz = Hertz
MHz = Megahertz
sec = Sekunde